中醫對症調理居家養生寶典

從日常生活落實「治未病」觀念
日積月累強化體質、守護健康

中醫傳統醫學是古人從臨床經驗中，點點滴滴累積出來的智慧精華，近年有幸在臺大醫院參與頭痛及五十肩的針灸臨床試驗，更加感受中醫學的博大精深和實用性。我將三十年來累積的臨床經驗記錄下來，除了期許自己能在醫術上精益求精，也希望為病患診療時，能用更有系統性、完整性的歸納資料，提醒患者該注意的配合要點，以及如何促進健康、幫助病情康復等自癒力的保健法。

本書最前面先介紹了病患對中醫最有興趣的主題，如體質自我檢測、五臟六腑與健康的關聯、居家常用養生藥材，以及想分享給大家可以落實在日常生活的養生觀點。而在主文中特別精選一些在中醫門診最常遇到的病症，甚至是疑難雜症，分門別類為「日常毛病、皮膚病、婦科疾病、心血管與肝臟疾病、神經與內分泌疾病、骨科疾病」，總共集結了五十五個病症，期望能帶給讀者和其家人有關病症調養和自我保健的方法，並藉由落實這些方法能獲得顯著的助益。此外，因應近兩年肆虐全球的流行病——新冠肺炎，在書末特別規劃一個章節做解說，讓大家了解中醫藥同樣能扮演專業積極的診療角色。

門診時常聽到病患的疑問：「為什麼會得到這個病？」我總認為醫師和病患應該一起來討論該病症的病程、預後和中西醫可提供的最有效方法。每個病患都應該了解自身的病情，如此一來心理才會更踏實，而能和醫師一起面對病情、戰勝病痛。

臨床中醫師常常也扮演家庭醫師角色，所以這本書的每一個病症都會從現代醫學和中醫的核心論點出發，希望能深入淺出、幫助讀者掌握每個病症的病因病理和中醫病機觀點，以及理解現代醫學詳細檢查治療和中醫介入的可行方案，且強調的是切勿片面相信偏方而延誤病情。也根據每個病症最常見的體質證型及相對的治療原則做詳細說明，並提供全方位的調養方式，包含：內服的養生藥茶或藥膳，外治法如穴位敷貼、穴位按摩、自我運動鍛練功法，以及食衣住行等生活習慣的調整，給予讀者日常居家保健方式和病症調理的養生參考。

書中反覆強調的醫囑注意事項，如果能逐步實踐，日積月累去自我強化體質，多數病症常可獲得意想不到的療效。書中每個病症最後也分享過往的相關診療經驗，包含診治過程、處方用藥、臨床施治、患者療效回饋和診治心得記錄。當然每位患者病情、病程、體質和療效的不同，強調絕不鼓勵讀者為自己或家人自行調配，服藥仍需諮詢專業中醫師，才能讓自己或家人獲得完整的中醫診療方案。

現代中醫應能發揮更積極角色，衛福部去年開始推動「急診中西醫整合醫療專案」和「西醫住院中醫會診專案」，突破以往國內醫院急診室只有西醫醫療服務之刻板印象，提供如眩暈、急腹症、胸悶、胸痛、心悸、軟組織疼痛、經痛、偏頭痛、癌症疼痛、骨骼關節相關痛症以及腦中風等中醫治療服務，透過中醫處置能幫助加速緩解，讓原本須留觀的患者能提早出院。

中醫十分注重「陰平陽秘，精神乃至」，對照現代人容易緊張、壓力大、焦慮等心理層面而間接影響健康。亦藉由中醫藥的幫助，調理家中寶貝的長高發育、體重管理、五臟六腑疾病、甚至養顏美容、抗衰老等議題調養，這些都是與自律神經有很大的關係。所以無論在循環系統、免疫系統、內分泌系統，都強調平衡的重要性，這完全符合中醫強調天人合一、全人醫療的自然道法觀。

在此再次溫馨提醒，本書僅供調理養生和保健參考使用，若屬於專業醫療性介入，還是必須先諮詢中醫師，必須根據個人體質和病程現況對症治療，尤其有嚴重、急性病痛應盡速就醫，才是根本解決之道。

在此特別感謝「蘋果屋出版社」的全力支持，讓我有機會分享這三十年來的診療經驗，讓大家對中醫養生保健有更深層的認識，誠摯希望能幫助為病痛所苦的讀者或家人，並期許讀者平日照顧好自己健康，一旦有顯微徵象就趕緊找信任的中西醫診療諮詢，建立中醫強調的「治未病」預防醫學概念，這是撰寫這本書的最大心願。

羅明宇

目錄

第壹章

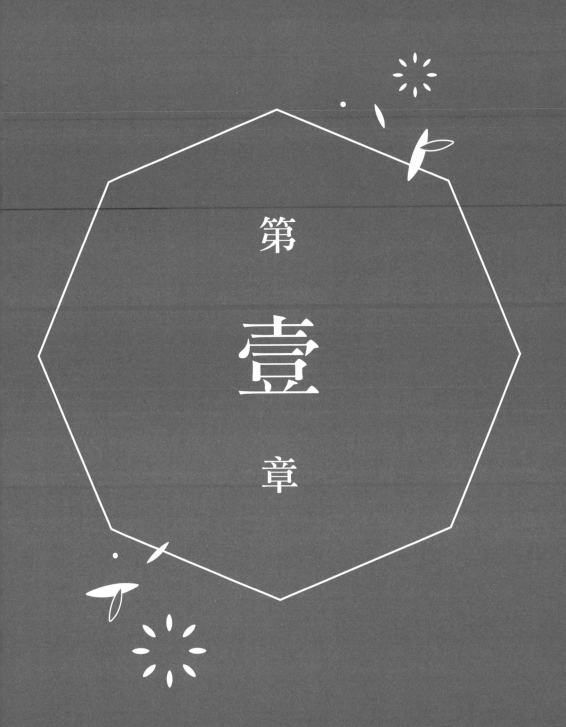

基礎知識篇

認識中醫的基本，
找出適合自己的養生關鍵！

分辨自己的體質，是正確保健的開始

何謂中醫體質？

一樣米可以養百種人，一種病也有許多不同的表現症狀，造成的原因便是體質。「體質」是依每個人的體形、膚色、精神狀態而有不同的歸類，多數人的體質屬於動態，可能會隨著季節改變，但大都能找到其規律，是人體一再重複出現的一些現象，或是身體相對穩定的狀態，例如，有些人頭皮、臉部容易出油，屬於濕熱型；有的人極度畏寒，屬於陽虛型，簡而言之就是「身體的特質」。

中醫的九大體質與症狀

根據二〇〇九年中華中醫藥學會發佈的《中醫體質分類判定標準》，人的體質可分九種，分別為平和型、氣虛型、陽虛型、陰虛型、濕熱型、血瘀型、氣鬱型、痰濕型、特稟型。左頁表格分述該型體質的人，身體的主要特質與容易患有的疾病。除了平和型之外，其他八種統稱為「偏頗體質」，可混合存在，也就是所謂的「兼證」。

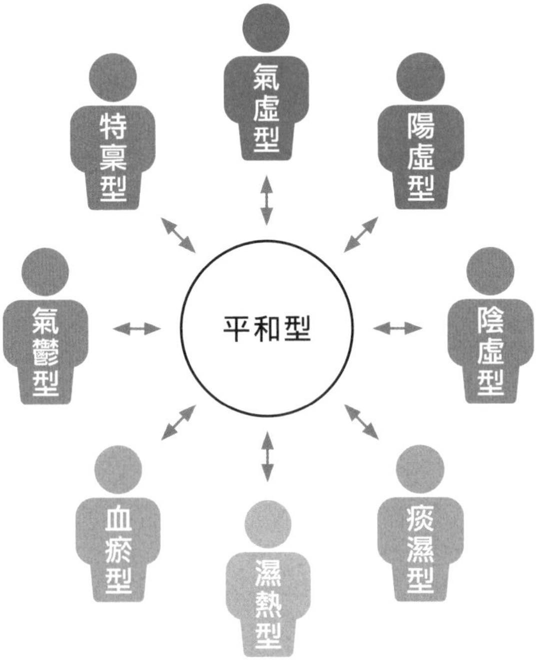

	症狀	常見疾病	體型	建議調理原則
平和型	非常少見的健康體質，全身都在極佳的狀態，對外在變化適應力強。.		健壯	維持現有生活良好習慣，飲食合宜，適當鍛鍊。
氣虛型	體力不佳，容易呼吸短促、疲憊乏力、精神不濟，大多性格內向。	容易感冒、內臟下垂	瘦弱 正常	多吃益氣健脾的食物，調養肺、脾、胃。
陽虛型	怕冷體質，比氣虛型更加缺乏能量，情緒易消沉。	手腳冰冷、容易感冒、腹瀉、浮腫、女性白帶過多	正常	養精蓄銳，多吃甘溫滋潤的食物。
陰虛型	手腳掌心熱，口乾舌燥，性情急躁。	失眠、內分泌失調、性功能問題、頭暈、耳鳴	瘦弱	養陰清熱，本身體質燥熱，要避免烤炸、辛辣食物。
濕熱型	臉部、頭皮油膩，身體沉重疲倦，性格急躁易心煩，於濕熱環境下會非常難受。	痤瘡、便秘、女性白帶過多	正常	宜疏肝利膽，飲食清淡。
血瘀型	體內血液循環不良、臉色黯淡、肩頸僵硬。	經痛、異常出血、頭痛、健忘、易長斑	正常	疏肝解鬱，並保持足夠的睡眠。
氣鬱型	經常焦慮緊張、沮喪、易怒、情感特別脆弱。	情緒問題、失眠、神經衰弱	正常	尋求良好的情緒排解方式，睡前注意避免做會亢奮的事或是喝含咖啡因的飲品。
痰濕型	身體代謝緩慢、腹部鬆肥、脾胃功能不佳，汗多且黏膩、容易胸悶。	肥胖、全身浮腫、高血糖、心血管疾病	肥胖	飲食以養脾胃、去除體內濕氣為主，並多多運動。
特稟型	特殊型，等同於西醫過敏體質。	氣喘、蕁麻疹、過敏性鼻炎、藥物過敏	正常	避免容易致敏的食物，如辛辣、海鮮類。

你是虛性體質嗎？

全球第一個中醫體質量表是由中國醫藥大學蘇奕彰教授及其團隊於一九九五年發表，透過患者自行填答四十四個問題，讓中醫體質除了把脈之外，多了一種較制式的辨別方式。以下附簡易版體質問卷，讀者可以初步判斷自己屬於哪一種「體虛」體質。

症狀 / 分數		從未出現（0分）	偶爾出現（1分）	時常出現（2分）	一直出現（3分）
陰虛	失眠				
	五心煩熱（手心、腳心、胸口覺得熱）				
	盜汗（睡覺時出汗）				
	口乾咽乾				
	焦躁易怒				
血虛	頭昏				
	眼花				
	耳鳴				
	心悸				
	失眠				
	手腳麻木				
以上陰虛及血虛症狀出現情形得分超過 15 分，為「熱性體質」					
陽虛	疼痛喜暖				
	便軟或瀉				
	喜熱怕冷				
	夜尿清長、頻繁				
氣虛	神疲乏力				
	懶言音弱				
	短氣				
	嗜睡				
	頭暈				
	自汗（白天出汗）				
以上陽虛及氣虛症狀出現情形得分超過 15 分，為「寒性體質」					

若上述兩項均高於 15 分，為熱性與寒性體質兼具的複合性體質；
若均低於 15 分，代表身體健康，偏向為平和體質，即陰陽平衡之人。

中醫體質所謂的「虛」反映人體正氣虛弱，虛性體質的人通常對於外在環境變化適應能力較弱。虛性體質分為陰虛、陽虛、血虛、氣虛（症狀見右頁圖表），與九大體質不同的是多了「血虛」體質，氣虛與血虛有些微的不同，血虛通常特徵較不明顯，且都與血瘀型、氣虛型同時存在，因此在九大體質中並無獨立。血虛型常出現在婦女，所指的是貧血、低血壓體質者常易出現頭暈、疲倦等症狀，並不等於血紅素或血壓值高低。

體質對疾病辨證的影響

辨證論治是中醫診療的特色，醫師會以個體化的差異作為診斷治療的依據。每一病症都會有不同的「證型」，由病因、病位、病性、病勢所構成，主要陳述當階段的疾病樣貌。依不同的證型，會有同病異治的差別，如肥胖中的脾虛痰濕型偏虛胖水腫；腸胃燥熱型雖胖但結實，如此治則便會有消水腫及潤腸的不同。相對的，不同的疾病也可能因類似的證型而有差不多的治療方法，如感冒及過敏都會有流鼻水的症狀，即可用相似的藥方來進行治療。

然而，體質會影響證型的呈現，使臨床上醫師容易誤把體質現象納入疾病辨證而誤診，如一感冒患者自訴會怕冷，但仔細追問下才知道他的怕冷在感冒之前就存在，是本來的體質屬於陽虛質而風熱外感導致，若醫師在第一時間就以為怕冷是感冒引起的而斷定為風寒就會造成用藥上的錯誤。

因此，讀者在就醫時要詳述自身症狀出現時序，以利醫生做最正確的判斷，平時也應依照體質進行適當調養，朝平和型為目標邁進。

日常養好五臟六腑，調氣補身又防病

五臟六腑互為表裡

《黃帝內經》為藏象理論中對後世影響最深的中醫典籍，在《素問．五臟別論》裡明確指出臟與腑的分類，分別為五臟：心、肺、肝、脾、腎；六腑：小腸、大腸、膽、胃、膀胱、三焦。人體以五臟為中心，而六腑功能隸屬於五臟，如《靈樞第二．本輸》所説：「肺合大腸，心合小腸，肝合膽，脾合胃，腎合膀胱」，互為表裡。

五臟彼此的運化環環相扣，如《素問．陰陽應象大論》提出：「肝生筋，筋生心；心生血，血生脾；脾生肉，肉生肺；肺生皮毛，皮毛生腎；腎生骨髓，髓生肝」，因此，身體某一部位出毛病，要注意其他地方可能也有問題。

本書所介紹的病症都與五臟六腑息息相關，如「骨外科常見疾病」就是以腎精不足為出發；或是「神經與內分泌疾病」更牽連到所有臟腑，《素問．五道行大論》：「心在志為喜，肝在志為怒，脾在志為思，肺在志為憂，腎在志為恐」，可見人們的情志與意想不到的器官有所連結，內分泌疾病常是情志不暢的反映，最終可回歸臟腑。

本書從中醫觀點探究現代人的常見疾病及居家實用小知識，以「調中」為基礎，「平衡」為目標，協調身體之陰陽、臟腑、氣血、寒熱、虛實等方面，希望能為讀者帶來幫助。

五臟的相互關聯與調理原則

五臟彼此之間的關係，以「心為之主……肺為之相，肝為之將，脾為之衛，腎為之主外」。古籍敘述五臟的功能就如同君臣之間的關係，心臟需要肺的呼吸作用如臣相般輔佐，肝氣為守衛抵禦外在邪氣等。以下初步介紹五臟的主要功能與調理原則：

●心藏神，主血脈

「心者，君主之官」，心氣失調容易引發心血管、精神方面等疾病，如失眠、頭痛、心悸，且因心臟負責將血液循環輸送到全身，長期下來氣血不足，容易導致其它臟腑的功能也會受到影響。

護心的調理原則

中醫療心多以活血化瘀、清心瀉火為原則，日常護理方面，應維持精神狀態的穩定，保持開朗、愉悅的心情；充足睡眠，避免心功能低下。

●肺司呼吸，主皮毛

肺除了我們所熟知的掌管呼吸外，還與皮膚、調通人體水道有關，並能助心行血，為人體與外界「吸清吐故」的交換場所。肺氣失調會出現胸悶、咳喘等問題，另外，體內水分會透過呼吸、皮膚流汗、蒸發而排出體外，所以肺氣失調也會造成水腫或無汗的困擾。

潤肺的調理原則

「肺為鼻之竅」，做好鼻部護理便能保肺，平日注意隨空氣溫度、濕度進行調整，尤其是季節交換之際，穿著保暖、適時戴口罩有助於減少外在對肺臟的刺激。

肝藏血，主疏泄

肝主疏通調達，影響體內水分、氣血的運行，另外肝氣與脾胃、心的關係緊密，「肝生心、心生脾」，心火過旺會導致肝氣鬱結，肝氣不順會使脾胃不適。

保肝的調理原則

肝是一個默默的器官，被發現問題時多為時已晚，因此建議作息不正常、需要長期應酬的朋友定期做肝臟檢查。本書貳之四篇章「肝病」（參考第272至277頁）有詳述與肝相關的疾病及日常護理。

脾胃為氣血生化之源，主統血

脾胃為人的後天之本，包含整個消化系統，將食物轉化為養分運送至全身，脾胃失調容易造成「痰濕」體質，也就是肥胖，或是營養吸收不利而使全身發育不良。

健脾的調理原則

腸胃經常不舒服的人，要隨時放鬆心情，遠離壓力，避免腎上腺素上升，飲食均衡並少吃刺激、寒涼的食物。

腎藏精，主水

腎是人的先天之本，中醫的腎涵蓋範圍非常廣泛，包含了生殖泌尿系統、內分泌系統、免疫系統、腦下垂體及腎上腺軸等，也有「腎主骨」的說法，至於「腎精」則是指這些系統的功能狀況，又可以看作人體的能源。

益腎的調理原則

腎氣失調會導致毒素不能過濾、排出，積存於體內，或是激素分泌不足，造成神經衰弱、性功能障礙、骨質疏鬆等疾病。平時要注意雙腳的乾燥保暖，因腎經起於足底，此外，多喝水、不憋尿，多吞口水，節制房事，避免便秘。

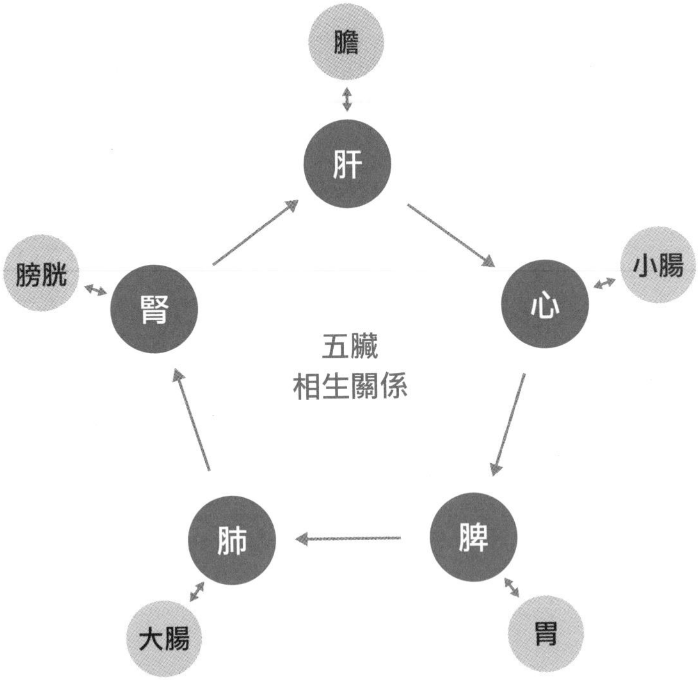

五臟的作用與對應疾病

五臟	對身體的主要作用	失調時的常見疾病表現	調理原則
心	使血液循環於全身、精神活動的中樞。	引發心血管、精神方面疾病，如失眠、頭痛、心悸。	活血化瘀，清心瀉火。
肺	掌管呼吸。調節體內的水分。	引發胸悶、咳喘。或造成水腫或無汗。	養陰潤肺。多運動。
肝	貯藏血液和調節血流、水分。	引起頭暈眼糊、肢體麻木。若肝氣鬱結會造成情緒、精神方面異常。	疏肝解鬱，清靜無為。
脾	控制身體營養的吸收與產出。	影響消化系統，導致肥胖或發育不良。	飲食適時、適量、適當。
腎	人體精氣之地，調節水分代謝，與排泄功能。	影響生殖泌尿系統、內分泌系統、免疫系統等疾病。	固腎益精。多喝水。

居家常備漢方藥材，泡茶隨飲保健康

本書幾乎每一病症都有搭配適合的藥茶，供讀者在家可以自行沖泡飲用，使用完的藥渣還可以拿來薰鼻、泡腳等，讓它發揮第二次的效用。以下介紹二十種常見中藥材，推薦大家依據自身需求常備在家中，可以隨時製成天然飲品，有些中藥材還可以入菜、煮湯。

藥材名稱	主要功效	適用病症／本書應用頁碼	保存方法	參考市價（以六百克計算，隨時價波動）
枸杞	• 補肝明目 • 延緩衰老 • 補虛生精	• 眼睛疲勞→P132 • 老年人眼睛分泌異常→P140 • 自律神經失調→P294	以密封罐密封後，放置於冰箱冷藏保存	250 元
當歸	• 補血活血祛瘀 • 促進血液循環 • 抗皺、活膚潤澤	• 便秘→P118 • 乾癬→P167 • 貧血→P208	以密封罐密封後，放置於冰箱冷藏保存	600 元
山藥（淮山）	• 補脾養胃 • 益肺止咳	• 牙痛→P124 • 異位性皮膚炎→P148 • 甲狀腺功能低下→P300	以密封罐密封後，放置於冰箱冷藏保存	300 元

紅棗	• 補血安神 • 益氣養顏 • 健脾益胃	• 冬天虛寒體質 → P194 • 躁鬱症 → P319	以密封罐密封後，放置於冰箱冷藏保存	250 元
黃耆	• 補氣固表 • 消水腫	• 富貴手 → P176 • 洗腎 → P280 • 肩頸疼痛 → P349 • 轉骨長高 → P380	以密封罐密封後，放置陰涼乾燥處保存	450 元
黨參	• 養血生津 • 補中益氣 • 健脾養肺	• 消化不良 → P112 • 手腳冰冷 → P200 • 停經後出血 → P224	以密封罐密封後，放置陰涼乾燥處保存	400 元
何首烏	• 延緩衰老 • 髮色變黑、生長 • 清熱涼血	• 動脈硬化 → P256 • 掉髮 → P186	以密封罐密封後，放置陰涼乾燥處保存	300 元
茯苓	• 健脾益腎 • 消除皺紋、美白 • 滋潤保濕	• 骨質疏鬆 → P374	以密封罐密封後，放置陰涼乾燥處，避免被風乾失去黏性或發生裂痕	220 元
白芷	• 血液循環 • 潤澤肌膚 • 延緩衰老	• 過敏性鼻炎 → P59 • 五十肩 → P341	以密封罐密封後，放置陰涼乾燥處保存	200 元
決明子	• 清肝明目 • 降血壓、血脂 • 潤腸通便	• 眩暈 → P34 • 肥胖 → P248 • 高血壓 → P268	以密封罐密封後，放置於冰箱保存	80 元

藥材名稱	主要功效	適用病症／本書頁碼	保存方法	參考市價（以六百克計算，隨時價波動）
菊花	• 疏風散熱 • 平肝明目	• 頭痛 → P41 • 耳鳴 → P48 • 過敏性結膜炎 → P65	以密封罐密封後，放置陰涼乾燥處保存	800 元
甘草	• 收濕止癢 • 抑菌祛臭 • 清熱解毒	• 反覆尿路感染 → P239 • 肝病 → P274	以密封罐密封後，放置陰涼乾燥處保存	300 元
白芍（生）	• 養血調經 • 平肝止痛	• 月經不調 → P217 • 不孕症 → P228 • 退化性膝關節炎 → P368	以密封罐密封後，放置於冰箱保存	280 元
柴胡	• 疏肝退熱、解鬱	• 聽力受損 → P54	以密封罐密封後，放置陰涼乾燥處保存	700 元
麥門冬	• 潤肺止渴 • 清熱降火	• 慢性咳嗽 → P91 • 慢性咽喉炎 → P98 • 失眠 → P305	以密封罐密封後，放置於冰箱保存	380 元
陳皮	• 止咳化痰 • 治療脾胃問題	• 慢性阻塞性肺病 → P85 • 胃食道逆流 → P104	以密封罐密封後，放置陰涼乾燥處保存	300 元
牡丹皮	• 清熱涼血 • 活血化瘀	• 濕疹 → P181 • 脂漏性皮膚炎 → P162	以密封罐密封後，放置陰涼乾燥處保存	300 元

桂枝	‧通脈止痛 ‧治療風寒感冒	‧心律不整→P261	以密封罐密封後，放置陰涼乾燥處保存	120 元
生薑	‧促進新陳代謝 ‧暖身、祛除濕氣 ‧改善消化不良	‧感冒→P72	以夾鏈袋密封，放置於冰箱保存	150 元
白朮	‧健脾祛濕 ‧安胎補氣	‧習慣性流產→P234 ‧帶下病→P212	以夾鏈袋密封，放置陰涼乾燥處保存	270 元

●煎煮藥茶的小小注意事項

1. 材料從冷水下鍋煮滾後，除有特別標示，不須過度熬煮，可以使用濾包在一開始將藥材裝好，方便之後撈出。
2. 雖藥茶可代茶水飲之，但一週約服用二至五包即可，服用過多可能導致體質改變而造成反效果。
3. 依個人體質一次煮適量藥茶即可，書內所提供的配方都可依中醫師建議進行加減。
4. 因疾病會有不同的證型，在服用前如果有任何疑慮，可以向中醫師請教進行配方上的對症調整。

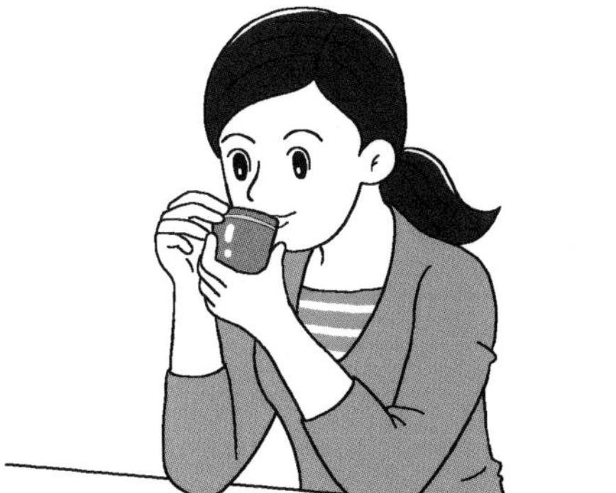

中醫師默默在做的養生之道

所謂的自我養身之道，是採用第一屆立法院副院長、前中國醫藥大學董事長——陳立夫將軍的觀點：「養身在動，養心在靜，飲食有節，起居有節，物熱始食，水沸始飲，多食果菜，少食肉類，頭部宜冷，足部宜熱，知足常樂，無求常安。」以下列舉幾個養生要點分享給大家，一起培養健康好習慣。

1 飲食

食物都有其寒熱屬性，如西瓜屬寒、老薑屬熱，飲食因每個人的體質不同，所適合的食物也不同，但無論任何體質都應遵守過猶不及的清淡原則，少油、少鹽、少糖、少吃辛辣刺激及生冷食物，並且切記遠離菸酒，其對人體造成的危害遠超過想像。長期外食的朋友也不用擔心，只要重視營養均衡，選擇雞蛋、牛奶、無糖豆漿、魚肉、雞胸肉等優質蛋白質作為補充來源即可。此外，可以適時服用中藥調養身體，如我常喝的藥茶，用枸杞、紅棗、黃耆、山楂一起沖泡，具有益氣補血、消積化食的作用。

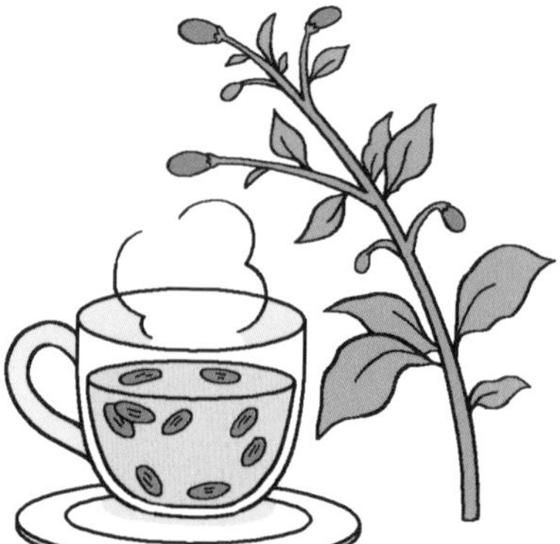

2 運動

若情況允許，我每天早上會起床晨跑。身體要多鍛鍊，中醫認為雙足屬於第二心臟，腳部運動會強化心肺功能，因此，以日行一萬步為目標，騎腳踏車、快走、餐後散步都是很好的運動，但要注意適時補充水分，夏天要避免中暑，中醫所謂「汗為心液」，適度地流汗對心肺功能有很好的幫助。

3 睡眠

維持作息規律，儘量於晚間十至十一點間上床就寢。中醫子時為十一點到一點，此時為肝膽經循行時間，大人的褪黑激素、小孩的生長激素分泌開始旺盛，若長期晚睡會影響智力、骨骼發展健全。另外，睡前靜心、泡腳或搓搓腳等「先定心，後睡眠」，可以減少淺眠多夢或打呼等呼吸中止的現象。

4 心情

心情平靜、情緒不要波動太大是養心準則。現代人有憂鬱傾向的比例越來越高，在高張力的社會當中，情緒調養尤為重要，俗話說：「喜樂的心乃是良藥」，對於自我要求應處之泰然，勿給自身過高的期許標準，注意多放鬆、疏肝解鬱，調整氣機。

5 穴道按摩

人體約有四百多個穴道，刺激穴道可以促進血液、淋巴循環，按摩穴道、敲敲經絡已變成我的習慣動作，如大腿外側的肝膽經，可以緩解肝膽火旺、心熱、胃火、易口乾口苦、心浮氣燥等病症。以下整理幾個養身常用穴道供讀者參考。

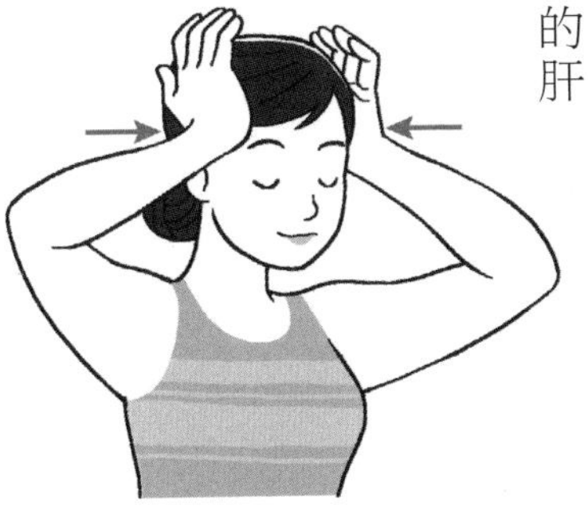

常用養身穴道

名稱	穴道位置	適用症狀	
百會穴	兩耳尖直上，頭頂正中，與髮際正中直上的交會處。	頭痛、耳鳴、鼻塞、健忘、中風、眼睛昏花。	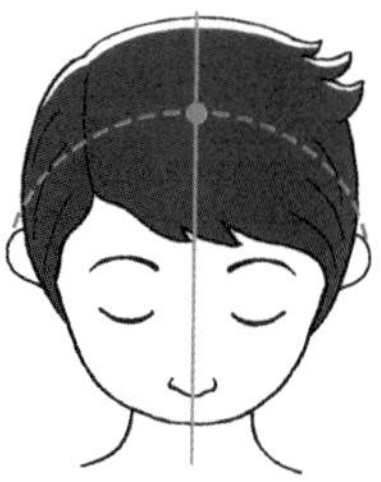
耳穴	耳朵上有近百個穴位對應全身部位，按摩耳朵等於按摩全身。	調節自律神經、頭昏腦脹、頭暈目眩、肝火上炎。	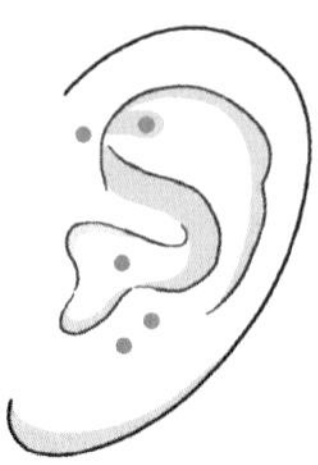
肩井穴	肩上當脊椎與肩端之正中點。	頭痛、頭頸或肩背部疼痛、落枕。	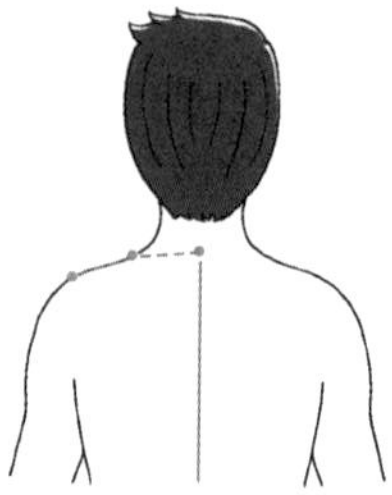

三陰交穴	腳踝內側踝骨上，正中心直上約四指處。	婦女疾病、下腹脹、失眠、無力、遺精。	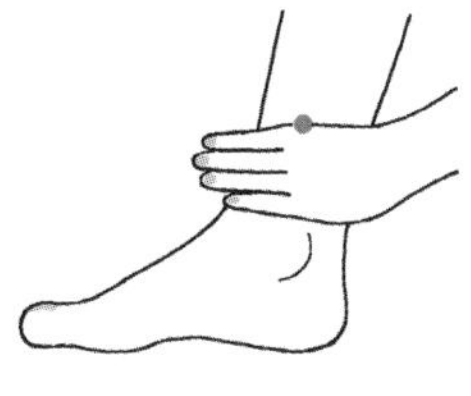
太衝穴	在雙腳腳背，從大拇趾和食趾的指縫之間，往內約一拇指寬的凹陷處。	頭暈、頭痛、青春痘、高血壓、婦女疾病、失眠。	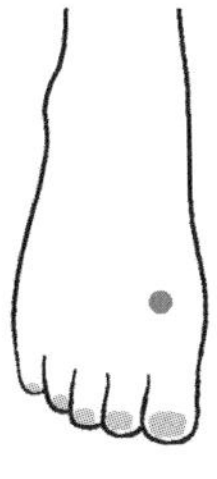

除了上述五大要點的建議，無論年紀都要多動腦，避免腦部退化過快，培養休閒活動是個很好的辦法，譬如唱歌、閱讀、棋藝、園藝等都可以訓練手腦並用，而且這些活動還可以減少接觸電子產品，因眼睛需要適度休息，多看看戶外接觸自然，能避免近視及老花。

調養身體並非難事，在了解體質之後，便可依自己的體質進行飲食調整、穴道按摩和適當運動來使身體更為健康，減少患病的機率，希望本書所提供的資訊能為讀者帶來幫助，邁向健康人生！

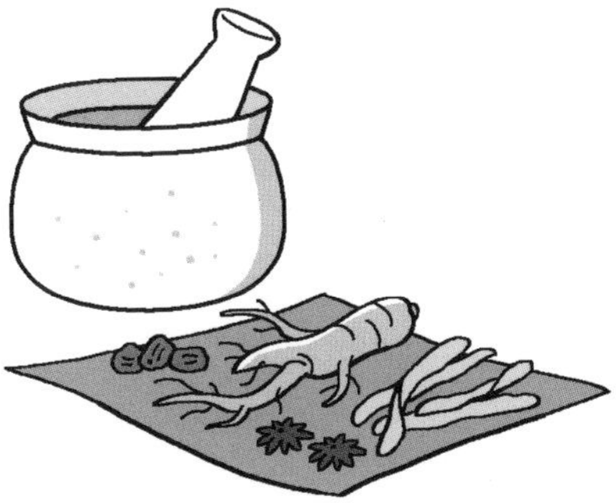

第

貳

章

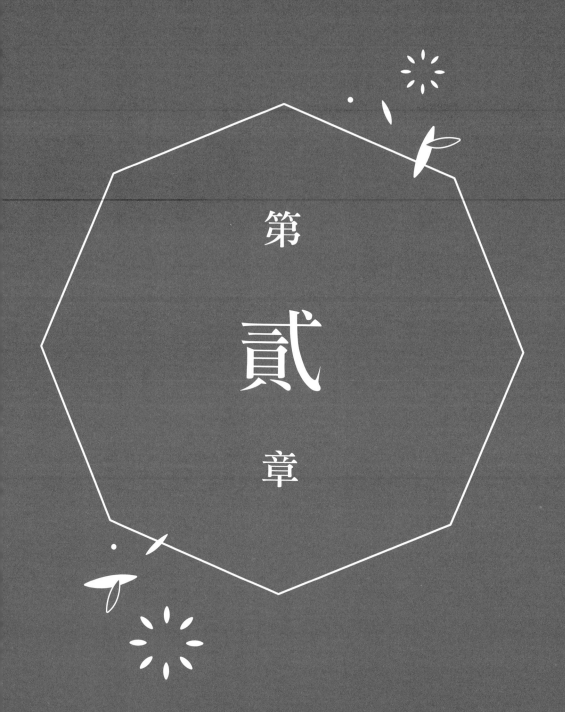

對症調理篇

最具中醫特色的療方，
全方位緩解不適症狀！

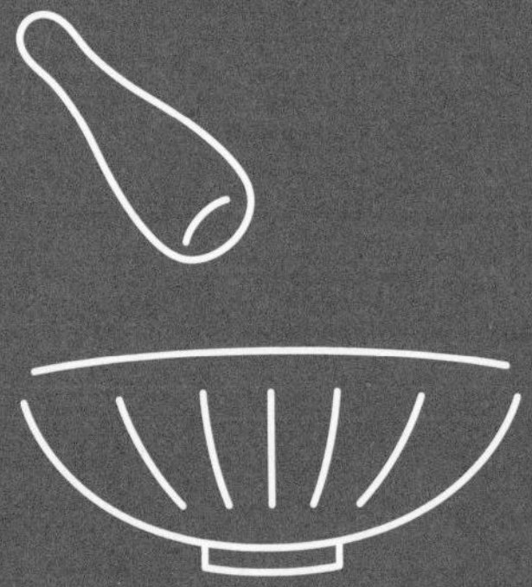

貳之一

時不時就來亂的
日常惱人毛病

每個人偶爾身體都會出現不適感，
但又覺得沒有太嚴重而不想特地去看醫生，
例如頭痛、眩暈，或是喉嚨卡卡的、感冒等，
或是飲食不注意就易引發的胃食道逆流、便秘；
抑或是季節交替時節常出現的過敏性鼻炎、結膜炎。
本節將以這些小毛病、慢性病為主，
介紹相應的紓解對策與預防方法。

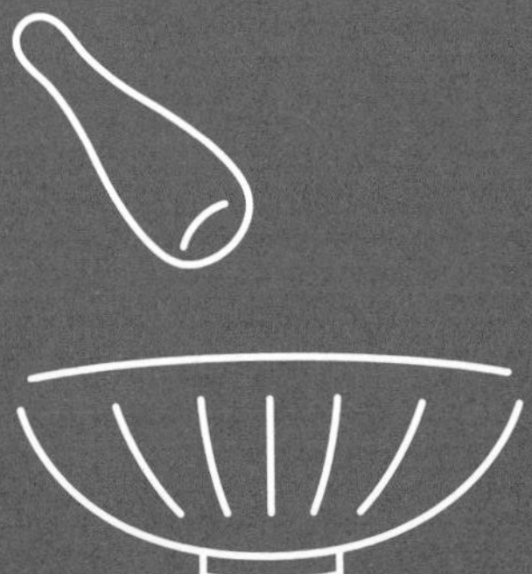

眩暈

與肝、脾、腎的陰陽盛衰相關

眩即眼花，暈即頭暈，兩者常同時出現，所以統稱為「眩暈」。嚴重時感覺如坐船，外界旋轉不止，不能站立，常常連帶噁心、嘔吐、出汗、臉色蒼白等症狀，有時甚至會昏倒。眩暈與頭昏並不同，臨床上將有旋轉感覺的症狀（有自身旋轉感或周圍物體旋轉感，有時還有浮動感或顛簸感）稱為眩暈，將昏昏沉沉的感覺稱為頭昏。雖然兩者不同，但有時會接續發作，因此容易混淆。

眩暈是由人體平衡感覺系統失常所致，根據病變部位的不同，分為「周圍性眩暈」及「中樞性眩暈」。大部分患者屬於周圍性眩暈，特徵為陣發性，來得快、去得也快，發作時不太能站起活動，同時有噁心、嘔吐、出冷汗的現象，還常有耳鳴或聽力下降；而中樞性眩暈較為少見，這類眩暈持續時間長，通常超過一星期，但眩暈及噁心、嘔吐等症狀也相對較輕。

由於眩暈的病因複雜，兩種不同的病症分屬於不同科別，周圍性眩暈者應看耳鼻喉科，常見於梅尼爾氏症、耳石脱落等，若為中樞性眩暈，可能為椎體基底動脈循環不良症所致，則應尋求神經內科。若多項檢查均無器質性病變，可去中醫進行辨證施治，進行安神補腎等調養性治療。

傳統中醫有「諸風掉眩，皆屬於肝」、「無痰不作眩」、「無虛不作眩」等説法，中醫認為，眩暈的病位在頭竅，發病原因與肝、脾、腎三臟的陰陽偏盛偏衰有密切關係。本病多為肝陽上亢、氣血虧虛、腎精不足、痰濁中阻所為，治療以平肝潛陽、益氣養血、補益腎精、化痰除濕為主。

平時當頭暈、眩暈發作時，建議可將中藥材裝入布袋中製成「抗暈枕」使用，讓睡眠時肩頸更放鬆，以改善睡眠和眩暈。也可以透過按摩耳周、後枕骨附近的穴道，調整自律神經，再做頭部和眼球的訓練，像是慢慢地適度把頭部朝左右轉動傾斜，和眼球往左右轉動，加強平衡控制，放鬆肩頸肌肉來緩解眩暈症狀。

眩暈的常見證型

(1) 肝陽上亢型

症狀 頭昏脹，煩惱時頭暈、頭痛會加劇，伴有耳鳴，脾氣急躁易怒，臉色偏紅，淺眠多夢，口苦口乾。舌紅苔黃，脈象弦。

治則 **平肝潛陽，清火熄風。**

(2) 氣血虧虛型

症狀 眩暈且活動則加重，遇疲勞發作，臉色發白、唇甲蒼白，心悸，失眠，少氣懶言，食慾不振。舌淡苔白，脈象弱。

治則 **補益氣血，健運脾胃。**

(3) 腎精不足型

症狀 容易眩暈，疲勞健忘，腰膝痠軟，會有耳鳴症狀，手掌、腳心熱，口乾咽燥，男性會有夢遺。舌紅少苔，脈象細。

治則 **補益精氣，強腎止暈。**

(4) 痰濁中阻型

症狀 容易眩暈，感覺頭沉重如被布巾蒙住，胸悶噁心，頭暈耳鳴，食量減少，嗜睡，肚子發脹。舌苔白膩，脈象滑。

治則 **燥濕祛痰，健脾和胃。**

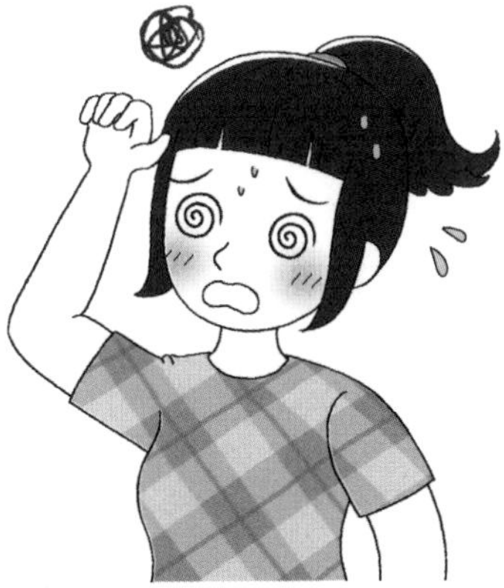

羅醫師的調理養生之方

一、中醫內服法

● 菊楂鉤藤決明藥茶

材料 杭白菊、生山楂、決明子、鉤藤各十二克，冰糖適量

做法 將鉤藤、山楂、決明子加水一千毫升，以大火煮開後沖泡菊花，依喜好調入冰糖，可於白天當茶水飲用。

使用須知

○上述一包藥可用同樣水量再回煮一次。一日一包，一週約服用二至五包。當日未服用完的可放於冰箱冷藏。

○前述介紹的四種證型都可選用。

功效 杭白菊、鉤藤能清肝疏熱，柔肝止眩暈；山楂、決明子能活血清熱，平肝且潤腸，此方對肝陽上亢型眩暈症特別有調理作用，除了能治療眩暈外，也能改善頭痛、高血壓等不適症狀。

二、中醫外治法

● 藥枕療法

此方可以清熱平肝，特別適用於肝陽上亢型眩暈。

材料 夏枯草、荷葉、竹葉、菊花各一百克

做法 將全部材料裝入布袋中，外層再包裹布巾，當枕頭用。

注意事項 每隔一至二週須將藥枕放在陽光下曝曬。

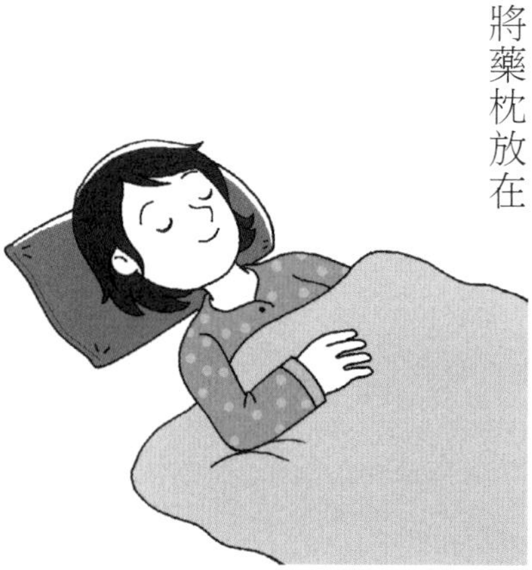

中藥頭部熱敷

熱敷頸部可改善因局部的肩頸僵硬而產生的眩暈症。

材料 葛根、桂枝、丹參、細辛各三十克

做法 將以上藥物全部裝入布袋中縫好口。將藥袋放入冷水中稍微沾濕，取出放入鍋中，隔水蒸四十分鐘後，將溫熱的藥袋置於頸部熱敷，每次半小時左右，一日兩次。每次熱敷後須將汗水擦乾，繼續臥床休息，注意不要著涼。袋中藥物每隔五日就要更換，療程一個月。

注意事項 注意溫度不要太高，避免燙傷皮膚，若溫度過高可在藥袋外包層毛巾，待溫度稍微降溫後除去，並將頸部用小被子蓋好保溫。

三、穴道按摩法

按摩以下幾個穴位能幫助舒緩眩暈的症狀及不適。

頭部穴位

百會穴：位於頭頂正中央，用雙手拇指對齊於兩耳，耳尖直上使中指交會，另取鼻尖直上與中指二線相交處即為百會穴。注意按壓時頭部前視，閉目養神，雙手指按揉三十至五十次，力度輕、動作緩。此穴對眩暈所產生的不適症狀很有效果。

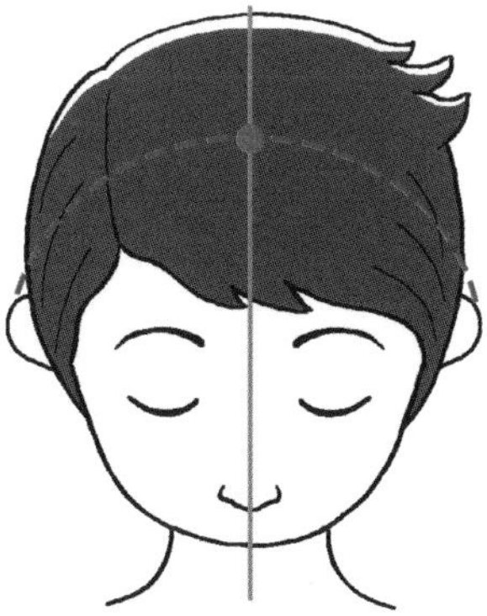

風池穴：位於後頸部髮際下的凹陷中，兩條頸大筋外緣處。對眩暈所產生的不適症狀很有效果。每次揉按十至三十次，力量以感覺痠痛為宜。

天柱穴：位於風池穴稍內側，後頸部沿著兩側粗筋向上摸，在靠近與頭骨交界處，兩邊有一穴位，就是天柱穴。每次揉按十至三十次，力量以感覺痠痛為宜。

完骨穴：位在頭部後方，觸摸耳垂後面，有稱為「乳突」的凸骨，從此骨下方沿後緣，觸摸上方的骨頭，有一淺凹，按壓即有痠脹感。每次揉按十至三十次，力量以感覺微微痠痛為宜。

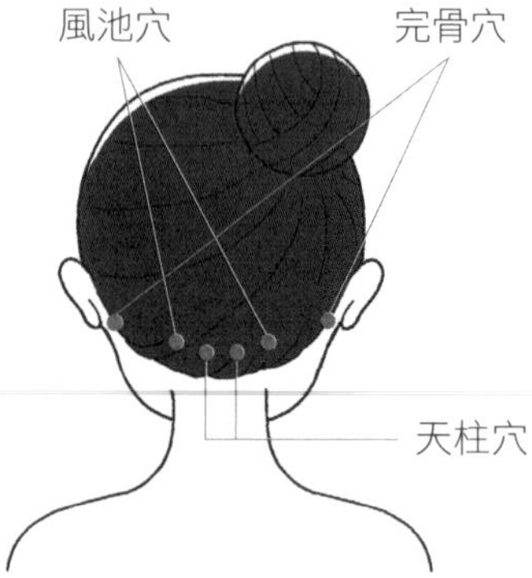

●耳部穴位

耳朵上有許多穴位，如「耳神門穴」不是傳統的穴道，是現代的新發展，位於耳朵上方往下第一處凹陷的三角窩。而「交感穴」位於三角窩下方與耳輪的交會處。「枕穴」又稱枕點、止暈點，位在耳垂上方偏外側，對於預防暈車、暈船，改善頭痛、落枕有極佳效果。

按壓耳部的神門、交感、枕、心等穴位，每次三至六秒，每穴各三分鐘，力度可輕重兼施，但以輕柔為宜。

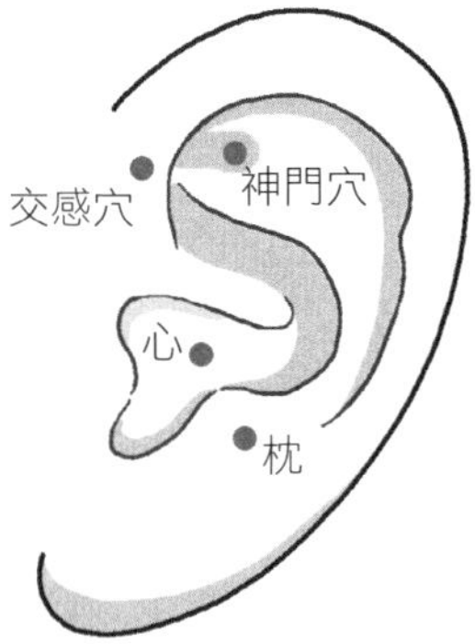

四、生活調養宜忌

○飲食

眩暈病人的飲食不需過度顧忌，原則以健康為主——「清淡、易消化、低熱量、低脂肪、低膽固醇」。可先請中醫辨證，依陰陽、虛實、寒熱等證型，選擇以下幾類食物：

● **穀類主食**：無論何種證型都需要補充身體能量。脾濕盛者，可食用薏仁，以助化濕。

● **豆類**：陽亢者宜選綠豆、紅豆；脾虛者宜選黃豆、小米；腎虛者宜選黑豆。

● **蔬果**：地瓜葉、菠菜、莧菜可以清熱，芹菜能平肝，如有寒濕，可輔以生薑、川椒。虛證者建議食用南瓜、芋頭、蘑菇、番薯、山藥。

● **清涼茶飲**：菊花、茉莉花等泡茶，可清利頭目昏脹。

○日常姿勢與運動

引起眩暈的原因可能有高血壓、頸椎病甚至是眼、耳疾病等，當腦供血嚴重不足時，身體姿勢一旦改變，便有可能發生眩暈，因此有眩暈症的患者應避免劇烈活動、過度勞累、動怒、突然站立和突然轉動頭部等，必須保持頭部位置的相對穩定，等不適感消失後再活動。有一部分頸椎病患者會因頸椎增生壓迫血管而引起眩暈，稱為「頸源性眩暈」，當扭轉頭部時眩暈會加重，嚴重時可發生昏倒風險。

● **坐姿**：臀部要充分接觸椅面，腰部挺直，雙肩後展，使頭、頸、肩、胸保持微微端坐的正常生理曲線。儘量拉近與工作檯的距離，將桌椅高度調到與自己身高比例合適的狀態，以減輕長時間端坐引起的疲勞。

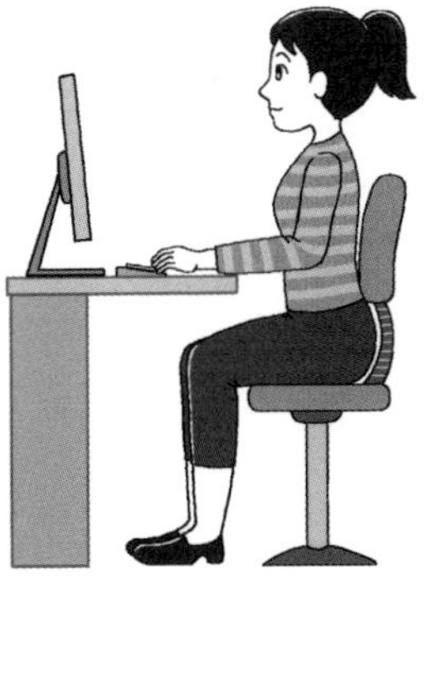

●**臥姿**：以右側臥為宜，枕頭的軟硬度及高低，應符合側臥時自耳到同側的肩外緣的高度，以保持頸部的固有位置。仰臥時，枕頭放置在頭與肩部之間，從而使頸椎的生理前凸與床面之間的凹陷正好得以填塞。

●**經常活動頸項部**：每天都應多次從各個方向活動頸部。於工作空檔可經常隨呼吸做自然的提肩動作。活動頸部時，下巴試著點到胸骨處，呈九十度，再後伸，並向左右兩旁側傾斜數次而不勉強。使頸背肌肉拉緊和放鬆，鍛鍊頸項韌帶，利於保持彈性和韌性。

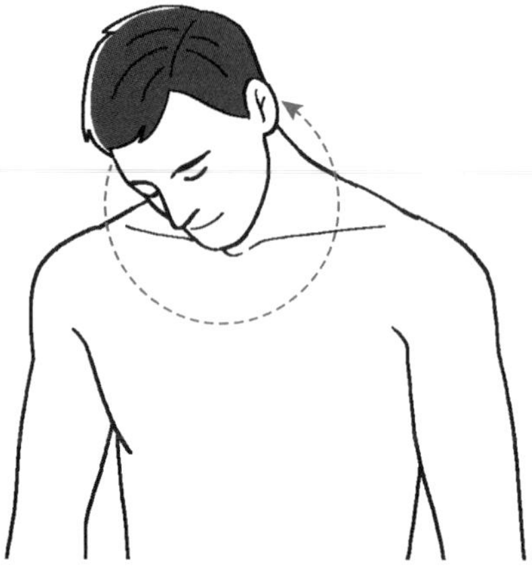

●**多做交替運動**：交替運動有很多種，如體力健身和腦力勞動交替、身心動靜交替、手腳四肢左右上下交替運動等，可將其融入日常工作和生活中。如工作中可以休息一下，站起來動一動，可用手指梳髮，從額頭向後梳至頸部，會感到頭皮發熱舒適；或是輕揉太陽穴，輕刮眼眶、鼻樑，或冷水浴和熱水浴交替，對緩解眩暈症狀都有所幫助。

二十多歲的吳小姐，一年多來深受眩暈所苦，頭暈目眩時需要平臥才會略有好轉。不僅頭沉頭暈、頸部痠痛，且食慾不振、失眠（以入睡困難及多夢為主）、下肢怕冷、心慌心悸，頗為苦惱。

觀察吳小姐不僅體態瘦弱、精神疲憊，且臉色萎黃，舌質淡，苔薄白，脈沉弱。中醫診斷為眩暈，證屬「氣血兩虧，清竅失養」，治療應以「溫陽利水、升津降氣」為主。因此，開立處方為**真武湯**、**葛根湯**，並施以**微創圓針治療**。另囑咐她回家後可採行**藥枕療法**（做法參考第34頁）或**中藥頸部熱敷**（做法參考第35頁），並服用**菊楂鉤藤決明藥茶**（做法參考第34頁）。經一兩個月治療後，吳小姐頸部疼痛及眩暈症狀消失，且過往的心悸、肢冷、精神疲憊、食慾差、失眠等問題也一併改善。

常見的頸源性眩暈是因椎基底動脈供血不足而產生，中醫的「微創圓針治療」可鬆解頸椎黏連、攣縮的軟組織，解除椎基底動脈所受到的壓迫。微創圓針還有利局部穴位刺激，改善淋巴循環，加速身體炎性物質的吸收，改善腦部血液的供給，緩解眩暈症狀。適用於患眩暈症兼肩背疼痛，且疼痛部位固定、病程較長者。施作方法為患者倒坐，雙手扶住椅背使身體保持穩定。結合患者疼痛部位及觸診壓痛點確定進針點，在消毒感控等常規作業下無菌操作。術者一手按壓進針點周圍皮膚，一手持圓針垂直刺入皮下達沾黏部位，圓針橫向擺動以解除沾黏，出針後迅速敷貼棉球膠布。

頭痛

起因於氣血不足或運行受阻

隨著生活節奏的加快、工作緊張或學習壓力加重、環境污染等因素，使得現代人的頭痛症越來越嚴重。頭痛最主要的成因是頭頸部的肌肉持續收縮，使局部組織的痛覺受器變得更為敏感，而在頭部產生壓迫、疼痛和沉重感。現代醫學將頭痛分為十三類，看起來好像對此症很瞭解、治療很明確，其實不然，若長期頭痛很難用藥根治。

中醫認為，頭痛有實證和虛證之別，臨床上可分為外感頭痛、內傷頭痛以及頭部臨近組織病變所致的頭痛。傳統中醫理論認為引起頭痛的原因有很多，如六淫（風、寒、暑、濕、燥、火）之邪氣由外侵入，上犯巔頂，使氣血運行受阻；或內傷久病，氣血不足，體虛缺乏營養；或痰濁瘀血阻塞於經絡，都可導致頭痛。

頭痛的常見證型

(1) 風寒頭痛型

症狀 頭痛發作時，疼痛蔓延至頸背，遇到冷氣風寒便會發作，不太口渴，苔薄白，脈象緊。

治則 辛溫解表，疏風散寒。

(2) 風熱頭痛型

症狀 證見頭痛而脹，嚴重者感覺如頭裂，面紅耳赤，口渴一直想要喝水，舌紅苔黃，脈象數。

治則 辛涼解表，疏風清熱。

(3) 風濕頭痛型

症狀 表現為頭痛如被物包覆，昏沉作痛、胸悶、四肢沉重，舌苔白膩，脈象緩。

治則 化濕解表，祛風勝濕。

羅醫師的調理養生之方

一、中醫內服法

●養血疏肝止痛茶

材料 白芷九克，菊花、當歸、茯苓、生白芍、柴胡、玫瑰花各六克，甘草三克

做法 將材料加水一千毫升，先用大火煮開，再用小火慢煮十分鐘成藥茶後即可飲用。

使用須知

○上述一包藥可用同樣水量再回煮一次。一日一包，一週約服二至五包。未服用完的可冷藏。

○前述介紹的三種證型都可選用。

功效 女性於經前期，因為荷爾蒙的黃體素作用會產生經前症候群，於經前一週左右會出現頭痛、腹痛、下腹及胸部發脹等困擾。用此藥茶可以達到緩肝止痛的效果，如柴胡、生白芍、甘草能調肝疏經；白芷、菊花、玫瑰花能疏風散熱、養肝止痛；當歸、茯苓則是補血祛濕。

二、生活調養宜忌

○飲食與居家護理

1 也可飲用濃薄荷茶，對治療偏頭痛有一定作用。取洗淨的乾薄荷葉十五克放入茶杯內，用剛燒開約三、四百毫升的熱水沖泡五分鐘後服用，早晚各服一次。

2 大多數偏頭痛患者腦組織中的「鎂」含量偏低，所以應經常吃些鎂含量較高的食物，如穀類、豆類及豆製品，以及金針、紫菜、海帶、橘子、杏仁、桂圓、核桃、花生等。

3 少喝酒精性飲料，特別是紅酒，攝入過量會引起偏頭痛發作。研究證實，大約有四分之一的偏頭痛患者，在飲紅酒、啤酒或其他含有酒精的飲料後，可引起偏頭痛發作。

4 少吃巧克力、牛乳產品、檸檬汁及咖啡，因為它們經代謝會產生「酪胺酸」和「苯乙胺」等

生化胺類化學物質，會影響顱內神經和血管的功能，是偏頭痛的常見誘發因素。其他也應避免的類似食物有：香腸、臘肉、火腿、煙燻魚、洋蔥、菠菜、番茄和味素。

5 醬油中含有的「谷氨酸鈉」也會產生類似作用，吃太鹹醬料易誘發偏頭痛。

6 注意防寒保暖。頸項部受寒是誘發頸源性頭痛的原因之一，故保暖是不可忽略的問題。由於冷氣空調和戶外溫差大，頸部容易受涼而引起血管收縮，這樣易造成肩頸部的張力增高。

7 避免不良生活方式及姿勢。如長時間低頭看手機，頸後肌肉及韌帶超負荷，可引起勞損。

8 正向思考避免不良情緒。當長期出現焦慮、憂鬱或生氣、憤怒等負面情緒，也可引起血壓升高，使肩頸神經肌肉過分緊張不能放鬆。

9 少長期待在不良環境。如果患者長期處於九十分貝以上的噪音環境中，會出現焦躁、頭暈、血壓升高等頭痛發作情況。

○鬆筋解痛方法

●全身放鬆法

應儘量放鬆肌肉，尤其是前額、肩膀及手部的肌肉部位最容易受壓力的影響，只要一有頭痛的感覺，就做放鬆肌肉的練習，有助於減輕疼痛。

方法 慢慢吸氣行腹式呼吸，上抬肩膀的肌肉，並握緊雙手五至七秒。收縮的同時，放慢呼吸，然後放鬆肌肉，全身維持鬆弛狀態三十秒。同樣動作重覆做三次。

●指壓法

頭痛時，亦可用指壓法止痛。

方法 以雙手食指及拇指按壓後頸髮際線處，按壓的時間約十到二十分鐘。

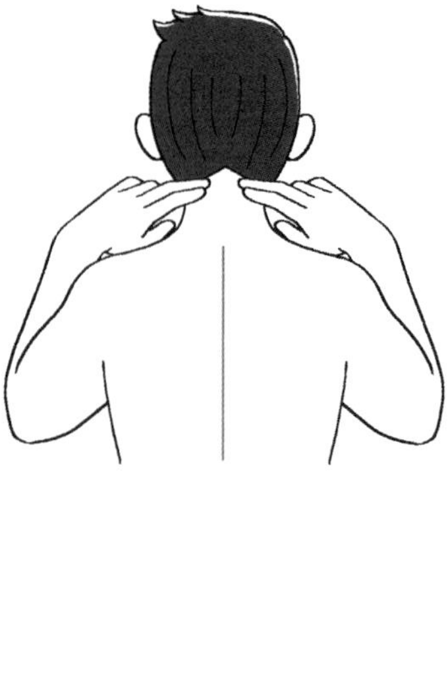

●頸背鬆弛法

身體的緊張感通常會集中反映在頸背的肌肉上，放鬆頸部肌肉，可以有效抗壓、舒緩緊張。

方法 慢慢吸氣行腹式呼吸，同時頭部垂向右前方，然後臉轉向左前方，稍做固定十秒。每邊做十次。頭部要保持懸垂狀態，頸部要有向前伸展的感覺。最後，雙肩同時畫小圈，共轉五次。

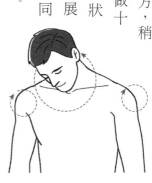

●緊壓按摩法

雙掌掌根緊壓頭部兩側太陽穴。配合深呼吸，速度放慢，以達到緩和疼痛的目的。

方法 緊閉雙眼，以雙手手掌緊壓太陽穴，持續三十秒。

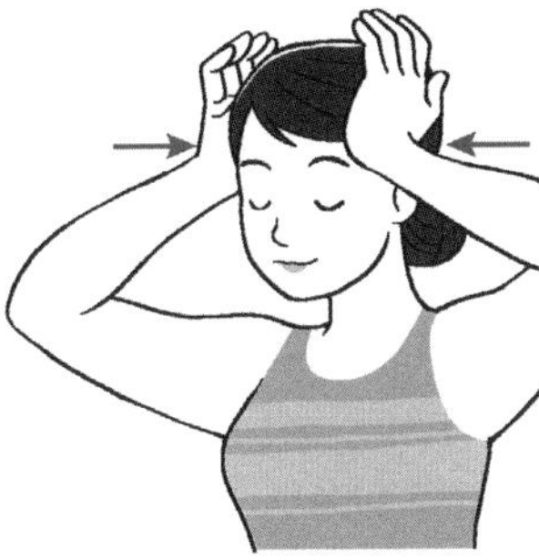

●刮痧鬆筋法

刮痧不僅可以週期性改善頭痛症狀，還能夠迅速緩解疲勞，對腦部保健有較好的作用，從而達到開竅鎮靜、安神定痛的目的。

工具 準備牛角刮痧板，可使用刮痧油或潤滑劑等介質均勻塗抹至刮痧板上。

操作方法

步驟1：從左側肩頸處刮痧操作。選擇三焦經與膽經兩條經脈。從太陽穴開始經頭顳兩側角孫穴（耳朵上方髮際線處），輕輕順刮至後頸部髮際下的風池穴。刮痧板呈傾斜三十至六十度，力度適中，沿一定的弧度緩慢刮二十到三十次。右側刮痧操作與左側刮痧操作一致。

步驟2：從後頭部刮痧操作。選擇刮拭膀胱經及督脈兩條經脈。從頭頂正中央的百會穴開始刮拭至後髮際線，每次刮拭控制力度、單方向和緩慢刮拭二十到三十次。

注意事項 刮痧過程中適當飲用溫開水。

患者主訴

四十歲陳小姐的偏頭痛病史已三年了，近三年來，每次月經前兩三天至經行均出現頭部脹痛，尤以兩側太陽穴處和頭頂最為明顯，到了月經乾淨後天，頭痛才逐漸消失，月經週期正常。

患者主訴平日心情易煩躁易怒，每遇工作緊張，頭痛也會發作，少則每月發作一至二次，多則三至五次，且持續時間一至兩天，頭部易有跳痛、掣痛（疼痛伴有牽扯感），嚴重時還會噁心嘔吐，伴有脅肋疼痛。曾經做過腦部斷層檢查，結果顯示均無異常。

診療建議

陳小姐的舌淡紅、苔薄黃，脈象弦。中醫診斷為偏頭痛，證屬「肝鬱氣滯」，治療宜疏肝解鬱止痛。因此進行**頭皮針**皮下透刺，施作過程中，囑咐患者大口吸氣，然後行腹式呼吸，反覆數次。

另開立處方為**逍遙散**、**川芎茶調散**，並囑陳小姐回家後服用**養血疏肝止痛茶**（做法參考第41頁）。經過服藥二十八天療程後，於下次月經前後偏頭痛明顯緩解，再續服兩個生理期療程後，於生理期前後的偏頭痛症狀基本都消失了，其後於平日也未見復發。

醫學解析

女性生理期性偏頭痛常屬於中醫體質的「肝鬱寒凝證」特徵，從中醫的發病機理來講，女子以血為先天，肝藏血，月經期氣血下注胞宮，肝血相對不足。生理期性偏頭痛患者本屬陽虛體質，易受外寒侵襲，此時寒邪侵襲，致肝經受寒、凝滯不通，則發為偏頭痛。

此案治療期間，患者談及因她承擔著較多的工作及家庭等多方面壓力，常常出現精神緊張、鬱悶、煩躁等。聞此，考慮因壓力導致肝氣鬱結或經期陰血虧耗，復因情緒刺激，均可使肝失濡養，肝氣鬱滯上逆，而致頭痛來犯。

治療時以頭皮針與導引吐納相結合，進針及行針時囑患者調整呼吸，有利於激發經氣、疏通經絡，使「氣至病所」，導邪外出。配合深呼吸，除可調整一身氣機外，還有助於調整大腦皮層——自律神經系統機能活動，增加肺活量，加強氣的運行及充分吸氧，促進新陳代謝。另外透過腹式呼吸可反覆地改善腹腔的壓力，對內臟起到按摩作用，促進血液循環，也改善消化機能。

我曾在臺大醫院參與一項臺灣大學及衛福部中藥司的研究計畫，這是藉由近紅外線光譜儀，連續性測量偏頭痛受測者的大腦額葉和肩頸部血氧飽和度變化。研究結果發現，針刺偏頭痛患者的頭部和四肢所產生的效應，是由不同的神經血管調控，以增加偏頭痛患者的顱內血流或肩頸肌肉血流。由此說明，對偏頭痛患者可以用頭部局部針灸介入，來改善症狀和腦血流波動變化，亦可由四肢末梢的穴位刺激，來緩解頭痛發作的頻率和強度。

耳鳴

病因可分五種類型

「耳鳴」是指耳內有聽覺幻覺，有時自覺腦內或耳後上方都會有聲響出現，同時也可伴有聽力衰退或耳聾、眩暈等，又俗稱「腦鳴」。耳鳴可能自然消失，或持續不斷，是由聽覺系統受到異常的刺激而發病的，如外耳異物、耳膜破裂、耳咽管狹窄、中耳附近血管發炎、內耳迷路發炎或積水、腦內腫瘤或血管障礙等。

耳鳴可分為「搏動性耳鳴」（聲音與心跳一致的颼颼聲、滴答聲或輕叩聲，用聽診器置於患者頭部或耳部，常可以聽到這種搏動性耳鳴）與「非搏動性耳鳴」（較為常見，是一種連續而穩定的噪音，如嗡嗡聲、蟋蟀聲或鐘聲）。

短暫性的耳鳴表示病變輕微，屬於間斷性或強度不定的波動性耳鳴，常伴有眩暈、噁心、嘔吐等。若僅雙側耳鳴，沒有其他症狀，可能是某些疾病的早期徵象，如早期動脈硬化、老年性耳聾的早期表現等。此外，噪音、外傷、藥物及某些全身性疾病如貧血、高血壓、糖尿病等，亦會引起耳鳴。因此要詳細記錄有無耳外傷史、耳毒性藥史、耳聾史和眩暈史。

中醫認為，耳鳴發生的原因有外感邪毒、內損臟腑、血脈瘀阻、痰氣阻塞等，年輕人多為感受風寒、飲食過盛，老年人則多見中氣不足、陰血虧虛、肝腎虧虛退化等因素。其病因有「風」、「火」、「痰」、「虛」、「瘀」等類型：

- **「風」**是指感冒風熱，病毒乘機入耳。
- **「火」**是指情緒不佳或暴怒致肝膽火旺。
- **「痰」**是指體型偏胖或愛吃重口味致痰火上壅。

● 「虛」是指體質虛、房事過多、操勞過度，以及營養不足，或病後腎精虧損致脾胃虛弱。

● 「瘀」是指噪音、頭部外傷或藥物中毒等致經脈阻塞。

中醫認為，「腎開竅於耳，手足少陽肝膽經亦分布於耳。」根據研究發現，耳鳴患者中，大部分都和神經的退化有關，有些病人還會合併聽力減退。中醫治療耳鳴是使用經絡辨證架構，加上現代醫學神經解剖的原理，藉由針刺手足和耳朵附近穴位，減緩病患耳鳴。

耳鳴的常見證型

(1) 肝火上擾型

症狀 通常發生在晚睡及有抽菸喝酒習慣的人身上，多為單耳鳴脹、頭暈脹、容易嘴破、牙齦腫痛、急躁易怒、便秘、失眠等。舌偏紅、舌苔黃膩，脈象弦。常見相關病史：易上火體質、頸部淋巴結炎、甲狀腺疾病、肝炎、膽囊炎。

治則 清肝泄熱，解鬱通竅。

(2) 痰火鬱結型

症狀 聽力下降，耳鳴聲如蟬鳴，頭昏胸悶，胃部腹脹，咳嗽痰多。舌偏紅、舌苔黃膩，脈象滑。可能相關病史：痰濕體質、梅尼爾氏症、脂肪肝、慢性腹瀉。

治則 清火化痰，降濁開竅。

(3) 腎精虧損型

症狀 耳鳴聲如蟬鳴且夜間更嚴重，聽力下降，腰膝痠軟，頭暈多夢，有遺精困擾。舌偏紅而少苔，脈象細。可能病史：蛋白尿、血尿、性功能下降、年老體弱者。

治則 補腎益精，潛陽開竅。

羅醫師的調理養生之方

一、中醫內服法

●菊花菖蒲耳鳴茶

材料 菊花、車前草各三十克，石菖蒲十五克

做法 將全部材料加水一千毫升，以中火煮開成藥茶後，可於白天當茶水飲用。

使用須知

○上述一包藥可用同樣水量再回煮一次。一日一包，一週約服二至五包。未服用完的可冷藏。

○感冒咳嗽或高血壓者避免飲用。

○此藥茶對肝火上擾型及痰火鬱結型有輔助調理作用。若屬於長期耳鳴、腰膝痠軟甚至影響聽力的腎精虧虛型，建議再酌加枸杞、黑豆、杜仲，同時可諮詢中醫師合適證型的藥茶。

功效 此方可清肝泄熱，開鬱通竅。菊花可以清肝、明目、聰耳；石菖蒲開心、利九竅；車前子利水、去濕、止暈眩。

二、推拿按摩法

●鳴天鼓

鳴天鼓是中醫流傳許久的按摩保健法。

操作方法

步驟1：先將兩手用力相搓，使掌心有熱度，以掌心緊貼兩耳，兩手手指對稱橫放在兩側枕部，兩中指相互接觸到。

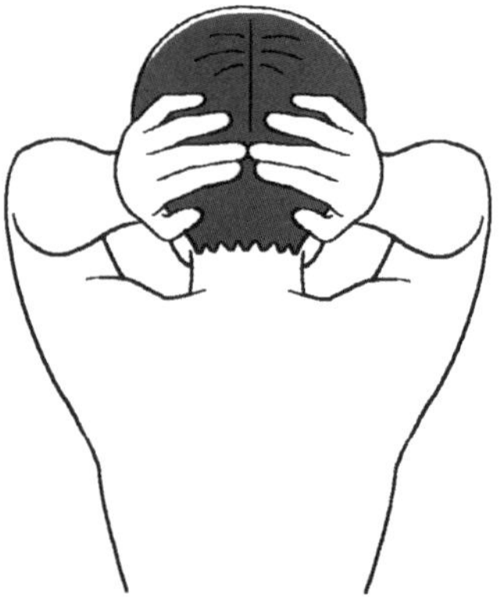

步驟2：兩手掌心對準耳道，手輕輕按壓，再緩緩地放開和蓋住耳朵交替，如此反覆數次。同時可用拇指加點風池穴數次（風池穴位於後頸部，後枕骨下的凹陷中，與耳垂齊平）。

步驟3：將食指壓在中指上，然後將食指下滑輕彈後腦部，雙手交替進行，彈時能聽到耳內咚咚的響聲，彈擊後快速將雙手掌離開耳孔，重複三至九次。

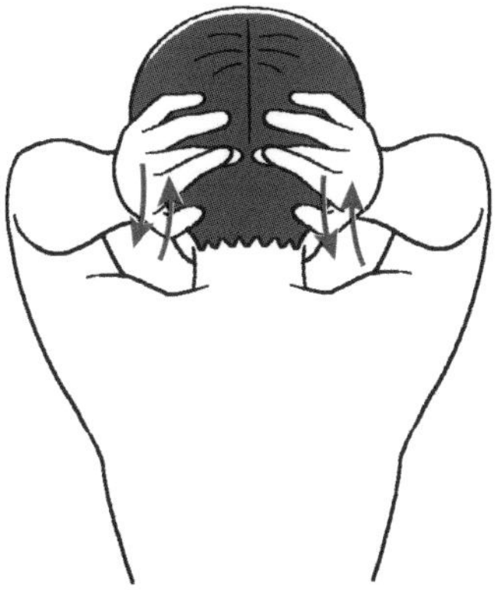

顫耳功

此動作對耳部是一種良性刺激，能促進局部血液循環，調節陰陽平衡，使耳鳴的症狀得到緩解和消失。耳鳴的病因複雜，且病期長久，儘管此手法立即有效，但也可能是暫時性緩解，因此建議長期操作，配合鳴天鼓進行綜合治療。

操作方法

步驟1：全身放鬆，兩腳打開與肩同寬，雙眼自然緊閉，面帶微笑，正常呼吸。

步驟2：將雙手食指分別按住耳屏（耳朵前方小軟骨）以封閉耳道，並儘量放鬆，切勿僵直用力。

步驟3：用手腕帶動前臂迅速上下抖動，將力量傳送到指尖，這時耳內會有嗡嗡嗡的聲響，持續抖動一分鐘（約一百四十下左右）。

每天做二、三次，收功時按摩耳部數次即可。

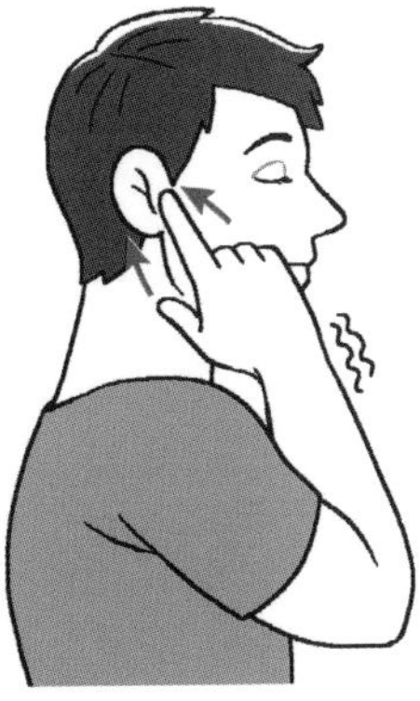

三、生活調養宜忌

耳鳴多由飲食不正常、生活壓力過大或外在環境干擾而發生，因此，無論是平常或治療中都應注意以下幾點：

1 飲食要清淡，減少辛辣、炸烤或刺激上火的食物，但屬腎陽虛及脾胃虛者，則宜多吃溫和營養食物，如多吃蓮子、桂圓、核桃、百合、山藥等補腎益品。

2 常吃富含鐵和鋅的食物，益氣補血。因缺鐵易使紅血球變脆，攜氧能力下降，導致耳部養分供給不足，使聽覺細胞功能受損和聽力下降。食物中以紫菜含鐵量較多，其次是髮菜、黑木耳、鵝肝等。而含鋅最多的食物為牡蠣、肝臟、粗糧、穀豆類。另外，在海鮮、牛肉、雞肉、水果、韭菜中兩者皆有，也可以多攝取。

3 多吃富含維生素C、E的食物，能清肝降火，對內耳起保護作用。維生素C可從新鮮綠葉蔬菜中攝取，含維生素E較多的食物則有黑芝麻、植物油、核桃、花生等。

4 多吃有活血作用的食物。活血化瘀能擴張血管，改善血液黏稠度，有利於保持耳部血小管的正常微循環。可常食用韭菜、紅葡萄酒、少量的食醋等。

5 補充含維生素D的食物，可養肝緩肝。例如肝臟、蛋類、蘑菇、銀耳，能促進人體對鈣的吸收利用。

6 避免油脂攝入過量。耳鳴患者攝入過量油脂會使血脂增高和血液黏度增大，引起內耳供血障礙。當內耳出現血液循環障礙時，就會導致聽神經營養缺乏，從而產生耳鳴、耳聾。

7 因耳鳴而妨礙睡眠者，可於睡前用熱水浸腳或以手按摩足底湧泉穴（位於拇趾和食趾往下延伸的交會凹陷處；將腳趾向足底彎曲時，腳底板出現的人字紋的交叉點。），亦可於睡時播放小聲的輕音樂，能減輕耳鳴的影響，幫助進入睡眠。

8 避免去高音嘈雜之處，並保持愉快心情。

羅醫師看診案例筆記

三十六歲的李小姐因連續加班一個月，精神和工作緊張，而後出現雙耳耳鳴的現象。其耳鳴聲如蟬鳴持續不斷，聽力無減退，亦無頭暈。又因經常熬夜導致睡眠不足，精神上常感到疲倦，心情低落。飲食雖沒有太大影響，但感覺口腔有苦味。小便偏黃、大便如常。舌質偏紅、舌苔偏黃，脈象弦。中醫辨證為耳鳴，屬「肝火上擾、脾氣虧虛」所致，治療以「清肝瀉火、開鬱健脾」為主。

當日為李小姐施予**針刺耳周和雙足穴位治療**，開立處方為**天麻鉤藤飲**、**益氣聰明湯**。並建議她日常服用**菊花菖蒲耳鳴茶**（做法參考第48頁），以及有空時操作**鳴天鼓**穴道按摩治療和**顫耳功**輔助調理（做法參考第48至49頁）。經約三十天療程後，李小姐表示，針刺治療當晚即覺耳鳴明顯減輕，而後頭暈也改善，睡眠品質也變好。再持續三至六個月治療後，耳鳴症狀幾乎消失。

中醫治療耳鳴方式主要涵蓋中、西醫的治療思維，取穴上使用傳統的中醫辨證思維，加上西醫神經解剖的思路，藉由針刺耳朵附近穴位，以減緩病患耳鳴症狀。中醫經絡理論認為耳朵為手、足少陽經所主導，耳門、聽會穴、翳風穴均為耳周穴位，有聽耳通竅的作用，並以百會穴達到寧心安神作用。而雙足的駟馬中穴、駟馬上穴、駟馬下穴為董氏奇穴中治療臉、耳、鼻疾病的要穴；而腎關穴為補腎的要穴，經常用於腎氣虧虛引起的耳鳴、腰背痛、坐骨神經痛、肩周炎等疾病，此四穴並用，使其作用加強而達到耳鳴減輕或消失的作用。

突發性聽力受損

耳朵悶塞、耳鳴時應及早檢查

聽力下降，耳內總是聽到嗡嗡聲，許多人以為這是工作過於勞累緊張所致，而不以為意，一檢查才知道，竟是突發性聽力受損，即俗稱的「耳中風」。耳中風在醫學上稱為「突發性耳聾」，常因感冒、疲勞、過度刺激等原因誘發，主要是由內耳微循環障礙和病毒感染等因素造成內耳毛細胞損傷所致。經常處於高壓力環境，也會因睡眠不足、體內自律神經失調、水腫等造成耳鳴。此外，罹患腮腺炎、帶狀皰疹或風疹時，也可能因病毒侵入內耳或中耳而發生聽力受損。

此病多發生於單邊耳朵，偶爾也會有雙耳同時發作或先後發病的情況，少數患者會有嚴重的眩暈、噁心、嘔吐等症狀。

聽力受損其實有早期徵兆，如耳鳴、間斷的耳內阻塞脹悶感、聽力下降等，有時並不只是疲勞造成的，若不重視，將導致聽力惡化。因此，當出現相關症狀時，要儘早去耳鼻喉科做聽力檢測，切勿擅自服用去「火」的藥或者認為休息一下就可以了。有些患者就是因沒有及時治療而變成了永久性聽力受損。若能在發病一週內及時治療，約八成的病人可以恢復聽力，國外有資料表明，病程超過一個月，聽力已經基本定型，治療的效果會大幅降低，因此，突發性聽力受損越早治療，效果越好。

關於治療，西醫一般會採取擴張血管、改善內耳血液循環的治療措施，或是使用神經營養藥、抗病毒藥、類固醇等。

若從中醫觀點來看，本病多因外邪侵襲、肝

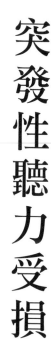

火上擾、氣滯血瘀、痰濁內停、阻塞耳竅所致，所以在治療上當以「行氣活血，滌痰瀉火，開竅復聰」著手；「實者當瀉，虛者當補」為首要。

本病患者幾乎會出現的問題包括睡不好、壓力大，若發覺耳朵有悶脹感，甚至聽不到聲音、二十四小時內出現連續三次聽力損失，通常也聽不見三十分貝以下的聲音，可能就是突發性聽力受損，須趕緊就醫。若聽力未完全康復，不妨透過中醫中藥和針灸輔助治療，中醫常以頭皮針和耳針針刺對應經絡刺激點療法，幫助聽力改善。

聽力受損的常見證型

(1) 肝火上擾型

症狀 耳朵聽力減退時輕時重，憂鬱憤怒後狀況容易突發加重，耳鳴聲隆隆、耳朵有悶塞感，伴有喉嚨乾苦、頭暈目眩。舌紅苔黃，脈象弦。

治則 清肝瀉火，開鬱通竅。

(2) 腎精虧虛型

症狀 耳內有蟬鳴聲，聽力漸下降，伴有眩暈、腰膝痠軟、心煩燥熱。舌質紅少苔，脈象細。

治則 補益腎精，滋陰潛陽。

(3) 脾胃虛弱型

症狀 聽力減退，在勞累後加重，伴有疲倦無力、食慾不振、臉色黯淡。唇舌淡紅、苔薄白，脈象弱。

治則 益氣健脾，升陽通竅。

(4) 痰火鬱結型

症狀 耳內有蟬鳴聲，有時耳朵閉塞如聾了般，伴有胸悶痰多、口苦、大小便不順暢。舌苔薄黃而膩，脈象滑。

治則 化痰清火，和胃降濁。

(5) 氣血瘀阻型

症狀 通常為暴怒後突然聽力受損，伴有眩暈耳鳴、頭額脹痛、胸脅刺痛、口渴但不喜飲。舌質暗紫或有瘀點、舌苔薄，脈象澀。

治則 行氣活血，通竅復聰。

羅醫師的調理養生之方

一、中醫內服法

●祛風補氣通耳茶

材料 葛根三十克，蔓荊子、川芎、柴胡、桃仁、紅花、赤芍、黃耆、丹參各十克

做法 將上述材料加水一千毫升，以中火煮開成藥茶後，可於白天當茶水飲用。

使用須知

○上述一包藥可用同樣水量再回煮一次。一日一包，一週約服用二至五包。當日未服用完的可放於冰箱冷藏。

○前述介紹的五種證型都可選用。

功效 此方主治突發性耳聾。蔓荊子、葛根可以治療中氣不足、清陽不升；柴胡、川芎具有疏肝解熱的作用；桃仁、紅花、赤芍活血化瘀、安神通絡；黃耆、丹參補氣活血，全方具有補腎通耳和利竅的效果。

二、穴道按摩法

●耳內穴位貼壓法

用中藥材「王不留行籽」貼壓於耳穴上，給予適度的揉、捏、按壓刺激，達到疏經通絡、調暢氣血以及調整內臟功能的作用，可改善聽力。

方法 選擇腎、內耳、皮質下、神門、腎上腺等穴位，每次每穴按壓三十至六十秒。患者配合吞咽動作，直到按摩後耳朵出現發熱感。每一到五天換貼一次，五天為一個療程，每個療程間隔二至三天；兩耳交替貼壓。

注意事項 貼壓耳穴時須保持耳朵乾燥，應注意防水，以免脫落。

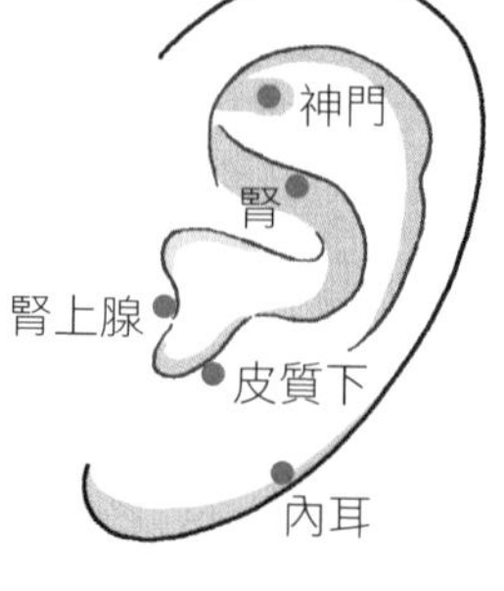

●耳朵周圍穴位按摩法

中醫的傳統理論認為，如《黃帝內經》中所言：「耳者，宗脈之所聚也。」全身經絡會聚於耳，耳與各臟腑均有密切的關係，氣血通暢則耳有所養。所以可進行穴位按摩，點揉耳穴。

方法1 用中指指端按摩兩耳的翳風、耳門、聽宮、聽會各三十次，點揉時應有明顯的痠脹感，每穴按摩二至三分鐘，每天二至三次。施力應均勻、持久，以防耳朵軟骨損傷。

方法2 用兩手中指分別按壓兩耳耳屏（耳朵前方小軟骨），使耳屏堵住外耳道口，一壓一放，有節奏的重複數十次，每天兩次。

方法3 用雙手擦耳，雙手分別自上而下按摩兩側耳輪，每次做十五分鐘左右，每日兩次。擦耳可以活血醒腦，以補腎氣。

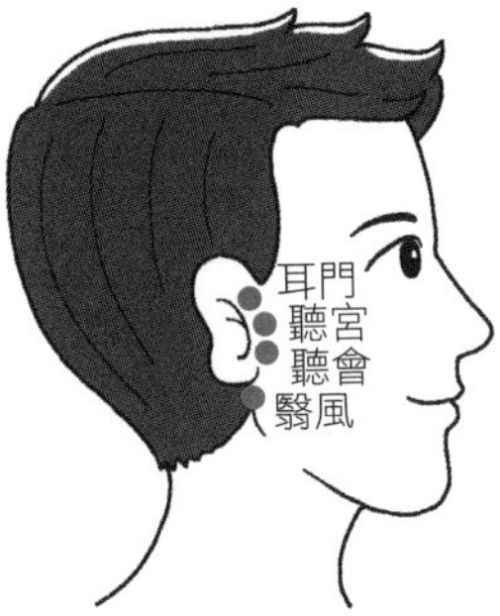

三、生活調養宜忌

1 現代人生活緊張、工作壓力大，或不良的生活習慣，導致聽力受損的好發年齡層下降，因此要注意勞逸結合，安排規律作息。

2 儘量避免接觸到過大的音量及雜訊，如KTV、用耳塞式耳機聽音樂等，對聽力傷害極大。

3 鹽份會讓血流速度減慢，引起耳部器官膨脹，因此飲食應以「清淡少鹽」為主。

4 多吃含維生素A、B、D的食物，補腎活血，如牛奶、番薯、全麥和豆科植物等，可以對耳蝸血管及神經的健康、降低內耳對噪音的敏感度有所幫助。

5 銀杏可以幫助耳周的淋巴流動，還可增加血液流向耳朵的速度，宜適當多吃。

6 同時還要注重營養，少食乳酪類食品，少飲咖啡和烈性酒，有助於減少和預防耳部疾病。

7 平日多做運動，除了可以鍛鍊身體、增加免疫力和抵抗病毒入侵，也能加速體內氧氣的代償，增加血液向耳朵流動的速度。

從事業務工作、三十九歲的陳小姐，右耳出現突發性聽力受損十來天。她表示右耳內出現「嗡嗡聲」耳鳴、耳悶塞感，不過沒有眩暈、噁心及嘔吐等症狀。西醫檢查右耳聽力為三十分貝（db），屬於輕度聽力受損，尤其在高音區（三千赫茲）。有口服維生素C、B群，而不考慮注射類固醇，但未見好轉，故就診治療。

檢查了陳小姐的右側外耳道，見無異常，而她的舌邊尖紅、苔薄白，脈象弦，診斷為突發性聽力受損。考量到陳小姐平常性情急躁，又知其居住噪音影響，情緒不穩定，判斷為「鬱怒傷肝，肝火挾痰，上擾清竅」，乃「標本俱實」之象，治療以「清肝泄熱、開鬱通竅」為準則。開立處方為**滋腎通耳湯**、**柴胡清肝湯**；同時於患側取穴，施予**針刺治療**。另囑患者回家後服用**祛風補氣通耳茶**（做法參考第54頁）。調理二、三個月後，陳小姐的聽力明顯變好，右耳悶塞感和耳鳴有所改善，於醫院做聽力檢測已接近正常。

聽力受損的患病年齡層常因工作壓力、其他疾病等有下降的趨勢，過去急診以中耳炎為多見，現在，突發性聽力受損並不罕見。此案的針刺治療中，所選主穴為百會穴，能補精益髓、醒神開竅；輔以頭部兩側的「暈聽區」，此區是頭針治療聽力障礙的要穴，根據實驗研究證實，此區有支配和改善內耳淋巴循環的功能，受到刺激後還能調整內耳的供氧；另外選擇分佈於耳周的耳門、聽宮、聽會、翳風等穴位，這是傳統中醫治聾要穴，可調補腎氣、開竅復聰。若患者有高血壓，還可搭配太衝穴；糖尿病、腎陰虛者，則搭配三陰交穴；舌苔厚濕盛者，搭配豐隆穴，都有良好療效。

過敏性鼻炎

鼻子的狀態反應肺部的健康

從現代醫學來說，過敏屬於發炎反應。當有一外來的過敏原，例如花粉、細懸浮粒子、蝦、蟹、塵蟎等，被吸入或食入進入人體的鼻腔、口腔甚至腸胃系統，都會引起一連串身體的免疫反應。而過敏就是不正常的免疫反應對正常的自體組織產生危害。此病的典型特徵是打噴嚏、鼻塞、鼻癢、流鼻涕，部分患者還有眼癢、流淚、眼睛充血、喉嚨癢和咳嗽等症狀，經常反覆發作，通常在溫差變化較明顯的早晨和夜間較嚴重，患者常有過敏史。儘管過敏性鼻炎不是致命的疾病，但不及時治療還會造成鼻竇炎、中耳炎、結膜炎、鼻息肉、支氣管哮喘等併發症。

過敏性鼻炎的症狀在中醫稱之為「鼻鼽」、「鼽」（音同「求」）。《黃帝內經》曰：「鼽者，鼻流清涕也。」中醫認為鼻為肺之竅，若肺氣充盈，則鼻竅通順、嗅覺靈敏。其病因病機為「體表虛、衛外不固、復感風邪、入裡化熱、肺失宣降」所致，以突發和反覆性鼻塞、打噴嚏、流鼻涕和鼻涕倒流等為主要症狀。

有研究以過敏性鼻炎患者在實驗組接受抗組織胺和類固醇鼻噴劑藥物，合併使用遠紅外線熱敷肩頸、背及腰背部的大椎、定喘、風門、肺俞等穴位，發現可以降低過敏原的敏感特異性，推論是可應用於過敏性鼻炎之輔助醫療；同樣地，「內服中藥」和「三伏貼療法」對過敏性鼻炎都可以降低六至七成的過敏發作次數，但治療過程的起效和療程時間長短，會根據個人體質強弱和生活習慣配合度而有所不同。

過敏性鼻炎的常見證型

(1) 肺氣虛寒型

症狀 鼻子癢、噴嚏不斷、大量流鼻水、鼻塞、嗅覺遲鈍、全身有倦怠感且不想說話、氣短音低、臉色發白、畏寒且容易感冒，只要遇風或遇冷時症狀就會發作。舌質淡紅，舌苔薄白，脈象虛弱。

治則 祛風止涕，溫肺散寒。

(2) 肺脾氣虛型

症狀 鼻塞和鼻脹較明顯，會不斷流鼻水或白色黏狀鼻涕，嗅覺遲鈍、呼吸短促，平常有頭重、頭暈、昏沉感，怕冷、食慾不好、大便稀軟，症狀反覆發作，此型多見於兒童。舌質淡或淡胖，舌邊有齒印，舌苔白，脈象弱。

治則 通竅升清，健脾利濕。

(3) 腎陽虧虛型

症狀 鼻癢不適、噴嚏不斷、流清鼻水，症狀長時間持續，且早晚較嚴重，平時全身畏寒、手腳冰冷、臉色淡白，常常精神不振。舌質淡，脈象沉細弱。

治則 溫補腎陽，散寒溫肺。

(4) 肺經伏熱型

症狀 鼻塞、鼻子癢，而且一直打噴嚏、流鼻水，咳嗽、喉嚨癢、容易口乾舌燥，常在悶熱天氣時發作。舌面發紅，舌苔白或黃，脈象滑數。

治則 疏風散熱，宣肺通竅。

過敏性鼻炎患者在臨床上常見的外觀：

1 眼瞼色素沉澱而產生的眼眶發黑。
2 常揉鼻子而使鼻樑產生橫紋。
3 因眼睛癢常揉眼睛，而使下眼瞼產生由內向外的橫線（俗稱：丹尼氏線）。

羅醫師的調理養生之方

一、中醫內服法

●川芎抗鼻炎茶

材料 川芎、白芷、荊芥、防風、薄荷、羌活、辛夷、蒼耳子、甘草各九克

做法 將材料加水一千毫升，以中火煮開成藥茶後，可於白天當茶水飲用。

使用須知

○上述一包藥可用同樣水量再回煮一次。一日一包，一週約服二至五包。未服用完的可冷藏。

○前述介紹的四種證型都可選用。

功效 此藥茶以名方「川芎茶調散」進行調整，讓患者可於平日自行煎煮服用。川芎、羌活、白芷散風除濕、通竅止痛；荊芥、防風、薄荷疏風散熱；蒼耳子、辛夷散風寒、通鼻竅。適用於所有過敏性鼻炎患者，但以肺經伏風熱證型最為適用。

二、中醫外治法

●薰鼻法

薰鼻法是透過中藥藥力和熱力的共同作用，以達到溫通經絡、散寒通鼻竅的作用。可以促進鼻黏膜收縮，加速將分泌物排出或噴出黏稠鼻涕，減少鼻塞、打噴嚏、流鼻水的症狀，也有預防感冒之效用。

做法 取上方「川芎抗鼻炎茶」的藥渣，加水五百毫升煮開，待稍微降溫後以窄口瓶用來薰蒸口鼻。薰蒸時使溫度適中的蒸氣進入鼻腔內，一天進行一到三次，每次約略十至二十分鐘。

三、穴道按摩法

●按摩通鼻穴位

為改善鼻炎，可按摩鼻側的迎香穴、鼻通穴以及手部的合谷穴、曲池穴。根據《針灸甲乙經》記載，迎香穴有疏散風熱、通利鼻竅的作用，按摩迎香穴能控制組織胺形成和釋放，並能抑制和降低細胞的通透性，減少炎症滲出發生。

建議各穴每天早晚按摩兩次，每次按揉五分鐘，以有痠脹感為宜。點按穴道時，要注意每十秒鐘休息五秒，避免過度刺激。

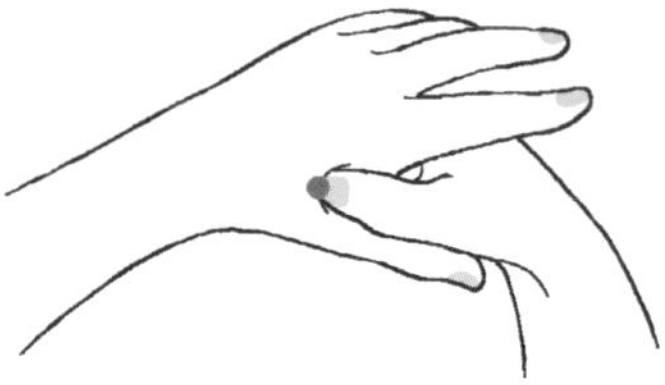

合谷穴
位於手背的虎口處。

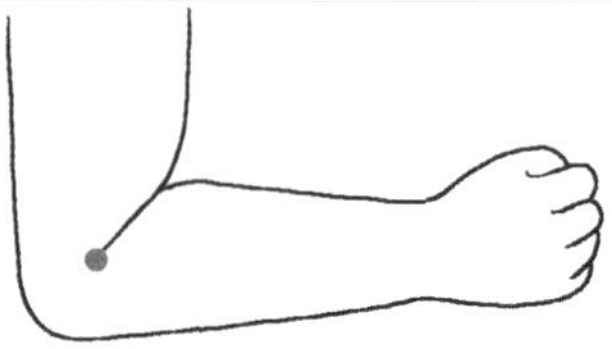

曲池穴
位於手肘彎曲時
肘橫紋外側的凹陷處。

鼻通穴
迎香穴沿著鼻翼外緣
往上移動，
鼻通穴就位於和鼻軟骨
的交界點。

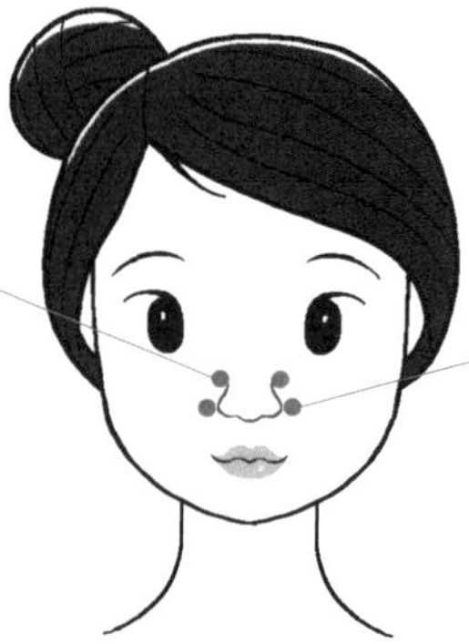

迎香穴
鼻翼外緣和眼珠
中心點直下交會
的法令紋處。

四、生活調養宜忌

○飲食

日常中飲食儘量清淡，少吃油膩或辛辣類的食物，以免加重生痰助熱上火的機會，引發外感鼻炎症狀。

中醫強調「形寒飲冷則傷肺」，因此也要避免冰涼飲料、寒性（例如：西瓜、水梨）、海鮮及蛋奶類等食物，以免損傷肺氣和影響消化系統的免疫機能。中醫所謂「寒涼損傷脾胃陽氣」，這些食物也會導致身體虛寒體質呈現。

○運動

運動時會增加腎上腺素的分泌，腎上腺素分泌增加會讓心跳加速、血管收縮，使鼻黏膜分泌減少，進而讓鼻子稍加暢通，因此要適當鍛鍊，平時多走路、適當慢跑，或在室內做瑜伽等較溫和的運動，就足以改善鼻炎症狀。

○其他生活習慣

1 儘量少用冷氣空調，減少進出冷氣房的次數。
2 多到戶外呼吸新鮮空氣，或者是用頸掛式小型空氣清淨機。
3 減少鼻黏膜的刺激因素，例如避開空氣汙染較明顯的地方、避免接觸花草及油煙粉塵，棉被、衣物要多拿去戶外曝曬避免塵蟎黏附。
4 避免抽菸、喝酒、精神刺激、操勞過度、睡眠不足等會影響免疫力的生活習慣。
5 在溫差變化較大的時候或是換季時期，甚至常進出室內外的情況，可戴圍巾及帽子。

患者主訴

十二歲張小弟弟，目前準備升國中一年級，過去兩年常常過敏性鼻炎發作，出現鼻塞、打噴嚏、鼻涕擤不完、鼻涕倒流、常感覺喉嚨有痰等症狀，甚至很容易頭昏腦脹，尤其早上晨起和晚上剛入眠這兩時段，症狀特別明顯。

父母偶爾會帶他就醫以西藥控制，症狀時緩時盛，遂想試著藉由中醫藥來調整體質。在診療時發現張小弟弟的鼻甲黏膜都蒼白，眼眶也因為過敏有暗沉的現象，且眼睛也時常感到很癢，因而影響到學習和生活品質。

診療建議

因為該小朋友表示不喜歡吃中藥，而且嫌中藥味道不太能接受，所以採用外用**三伏貼**，取大椎、風門、肺俞、定喘、膏肓、百勞、腎俞穴等穴進行敷貼，並叮囑家長在小朋友作業完成休息之餘，或症狀嚴重時能夠常做**通鼻穴位按摩**（做法參考第60頁），並嘗試服用**川芎抗鼻炎茶**（做法參考第59頁），再利用藥渣做**薰鼻法**（做法參考第59頁），或於早晚用毛巾熱敷臉部，注意飲食少吃冰涼食物及作息規律。

經一個月療程後複診，張小弟弟的症狀獲得明顯改善，雖然偶爾還是會有流鼻水、打噴嚏等現象，但相對之前都有好轉。回家再持續施作按摩法，並建議於每年三伏時節定期做穴位敷貼，之後表示不再需要西藥控制。

醫學解析

「三伏天」是指初伏、中伏、末伏，即於夏至後的第三、四、五個庚日，庚日在五行中屬金，肺臟在五行也屬金，因此在庚日治療肺部疾病效果最好。此外，三伏天又是夏季最熱的時候，根據《黃帝內經》天人合一的說法，自然界生物的陽氣在夏天最旺，人體陽氣在夏天也達到最高，此時人體皮膚毛孔張開，藥物更易經皮膚滲透內裏以刺激相應穴位，達到疏通經絡、調節臟腑、治病強身的功效。

三伏貼療法的目的為振奮陽氣、調節免疫系統，尤其呼吸系統之免疫功能，透過經絡氣血直達病所。此療法簡便、安全可靠、不痛、無毒副作用，在臨床觀察中可提高過敏性鼻炎患者的生活品質，得到滿意療效，且較能被廣泛年齡層患者所接受，如本案例中不能接受服藥的張小弟便以三伏貼來替代治療。

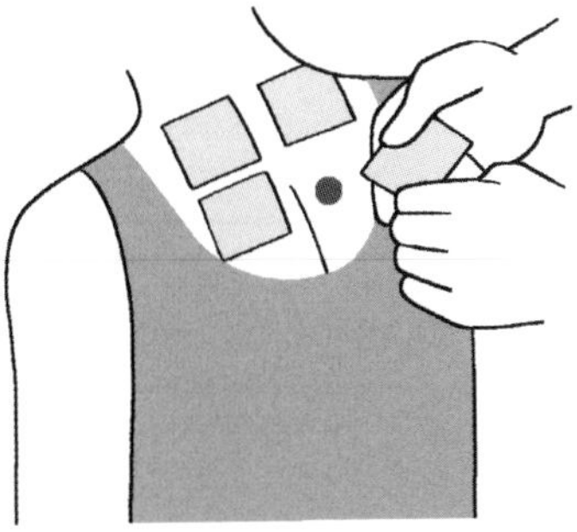

三伏貼體現中醫「未病先防」的預防醫學特色。現代藥理學研究顯示，多數患者敷貼後能增強身體免疫功能，減少血中嗜酸性粒細胞數量，從而達到「治未病」的目的。因此越來越多人在緩解期轉而尋求中醫調整體質、調節免疫系統，並逐漸減少西藥用量，在臨床上是中西醫很好的合併治療案例，值得推廣。

過敏性結膜炎

以祛風清熱為治療原則

過敏性結膜炎是一種季節性、反覆發作的免疫性結膜炎。通常於春天時發病，秋冬時減輕。此病好發於年輕人或免疫力較差者，雖不影響視力，但因雙眼極度發癢，而會干擾睡眠、造成注意力不集中等，連帶影響到患者的學習表現、工作和生活。近年來，由於使用眼部化妝品、配戴隱形眼鏡、空氣污染加重等因素，過敏性結膜炎發病率逐年上升。

此病臨床表現的症狀為眼睛搔癢感嚴重、分泌物增多呈絲狀、眼睛充血、流淚等，通常是眼睛接觸了特定物質產生的過敏反應，過敏原有很多種，包括花粉、動物皮毛、空氣中的塵蟎、黴菌及各類海鮮等，多發生在具有過敏體質的人身上，尤其小孩子常會合併有過敏性鼻炎、氣喘及異位性皮膚炎的病史。

過敏性結膜炎屬於中醫「時復症」及「目癢」範疇，中醫認為與外感風熱和肺經內熱關係密切，祛風清熱是基本治療原則。治療此病的方法，西醫通常是以外點藥水，中醫則以內服中藥、茶飲等方式。容易有過敏性結膜炎的患者，建議平時不妨透過穴位按揉合併眼球運動，來達到幫助眼部瀉熱、減少發炎、舒緩肌肉、促進循環的作用。操作方法很簡單，每天可操作數次，即使在眼睛極度不舒服的急性期也可以輕柔操作，方法如後論述。

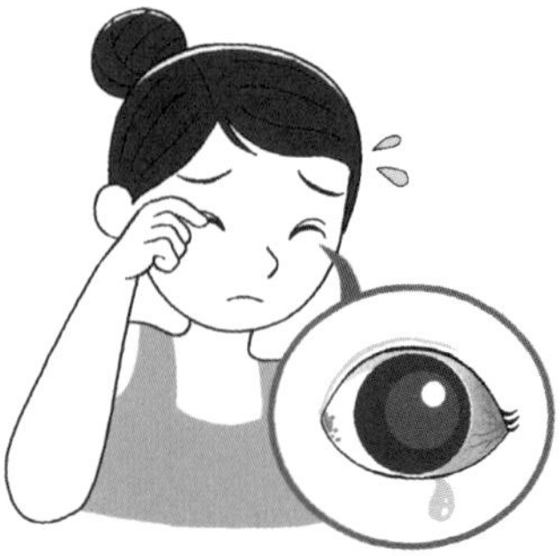

過敏性結膜炎的常見證型

(1)風邪侵睛型

症狀 兩眼發癢、分泌物增多，眼睛鮮紅充血、流淚，但視力正常。舌苔微薄黃色，脈象緩。

治則 祛風散邪止癢。

(2)風熱入目型

症狀 眼內灼癢，眼睛周圍分泌黏液，眼瞼內側有紅色顆粒凸起，畏光、易流淚，遇風吹日曬則病情往往加重。舌苔偏黃厚膩，脈象數。

治則 祛風清熱止癢。

(3)濕熱夾風型

症狀 眼睛常流熱淚，有黏液分泌物讓眼睛感覺如用膠黏住，眼瞼微腫沉重且有抓癢感，上下眼皮紅腫，遇風吹日曬也會加重病情。有的身體搔癢起疹子、小便偏黃。舌苔黃膩，脈象滑。

治則 清熱除濕祛風。

羅醫師的調理養生之方

一、中醫內服法

●抗過敏性結膜炎藥茶

材料 黃連六克，金銀花二十克，夏枯草十五克，菊花十二克，防風十克，甘草五克

做法 將材料加水一千毫升，以中火煮開成藥茶後，可於白天當茶水飲用。

使用須知

○上述一包藥可用同樣水量再回煮一次。一日一包，一週約服用二至五包。當日未服用完的可放於冰箱冷藏。

○前述介紹的三種證型都可選用。

功效 中醫認為「風為百病之長」，眼睛若容易紅癢，體質多屬偏熱性居多，治療上應配合祛風清熱、除濕止癢為主。黃連、金銀花、夏枯草、菊花、防風等祛風藥材，可減緩過敏引起的眼癢症狀。

二、穴道按摩法

●護眼操

建議有過敏性結膜炎患者常做「護眼操」，依據中醫經絡學說，藉著按摩眼周、耳部與手上的九個穴位，能有效緩解眼睛發癢、預防視力惡化、消除眼睛疲勞。九個穴位分別為眼部周圍的睛明、攢竹、魚腰、絲竹空、瞳子髎、四白、太陽，以及耳部的眼點，外加雙手的合谷穴。

每天分早午晚三次，一次只要五分鐘。按摩時要善用指腹，給眼睛最溫柔的SPA，手法宜輕緩，以沒有疼痛感為原則。按摩之前，雙手要洗乾淨，指甲剪短，避免眼睛受傷或感染。

操作方法

步驟1：按壓穴道。輕輕按壓眼睛周圍穴道。

步驟2：轉動眼球。將眼球依順時鐘方向繞圈，速度不需太快，約繞十圈後，換逆時鐘方向再繞十圈。

步驟3：凝視遠方。做完以上兩步驟後讓眼睛稍做休息，再望遠凝視三分鐘。

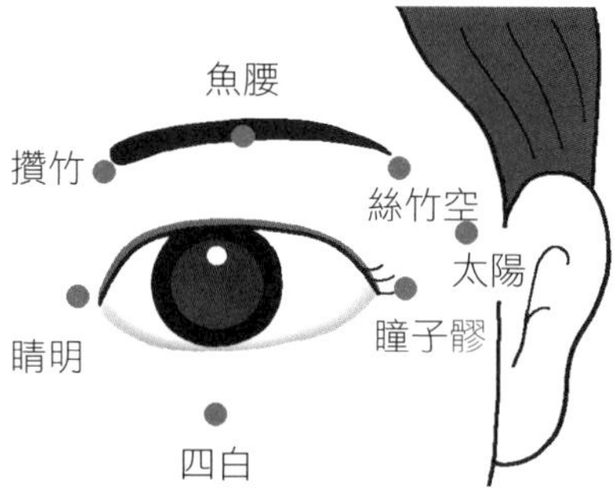

眼周各穴位位置

睛明穴：位於內眼角，眉頭直下凹陷處。

攢竹穴：位於眉頭。

魚腰穴：位於眉中。

絲竹空穴：位於眉梢。

瞳子髎穴：位於眼角外側約一公分處，眼眶旁骨緣處。

四白穴：位於黑眼珠的正下方，從眼袋下端開始往下約一指寬的骨邊下。

太陽穴：位於眼尾，眉梢後凹陷中。

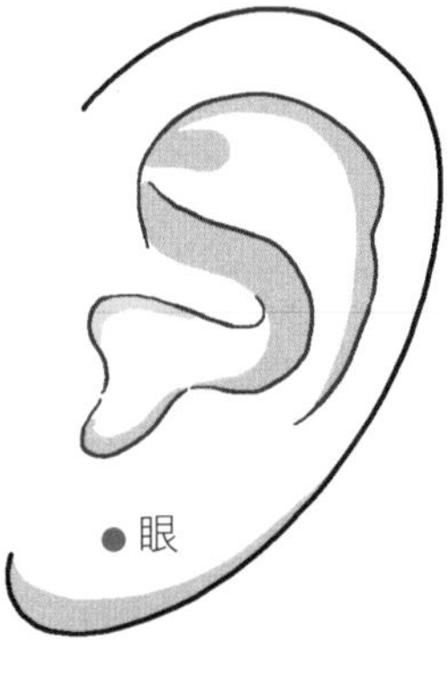

耳朵眼點

用指腹按壓耳部的耳垂正中點。

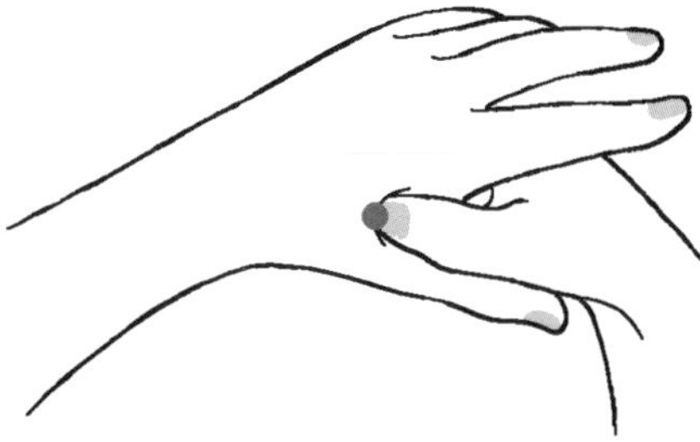

合谷穴

位於手的虎口位置。用大拇指緊貼食指，手上的肌肉就會形成隆起，此穴位於隆起處最高點。

三、生活調養宜忌

1 預防勝於治療，因此治療過敏性結膜炎的最好方法就是避免接觸過敏原，如對花粉過敏的患者，應儘量避免暴露在花粉瀰漫的空氣裡。

2 過敏性結膜炎發作時，要停止配戴隱形眼鏡，千萬別因為愛美而賠上健康。

3 避免熬夜，保持充足睡眠，讓眼睛多休息。另在寒冬初春起床後，戴上口罩，可以減少眼鼻不適感。

4 避免過度揉眼等不當動作，可能進一步導致眼睛疼痛及視力受損。若不小心造成眼睛不適，可冷敷或冰敷眼周骨邊，或諮詢醫師使用生理食鹽水、人工淚液沖洗來降低過敏原及發炎因子，改善症狀。

5 避免吃辛辣重口味、烤炸油膩或菸酒等刺激性、且易上火的食物，儘量選擇清淡的食物。

患者主訴

三十二歲的張先生於近月早晨起床時，眼睛不知怎麼的總是很癢，且有大量的黏稠性眼屎、流淚等症狀。忍不住用手揉一揉，眼睛就變得又紅又腫。患者自述因工作原因外食居多，平常就喜歡吃辛辣刺激性食物，且有抽菸飲酒，發病前一天晚飯吃的就是火鍋。找眼科檢查雙眼結膜混合性充血，診斷為雙眼慢性結膜炎，只點眼藥水緩解不適。

診療建議

觀察張先生的上下眼瞼結膜充血，舌質偏紅、舌苔色黃，脈象數。中醫診斷為雙眼「暴風客熱」。治療時，在患者的太陽穴**點刺放血**，做法為取患眼同側之太陽穴，局部消毒，以左手拇指和食指捏擠太陽穴處表皮，再點刺太陽穴，令出血如雨珠大，然後用消毒乾棉球擦拭乾淨即可。

為其開立的處方為**柴胡清肝湯**、**洗肝明目散**。此外，囑咐患者日常服用**抗過敏性結膜炎藥茶**（做法參考第65頁），並取抗過敏性結膜炎藥茶的藥渣，再加一千毫升的水煮開製成中藥液，加入小口玻璃容器內，趁熱但不宜過燙以**蒸氣薰眼**，每日兩次，每次十分鐘。醫囑特別強調，用中藥薰眼時注意掌握患者眼睛與溫熱容器之間的距離，防止蒸汽燙眼睛。也鼓勵居家時常做按摩眼睛穴位的**護眼操**（做法參考第66頁），以緩解眼睛發癢和消除眼睛疲勞。

兩週後複診，張先生之前提到的眼睛痠澀、流淚的症狀減緩，眼癢也漸消失，且眼屎量減少，雙眼球結膜充血的情況減輕許多。

醫學解析

患者因嗜食辛熱厚味，或過食肥甘厚味，以致臟腑積熱上攻於眼者時常可見。用針刺太陽穴放血療法治療本病，是依中醫文獻提到「凡風火鬱結、肝火上越所致目紅腫痛及一切眼疾，皆可刺太陽出血」來施治，能有效緩解眼睛的症狀。

另外，中藥薰洗在中醫眼科外治法中是最常用的一種方法，意在取中藥清涼發散之性，以達到祛風清熱、涼血解毒、消退眼翳作用。此法取材方便經濟，製作操作簡單，副作用小，又有藥物熱療的雙重作用。

感冒／經常感冒

因外感六淫侵襲肺衛所起

感冒也被稱為傷風或上呼吸道感染，不論是一般感冒或流行性感冒，大多是細菌和病毒經由空氣傳播，感染鼻黏膜後不斷繁殖，引起發炎反應。此篇章所指的為一般感冒，而非流感，兩者常見差異如下：

1 **影響範圍**：一般感冒多只影響局部呼吸道；而流感會造成全身的不適。

2 **症狀**：兩者皆有鼻塞、流鼻涕、喉嚨痛、咳嗽等症狀，流感有明顯倦怠、肌肉痠痛、發高燒。

3 **病程**：一般感冒一週內便可大致康復，流感症狀可延續至數週。

4 **流行期**：一般感冒一年四季皆可發；而流感以秋冬流感季最為常見。

5 **嚴重程度**：一般感冒患者通常可進行輕度日常活動；流感患者多會高燒數日，需臥床休息。

綜合分析，一般感冒就是指「鼻感冒」，對人體的影響通常只限於呼吸系統，其症狀多與鼻有關，如鼻塞、流鼻涕、喉嚨痛、咳嗽、發燒等，通常數天後便可痊癒。而由流感病毒引起的感冒症狀會影響全身，除了一般感冒會有的症狀外，還包括發熱發冷、出汗、全身痠痛、頭痛、疲倦乏力等，嚴重時會引起肺炎及其他併發症。

一般感冒屬於中醫「外感」、「時疫」的範疇，中醫認為，**感冒是感受時令之邪或非時令之氣引起的，一年四季均可發生，但以冬春季節為多。**人們日常受到六淫邪氣「風、寒、暑、濕、燥、火」（六種致病邪氣），皆可造成身體不適而生病，尤其以風邪為主，為百病之長，侵襲肺衛，導致

「衛表不和，肺失宣肅」而感冒。

多數人都認為西藥治感冒迅速，而中藥是慢慢調理，會拖很久才好，因此認為感冒時應該要看西醫才對，但這樣的觀念未必是正確。通常多數患者服用一到三天的中藥，都能獲得良好緩解效果。只是民眾總希望服一包西藥就馬上變得生龍活虎，殊不知過量特效藥可能有潛在風險，一再使用西藥或許會使免疫力下降，導致感冒反覆發作或拖延數月不能康復。

若病情較輕緩，或有感冒一再發生的情況，建議找中醫辨證治療。尤其對常感冒的老人家、小朋友或過敏體質患者，在臨床實驗也證明，中醫藥在治療感冒上具有相當的優勢。因中醫在治療上是針對自癒力較弱的部分給予強化，透過患者本身的自癒力使身體從感冒中恢復，所謂順勢利導、自然療法，以「祛風解表」藥物導引邪氣外出，避免外邪逐步深入人體產生更嚴重的併發病，進而改善體質，病後給予身體很好的調理。

感冒的常見證型

(1) 風寒證

症狀 怕冷較嚴重，發燒較輕，頭痛和全身痠痛，鼻塞鼻音重，偶爾有鼻涕，咳嗽、喉嚨癢，痰色白且稀薄，口不乾渴、喜飲溫熱水。舌苔薄白而潤，脈象緊。

治則 辛溫解表。

(2) 風熱證

症狀 發燒較嚴重，稍微怕風，頭昏脹痛，咳嗽、痰黏或黃稠，口乾舌燥，或喉嚨紅腫疼痛，鼻塞、流黃濃涕，口渴欲飲。舌苔薄白色偏黃，舌邊尖紅，脈象數。

治則 辛涼解表。

(3) 風濕證

症狀 發熱頭痛，頭暈且感覺沉重，鼻塞聲重，疲倦乏力食慾差。舌質色白舌苔厚膩，脈象滑。

治則 祛濕解表。

羅醫師的調理養生之方

一、中醫內服法

●風寒感冒藥茶

材料 藿香、白芷各十克，蘇葉、荊芥、防風、甘草各五克，生薑三片

做法 將所有材料加水一千毫升，以中火煮開成藥茶後，可於白天當茶水飲用。

使用須知

○上述一包藥可用同樣水量再回煮一次。一日一包，一週約服用二至五包。當日未服用完的可放於冰箱冷藏。

○前述介紹的三種證型都可選用。

功效 感冒患者由於衛外之氣不足，不能抵抗外邪入侵；風寒之邪侵襲體表，故怕冷、怕風、鼻塞或流鼻涕；正邪相爭故發燒。藿香、蘇葉散邪解表，是治療感冒的有效藥物，白芷是散寒解表的良藥，這三味藥是本方的重要組合。

此方具有宣散風寒、宣肺解表的作用，其中的甘草可調和藥性，整體來說，可調理感冒頭痛、鼻塞或流清涕、噴嚏、全身明顯怕冷怕風等身體不適症狀。

可預防感冒的藥茶

若是平日要預防感冒，可服用下列中藥茶飲：準備黃耆三十克、白朮十克、防風十克、生薑三片、紅棗六粒（剖開），加水一千毫升，以大火煮沸後，轉小火煮五分鐘後熄火，待降溫後過濾出藥汁，平日可當茶水飲用，適用於大多數虛弱體質、容易感冒的人。

二、中醫外治法

●中藥方薰鼻——辛夷蒼耳液

風寒感冒患者，經藥物蒸氣吸入藥效後，鼻塞、鼻涕等症狀均可減輕或痊癒。

材料 蒼耳子十克，辛夷十克（一日量）

做法 把材料加水五百毫升，大火煮沸五至十分鐘後，趁熱倒入茶杯內，用藥液的熱氣薰口鼻，小心茶杯燙手。水涼後可以再加熱使用。每次薰十五至二十分鐘，每日二到三次。（沒用完的可冷藏，隔天加水加熱使用。）

●中藥泡腳

將上述「風寒感冒藥茶」的藥渣加入溫熱水一千至二千毫升煮開，拿來泡腳使用，可以發汗排邪。俗話說：「飯後百步走，睡前一盆湯」。中藥泡腳可改善人體血液循環，增強抵抗力，亦能加速代謝，縮短病程，減少併發症及預防感冒復發。除此之外，還有通經活絡、紓解疲勞、消除壓力、使人身心舒暢等益處。

注意事項

1 泡腳的水，溫度注意以三十八到四十二度為宜，體溫過高會燙傷皮膚，造成皮膚感染得不償失；體溫過低則達不到預期效果。

2 泡腳盆的深度最好超過二十公分，才能淹過腳踝，使整個腳都浸沒在水中。泡腳盆的材質要確認無害安全。

3 泡腳時間為每天一次，用泡腳桶或恆溫泡腳機，每次二十分鐘，患病時期一日兩次。泡腳水建議當日泡完後即丟掉，不重複使用。時間建議安排在睡前，以泡到全身輕微出汗為宜。可視病人身體狀況縮短時間，避免久坐、身體不適的問題。

4 泡腳時，雙腳可以在水中相互揉搓，或用雙手在水中按摩雙腳、揉搓腳趾（尤其是大拇趾），可以使效果更好。

5 糖尿病（末稍循環不良）患者、高血壓不穩定患者、及心腎功能不全患者，不建議泡腳，以免加重病情。

三、生活調養宜忌

○飲食

1 感冒時宜少量多餐、清淡少油膩，選擇容易消化的流質食物，如清淡肉湯、米粥、牛奶等。如病程後期食慾較好時，可改為半流質飲食，如土雞肉湯、排骨湯、餛飩湯、蛋花粥。

2 多喝水。也可適量喝微酸性果汁，如奇異果汁、柳橙汁等，以促進胃液分泌，增進食慾。

3 多食用含維生素C、E及紅色的食物，如番茄、蘋果、葡萄、草莓等，維生素C可縮短感冒時間或減輕症狀。

4 感冒時不要喝咖啡、茶、含酒精飲料，咖啡因和酒精都會促進水分排出造成脫水，使呼吸道太乾燥而影響排痰。

5 平日多吃五穀雜糧、蔬菜、水果，可降低感冒發生率。

6 避開會造成喉嚨負擔的食物。例如西瓜、水梨、火龍果等寒涼食物，可能容易引起氣管痙攣性的咳嗽。辛辣食物會刺激咽喉部，使咳嗽加重。而甜食、巧克力、花生、瓜子、油煎炸食物等，因油脂與糖分含量較多，會助熱生痰。

○其他

1 平日應注意規律運動，以提升免疫力。

2 少量多次飲用溫的檸檬蜂蜜水，對喉嚨痛和咳嗽有幫助。或可用鹽水漱口，減輕不適感。

3 平日避免菸酒，而感冒時絕對不要抽菸，會刺激咽喉部，使痰液增加、咳嗽加重。

4 流感季節應戴上口罩並勤洗手。病毒主要藉飛沫、咳嗽、噴嚏散播，口鼻分泌物也是感染物，要避免以手接觸口鼻。

5 流感季節儘量減少出入公共場所。感冒潛伏期大約是感染後一到三天，傳染期大約是三到五天（兒童可比七天長）。

6 儘量避免自行購買感冒藥水或成藥來服用，以免造成更多副作用或加重病情，應儘快就醫。若太早使用止咳藥，強力使支氣管擴張，將咳嗽止住，如此會使痰更排不出來，反而續發呼吸道炎症，使咳嗽更加重。

王小姐是二十五歲上班族，一個多月前因感冒發燒，吃了西藥很快就退燒，卻開始咳嗽，之後又看了多次西醫，現在仍有咳嗽、痰白、頭暈頭脹、怕冷、食慾差等症狀。其舌質薄白、舌苔偏厚，脈象滑。中醫辨證為風寒感冒，宜「疏風散寒、宣肺解表」。

開立處方為**荊防敗毒散**、**杏蘇散**，加用**中藥穴位敷貼療法**（三伏貼）。並建議日常服用**風寒感冒藥茶**（做法參考第72頁），並搭配**辛夷蒼耳液薰鼻**以及**中藥泡腳**（做法參考第73頁）適度出汗方法。另叮囑避免接觸冷風，不宜吃生冷瓜果、魚肉蛋類及油膩品，也不宜勞作。儘量食用清淡而營養的食物，室內要通風保暖，多臥床休息。治療三、四天後，王小姐的咳嗽減輕一半以上，頭暈頭脹和食慾都改善很多，之後持續調整體質、增強免疫力。

容易感冒的患者，三伏貼常貼於胸前的膻中、天突、後背的大椎、風門、肺俞等穴位，一般敷貼約二到四小時，剛貼上去時感覺不明顯，然後漸漸可能會出現發癢、發熱感。三伏貼方劑中，中藥白芥子的主要成分為異硫氰酸烯丙酯，散發辛辣味，刺激皮膚發紅、溫熱，能通過皮膚角質層、毛囊皮脂腺及汗管滲透入血液循環、淋巴液，發揮藥效。而所選穴位中，風門穴祛風散邪、宣肺固表；肺俞穴解表宣肺、止咳平喘；大椎穴能清熱解表，是感冒咳嗽的常用穴。三伏貼應用於改善孩童、老人和容易感冒者的體質，非常具有應用及推廣價值。

氣喘

因肺、脾、腎不足所致

氣喘是一種呼吸道的急、慢性發炎性疾病，會引起呼吸道過度敏感，及可恢復性的呼吸道阻塞現象。氣喘的成因至今還未完全明確，可以確定的是氣喘形成與遺傳、過敏、病毒感染等因素有極大關係。

此病目前尚無法根治，會反覆發作。西醫還沒有針對氣喘根治的藥物，通常只將急性的症狀控制；中醫則能對緩解期進行體質調養，因此建議患者進行中西醫合併治療，讓病情可以得到良好的控制，擺脫氣喘的困擾。

在中醫的病證當中，氣喘屬於「喘證」，病因可分為內因與外因，內因為「虛」，外因為「痰」，內外因又相互關連、互為因果。因肺為儲痰之器，脾為生痰之源，人體肺、脾、腎三臟不足，再加上先天環境、後天飲食、心理等綜合因素，導致痰飲留伏、痰阻氣道，加上風寒襲肺、痰濕壅阻、肺失宣降，以致氣喘。尤其兒童的肺臟嬌嫩，所以在年幼時期易有氣喘，不過，許多人年幼時期有氣喘，長大就不太發作了。

中醫認為「陽氣虛弱」是氣喘發作的重要內因，而陽氣虛弱主要有以下幾個臨床表現。

氣喘發作的時間通常以半夜至凌晨最為嚴重。《黃帝內經》指出：「合夜至雞鳴，陽失運行，肺氣鬱閉，上逆作喘。」多數氣喘患者對氣溫的突然變化非常敏感，尤其是對春秋季節忽冷忽熱的氣候適應能力極差，稍不留意就會感冒，或氣溫突然下降，呼吸道受冷空氣刺激，而誘發氣喘。

臨床也發現氣喘患者多有背寒怕冷、手腳不

溫暖、痰多易咳、易冒虛汗或易感冒、晨起流清涕等陽氣虛弱的證候表現。所以對氣喘患者的治療原則為扶陽補肺化痰，並注意保暖避寒，室內保持通風乾燥。

在氣喘緩解期，可以依中醫師指示根據體質適度調補，例如：冬蟲夏草、川貝、黃耆、粉光參等，但也別隨便吃補，避免造成小兒內熱引起氣喘發作，造成反效果。

氣喘的常見證型

(1) 風寒痰證

症狀 咳嗽且呼吸略帶急促、痰色白且稀薄透明，怕冷、常打噴嚏、頭痛鼻塞、手腳冰冷。舌苔偏白，脈象緊。

治則 溫肺散寒。

(2) 寒包火證

症狀 咳嗽且呼吸略帶急促、痰色黃且黏稠，遇寒冷加重、怕冷怕熱、口乾舌燥。苔黃舌邊偏紅，脈象數。

治則 清肺降火。

(3) 肺實證

症狀 咳嗽且呼吸略帶急促、痰不易咳出，喉嚨緊有窒息感、有少量痰液、咳時胸脅易脹痛。舌苔黃膩，脈象滑。

治則 潤肺化痰。

(4) 瘀塞證

症狀 咳嗽且呼吸略帶急促、有痰不易吐出，胸悶阻塞感、疲倦怕冷、呼吸短促。舌白苔濁膩，脈象澀。

治則 開胸利膈。

羅醫師的調理養生之方

一、中醫內服法

●溫肺止喘藥茶

材料 杏仁、白果、川貝母、五味子、桔梗、紫蘇子各十克，甘草五克

做法 將材料加水一千毫升，以中火煮開成藥茶後，濾出藥液，可於白天當茶水飲用。

使用須知

○上述一包藥可用同樣水量再回煮一次。一日一包，一週約服用二至五包。當日未服用完的可放於冰箱冷藏。

○前述介紹的四種證型都可選用。

功效 杏仁、桔梗、甘草可開宣潤肺、祛痰下氣；白果、五味子歛肺止咳喘；川貝母、紫蘇具有溫肺化痰的作用。全方可養肺化痰、止咳平喘，建議於氣喘緩解期調理使用。

二、穴道按摩法

●按壓重點穴位：天突穴、內關穴、列缺穴、曲池穴

此四個穴是緩解氣喘急性發作期的關鍵用穴，使用拇、食指或食、中指以適中偏輕的力量按揉各穴約三到五分鐘，再輔助藥物，可以有效緩解氣喘發作時出現的喘憋。在氣喘緩解期，此四穴同樣可以用來強身健體，預防氣喘發作。

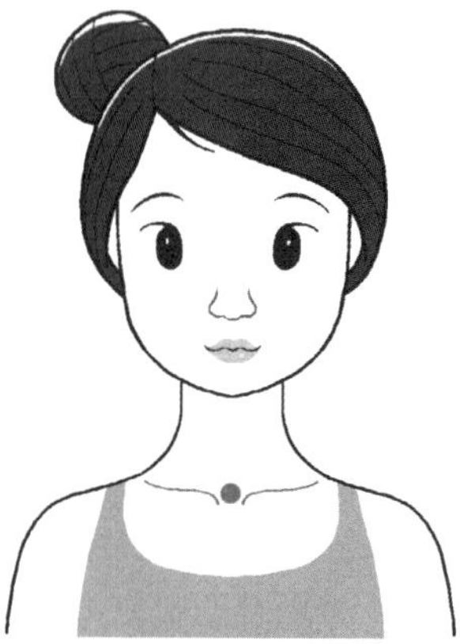

天突穴
位於頸部，
前正中線胸骨上
窩中央的凹陷處。

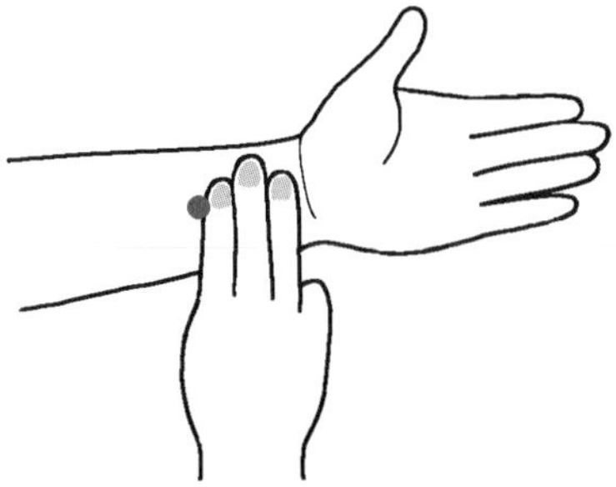

內關穴

位於前臂掌側，腕橫紋上二寸（約食指、中指、無名指的三指橫排距離），在兩條肌腱之間。

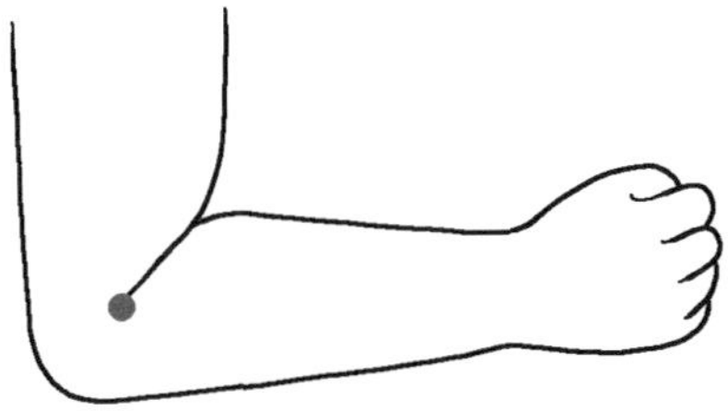

曲池穴

位於兩肘橫紋外側端，將手屈肘，肘橫紋外側凹陷如池處。

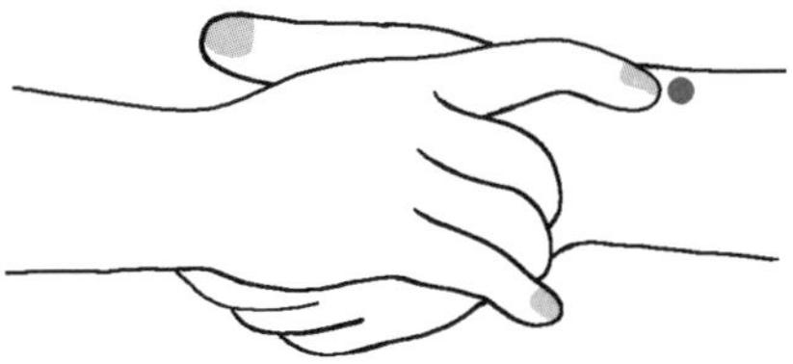

列缺穴

位於前臂橈側緣，拇指直上，橈骨莖突上方。查找位置時，將兩手虎口交叉，一手食指壓在另一手的橈骨莖突後凹陷處。

摩擦胸壁

西醫認為，氣喘的發作與支氣管副交感神經緊張有關，用手摩擦皮膚，能緩和神經的緊張，使支氣管舒張、達到平喘效果。摩擦的部位在胸前第二、三肋之間和第八、九肋之間（乳頭上下各食、中、無名、小指四橫指寬的高度），共四處，每處摩擦三至五分鐘，建議晚飯後按摩，按摩力度可以稍重，以皮膚略微發紅發熱即可。

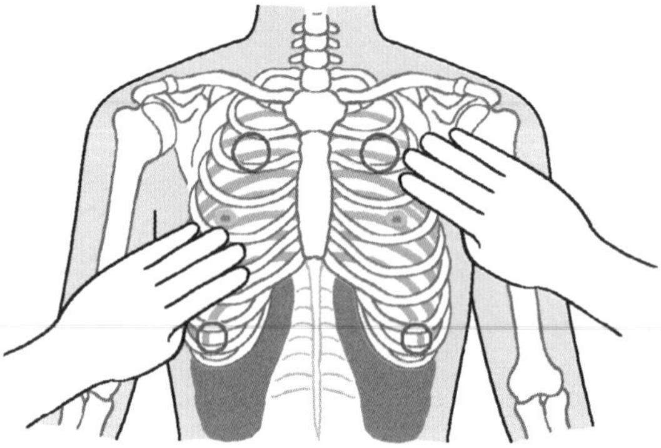

鎖骨下平坦處為第二肋骨，而成年男子可取齊平乳頭的地方為第四肋間。

拍背排痰

氣喘患者的喉間痰多時，可以輕拍背部，協助患者排痰，每日兩次，每次十五至二十分鐘。

方法 患者側臥，術者站在患者旁邊，一手扶患者肩部，另一手五指併攏成空杯狀，利用腕力輕柔快速有節奏地叩擊背部（側胸部），以每分鐘四十到五十次的頻率進行，頻率要均勻，以患者不痛為宜，從下至上、從外至內，胸背部從最下肋開始向上叩至上背部，振動氣道。邊拍邊鼓勵患者咳嗽振動氣道，利於痰液排出。拍背後，患者取正坐姿勢，上身略前傾，緩慢深呼吸數次。

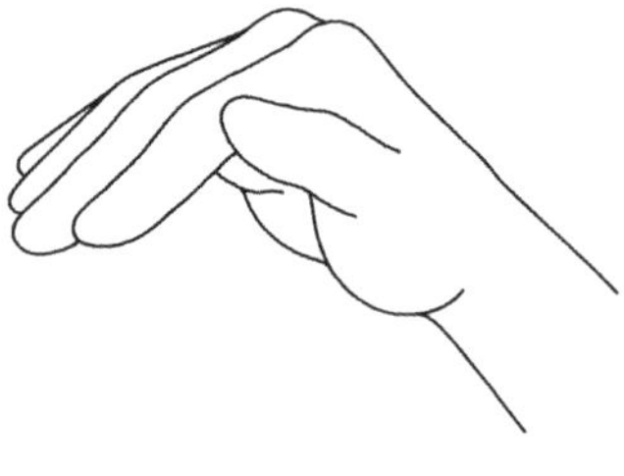

拍背時，將五指併攏成空杯狀。

三、生活調養宜忌

1 百合、蓮子、山藥、大棗、核桃、水梨、柑橘等食物，能夠祛痰、平喘、止咳、潤肺，對緩解病情很有好處。

2 氣喘患者的營養須充足，所以應補充足夠的蛋白質，且可多食用含有維生素A、C及鈣質的食物，如紅蘿蔔、南瓜、番茄、菠菜等。減少過敏食物，如魚、蟹、蝦、雞蛋等。

3 多數屬寒喘的患者，飲食宜偏溫，如豬肉、黑糖、生薑、紅棗、龍眼肉、杏仁、櫻桃等。緩解期患者的飲食宜滋補，多食木耳、紅棗、山藥、黑芝麻、蜂蜜、白果等補脾益肺食物。也可常吃食用菌類，以調節免疫功能，如香菇、蘑菇，因含多醣體，可以增強人體抵抗力，減少支氣管氣喘的發作。

4 對呼吸道有刺激作用的食物最好不要吃，如辣椒、胡椒、蔥、蒜等辛辣食物。過鹹、過甜、過熱、過冷的食物也該避免，飲食上以清淡為主。另外，忌食或少食油膩、厚味，以免助濕生痰；忌食豆類、番薯、花生、汽水等產氣食物，以免因腹脹而影響呼吸。

5 吸菸飲酒對身體的危害極大，有可能致使氣喘發作，無論是否患有氣喘都應該戒除。

6 在天冷時節做好保暖防寒，可有效緩解和防止氣喘的發生。在室內環境要保持乾淨、舒適，定時清淨空氣、維持通風、殺菌消毒，避免粉塵、皮毛、冷空氣、花粉刺激。規律休息，加強保暖防止感冒；持續適當的運動鍛鍊，以增強體質和免疫力。

現年十四歲的王同學，自小就有氣喘，每到春秋時節就會發作。氣喘發作時不能平臥，咳嗽劇烈且痰多。病情嚴重時，會使用氣喘噴劑控制和服用乙二型交感神經的支氣管擴張劑，但西藥控制的情況時好時壞。食慾不振、常常感冒，而且一感冒就會氣喘發作住院。

看診時見他面色發白、口唇發白，缺少血色，舌淡胖、苔薄白潤，脈象數。當屬「喘證」發作期。開立處方為**小青龍湯**、**定喘湯**。並取雙側的定喘、肺俞、膏肓及膻中穴，進行中藥**三伏貼**，此外，叮囑王同學回家後服用**溫肺止喘藥茶**（做法參考第78頁），和有空時多做**穴位按摩**（做法參考第78至80頁），治療經過二、三月後，咳喘症狀明顯減輕，痰液亦減少，症狀已有基本控制，後來又調理數月，再也沒有大發作。

針對冬季易發病或冬重夏輕的某些疾病，例如支氣管氣喘、慢性支氣管炎、過敏性鼻炎、肺氣腫、慢性腹瀉及虛寒性腰痛等，可使用「三九貼」來減輕或治癒。三九貼作法同三伏貼，在冬日最寒冷的時候（一般是自冬至次日算起，每九天為一個九，以此類推共取三個九），亦即人體陽氣最弱的時候，將溫熱藥物貼於體表，敷貼二至四小時後取掉，局部有紅暈微痛為度。藉此方式可以補充與強化身體陽氣，提升免疫力。

慢性阻塞性肺病

因先天不足或久病咳喘所致

慢性阻塞性肺病（COPD）是一種慢性呼吸系統疾病，包括「慢性支氣管炎」和「肺氣腫」。患者會出現咳嗽易喘、痰多胸悶、睡臥不安等症狀。特色為發病緩、反覆發作，造成的氣道病變是不可逆的，使本病有較高致死率。而吸菸、二手菸和空氣汙染都是引發的可能原因。

一般分為急性發作期和穩定期：

急性發作期：可採用西藥來控制感染、炎症和損傷，從而減小氣道阻力，以防止復發。

穩定期：抑制炎症細胞的蔓延，減輕呼吸道炎症和損傷，從而減小氣道阻力，以防止復發。

慢性阻塞性肺病屬於中醫「喘證」、「肺脹」範疇，多因先天問題，或久病咳喘，未及時治療，以致肺、脾、腎三臟氣虛，氣虛則行血無力，以致瘀血阻絡，痰濁致肺氣上逆而咳喘反覆發作。

研究發現以穴位針灸和中藥調理體質，有助於緩解此病所造成的咳嗽痰多、胸悶氣憋、喘不過氣等症狀。根據科學性國際期刊統合分析，針刺足三里、風門、膻中及定喘等穴位，同時配合西醫常規用藥治療，能進一步降低患者的發作頻率和改善生活品質；而由中醫師調劑處方如小青龍湯、定喘湯、麥門冬湯或百合固金湯等方劑加減，能夠強化心肺功能。此外，患者由於長期慢性缺氧，多數存在營養不良的問題，可以用健脾類中藥促進細胞對營養物質的攝取利用，從而改善患者的身體狀況。同時，因不斷的感染造成黏膜表皮細胞結構破壞、免疫功能下降，若不敢針灸的患者也可選擇穴位敷貼，對於症狀及免疫功能調節，會有不同程度的改善與幫助。

慢性阻塞性肺病的常見證型

(1) 風熱犯肺型（常見於急性發作初期）

症狀 咳嗽氣喘、胸悶氣憋、呼吸急促，痰液質地黏稠、痰色偏黃，常伴身體發熱、頭痛、容易口渴、鼻涕色黃等。舌苔薄黃，脈象浮。

治則 疏風清熱，肅肺化痰。

(2) 痰熱壅肺型（多見於急性發作期）

症狀 此型患者易併發支氣管急性發炎。症狀為咳嗽易喘、胸悶，痰多且質地黏稠、痰顏色偏黃、有腥臭味、偶爾帶血，伴有便秘，心煩失眠。舌質偏紅、舌苔少或薄膩，脈象滑。

治則 清熱化痰，肅肺平喘。

(3) 痰濕蘊肺型（多見於急性發作期之後）

症狀 痰多導致咳喘，咳出痰後可減緩咳喘，痰色呈白或灰色、質地黏膩或稠厚成塊，伴有胸悶噁心、全身疲倦。舌質淡暗、舌苔白膩，脈象細。

治則 燥濕化痰，降逆止咳。

羅醫師的調理養生之方

一、中醫內服法

●保肺潤喉茶

材料 桑葉、杏仁、麥冬、陳皮、浙貝各十克

做法 將材料加水一千毫升，以中火煮開成藥茶後，可加適量冰糖調味，可於白天當茶水飲用。

使用須知

○上述一包藥可用同樣水量再回煮一次。一日一包，一週約服用二至五包。當日未服用完的可放於冰箱冷藏。

○以上介紹的三種證型皆可選用。

功效 桑葉、杏仁、麥冬能滋陰潤肺、祛痰止喘咳，陳皮能理氣化痰。此藥茶能改善阻塞性肺病患者的咳嗽、痰多、喘促和失眠等症狀。

二、按摩與養生功

● 嘟嘴縮唇式腹式呼吸養生功

嘟嘴縮唇式腹式呼吸是透過提高患者呼氣時的氣道壓力，延遲細支氣管呼氣時的關閉狀態，使氣體可充分散佈於肺內，改善肺部氣體交換功能。同時，此功法可加強膈肌收縮力，改善膈肌收縮功能，降低呼吸肌耗氧，增加肺通氣量，提高肺部血氧含量，從而改善患者肺功能。

操作方法

患者取臥位或半臥位，將雙手分別放在腹部與胸前，緊閉嘴巴、經鼻緩慢吸氣，直至腹部達到最大隆起，然後嘟嘴縮唇、緩慢呼氣，每次操作三十分鐘，一日二至三次，連續訓練兩個月。

● 叩背與胸壁摩擦

利用叩背與胸壁震盪，可以輔助排痰。

操作方法

叩背：患者取半臥位或側臥位，操作者將手背拱起，手掌中空抱球狀，手指彎曲，按每分鐘四十五次的頻率，有節奏地由下到上、由外到內扣打上背部，邊叩邊鼓勵患者咳嗽，每次十到十五分鐘。

胸壁摩擦：時間應安排在餐後兩小時到餐前三十分鐘進行。操作者雙手掌重疊放於患者胸廓部位，患者吸氣時手掌隨胸廓擴張抬起，不施加壓力，從患者的吸氣快結束時開始操作，在整個呼氣期間，操作者手掌緊貼胸壁，施加壓力做輕柔的上下貼皮膚摩擦、滑動，適當變換患者體位，促進痰液排出。

三、生活調養宜忌

○飲食

慢性阻塞性肺病除了及時治療外，加強自我保健，防止病情復發與加重是非常重要的。以下推薦幾種飲食調理與食療方法，對於病情穩定和恢復能有所幫助。

1 慢性阻塞性肺病患者呼吸時消耗的體力能量，是沒有肺部疾病者的八至十倍，因此需要注重營養，根據此病患者多為中老年人和本病的發病特點，飲食宜補脾益肺，適合食物如雞肉、排骨、牛羊肉、牛奶、雞蛋、瘦肉、豆製品以及黑芝麻等。

2 多補充維生素。維生素C能增加身體的抵抗力；維生素A能維持呼吸道上皮組織的健康，對減輕咳嗽症狀有一定的清肺化痰作用，常見的食物有蔬菜、水果、南瓜、核桃等。

3 多吃高纖食物。中醫認為肺與大腸相連，經常便秘會加重病情，所以患者宜多吃高纖維食品，有利於養成規律的排便習慣。

4 飲食注意低糖、少鹽，還應注意少量多餐、細嚼慢嚥、適當多喝水，可以減輕與避免腹脹和呼吸困難。多飲水，氣道分泌物就不會過於黏稠，有助於痰液的排出。

5 多吃一些淡水鮮魚，有潤燥養肺的功效，如鱸魚、鰻魚最為有益。

6 《黃帝內經》指出「肺金白色宜辛」，多吃白色蔬果，對潤肺有好處。如白蘿蔔湯有「十月蘿蔔小人參」之說，具有清熱解表、化痰理氣之效，適用於咳嗽、胸悶有痰者。其他依患者的臨床表現可以選擇多吃以下幾種食物：

(1) 肺熱痰黃稠者：多吃蘿蔔、荸薺、水梨、枇杷、柑橘等。

(2) 胸悶少氣者：山藥、柑橘、蓮藕、甜杏仁等。

(3) 肺燥乾咳者：香蕉、橄欖、百合、芝麻、蜂蜜、銀耳等。

7 少吃刺激性食物。如辣椒、胡椒、芥末、大蒜、洋蔥、生薑等，因辛辣食物容易助生痰火，可誘發哮喘、咳嗽、感冒等，引發肺部疾病。

8 少吃肥肉、糯米、油膩煎炸等食品，以免使痰液增多、咳嗽加重。

9 少飲酒或忌酒。肝是人體的重要的器官，慢性阻塞性肺炎的防治也與肝的養護有密切關係，肝若好，可以阻止外界邪氣的侵入。秋冬季常多發涼燥肺病，而此時肝氣最弱，因此，這一時令以「護肝養肺」為大原則，方能達到防治阻塞性肺病的目的。

○居家護理

1 平時多用大拇指按揉另一手掌部肝經小魚際（手掌內側肌肉豐厚處，小指根部至手腕橫紋處），對養護肝臟頗有益處。

2 多參加體育鍛鍊，如八段錦、太極拳、氣功，或是慢跑、登山、游泳等運動，並保持身心愉快，以防止病情進一步惡化。

3 作息正常，注意通風。順應四季氣候更迭，適時增減衣物，注意保暖，固定作息，適當勞動，避免受邪。尤其冬春等季，避免到人群密集且通風不良的公共場所逗留。

4 戒菸防塵，固護衛氣。近年來因空氣污染、環境粉塵等因素，導致慢性阻塞性肺病發病率逐年升高，對於隧道工程、金屬加工、造紙、棉紡、水泥製造等行業，工作環境應採取相關保護措施，加強通風換氣，加強職業防護。

5 此病是中老年人呼吸系統中的常見病，特別是在氣候變化劇烈的冬季與初春，容易因感冒而反覆發作。高齡、體弱、久病、容易因外在環境改變而生病者，可考慮接種肺炎、流感疫苗。

患者主訴

陳先生於五十歲時確診為慢性阻塞性肺病，至今已三年，常因感冒而引發病情急性加重住院，經治療後，雖然可暫時控制，但久病體虛，抵抗力差，每年感冒多達六、七次，因此求助中醫藥輔助治療，以期改善體質，預防或減少反覆發作。

陳先生的形體消瘦、神情疲乏，語音低弱、呼吸氣短、動則氣喘，平時畏寒、四肢冰冷，時有咳嗽咯痰，食慾不振，大便稀軟，性功能障礙多年，呈現早衰徵象。且面色蒼白，舌質暗紅、舌苔白黃膩，脈象虛。證屬「陽氣虛弱，衛氣不固」，宜補益陽氣、固護衛氣，杜絕生痰之源，以減少痰液阻塞。

診療建議

開立處方為**補中益氣湯加減**，若治療過程中出現急性發作，則搭配以西藥控制治療，此外，使用**三伏貼**（參考第63頁）敷貼背部穴位。

兩週之後複診時，陳先生表示自覺比較不怕冷，咳嗽咯痰症狀漸漸消失。因此，囑咐患者持續使用原方三個月，一邊觀察後續的療效。四個月後，病情穩定，治療中僅感冒一次，也很輕微，未引發急性加重。患者目前仍在繼續服藥調理身體。

醫學解析

中醫古籍《諸病源候論》咳逆短氣篇曰：「肺虛為寒所傷則咳嗽，嗽則氣還於肺間則肺脹，肺脹則氣逆，故咳逆短氣也。」一因肺主氣，和外界通於鼻，肺氣上逆而為咳，肺氣升降失常則為喘，久咳肺氣虛，肺病累及脾，脾易生痰，肺會儲痰，脾失健運，則肺脾兩虛。所以身體受氣於脾胃而後能強健，從而採用補中益氣湯治療。

肺纖維化是導致氣流阻塞的關鍵因素，而腎虛肺損及血瘀，又是肺纖維化的主要病因病機。補中益氣湯以「補腎益肺活血」作用，減少病情的急性加重，又可減少氣道纖維化病變，有利於穩定氣流阻塞情況。在緩解期階段應用補中益氣湯，可減少發作頻率，延長發作間歇期，減輕發作時的症狀。

另外，三伏貼能調節呼吸系統之免疫功能，鼓勵患者能在夏季及冬季，一個月敷貼一至四次，可加強改善阻塞性肺病的症狀和提高生活品質。

咳嗽／慢性咳嗽

咳嗽不一定單與肺有關

不少人會在感冒後剩下咳嗽難癒的「病根」，藥吃了不少，可總是不好。這種感冒後咳嗽是臨床上常見的呼吸道疾病，患者在感冒症狀消失之後，咳嗽仍然持續二到四個星期左右，X光片檢查無異常，使用常規抗生素治療也無效，少部分患者咳嗽劇烈，嚴重影響生活工作。常見症狀有：咽乾、咽癢，有少量白色黏痰或者無痰。

咳嗽其實是一種生理保護性反射動作，當異物侵入呼吸道，或當呼吸道黏膜受到炎症、分泌物或過敏性因素而刺激時，即反射性地引起咳嗽，以減少病原體向下蔓延，而引起支氣管和肺部感染的機會，對身體是有益的。

中醫古籍《素問・咳論》：「五臟六腑皆令人咳，非獨肺也。」導致咳嗽的原因複雜，不只與肺有關。中醫認為引發咳嗽的機轉是肺失宣降，只要去除造成肺氣不通的原因，則不論新或舊的咳嗽都能治癒。治療咳嗽主要分外感和內傷兩大類。外感咳嗽，指感受外來病邪（風、寒、暑、濕、燥、火六淫）所致的咳嗽；內傷咳嗽，即內生濕熱、痰飲、瘀血致咳，五臟六腑功能失常所致的咳嗽，採用扶正與祛邪相結合。

而慢性咳嗽是指病程超過八週以上的咳嗽，屬中醫「久咳」、「久嗽」、「頑固性咳嗽」範疇。慢性咳嗽通常都屬於「先天稟賦不足」，合併「肺氣不宣」，若小朋友的咳嗽不會好，也要評估是否有鼻涕倒流、氣喘、妥瑞症等病症。

健全免疫系統可助身體調節外來因素的改變，如人參、黃耆、白朮等補虛中藥有助調理體質。

咳嗽的常見證型

(1) 風熱咳嗽型

症狀 咳嗽頻繁劇烈，聲音氣粗沙啞，咽喉乾癢疼痛，痰黃黏稠，口乾口渴，鼻塞黃涕。舌色偏紅、舌苔薄黃，脈象偏數。

治則 **清肺疏風，化痰止咳。**

(2) 風寒咳嗽型

症狀 咳嗽晝輕夜重，遇寒咳甚，咯吐白稀痰液或不易咯出，痰稀色白，鼻涕清稀。舌色偏白、舌苔薄黃，脈象緊。

治則 **宣肺散寒，化痰止咳。**

(3) 陰虛咳嗽型

症狀 咳嗽痰少而黏，或乾咳無痰，或咯痰帶血，氣短懶言，口乾咽燥，便秘或大便乾結。舌質偏紅或少苔，脈象細。

治則 **潤肺化痰，清熱止咳。**

羅醫師的調理養生之方

一、中醫內服法

● 止咳潤肺茶

材料 桔梗、枇杷葉、杏仁、麥冬、百部各十克

做法 所有材料加水約一千毫升煮開即可，可視個人喜好調入冰糖，平日代茶水飲用。

使用須知

○上述一包藥可用同樣水量再回煮一次。一日一包，一週約服用二至五包。當日未服用完的可放於冰箱冷藏。

○前述介紹的三種證型都可選用。

功效 枇杷葉、杏仁、麥冬、百部皆可潤肺止咳。此方適合咳嗽常見咳聲重、痰多、或痰黏不易咳出的人，又如急性支氣管炎屬病情輕者。

二、穴道按摩法

以下穴位一天可按壓二至五次，需注意操作力道不宜過大。基本上順序不拘，但建議由手部穴位開始進行。用拇指與食指交替按揉左右兩手各十五秒。

●列缺穴

位置 位於前臂橈側緣，拇指直上，橈骨莖突上方。找尋穴位時，伸出大拇指、食指，交叉在虎口，食指所到的地方。

功效 列缺屬肺經穴位，止咳效果佳，臨床適用於久咳不停的患者，針此穴可得到立即療效。

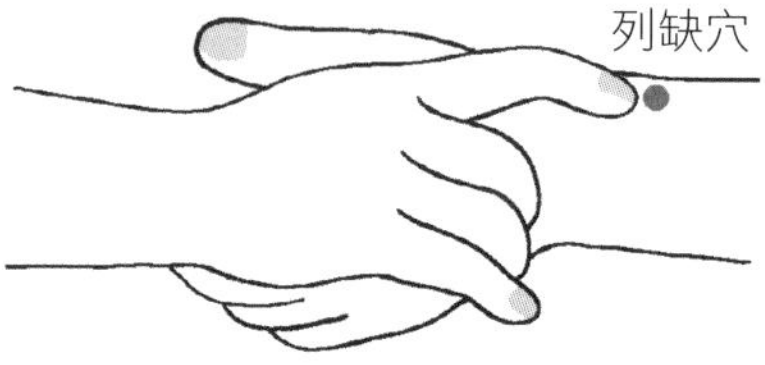

●孔最穴

位置 手臂內外側會因為曬太陽而有一條「黑白交界」，這條線大致就是肺經循行的位置。以手肘內側為起點，沿著這條黑白交界、拇指直上約九個橫指寬，亦即手腕和手肘橫紋距離中點略靠肘側的位置。（即在拇指直上、手腕和手肘中點，再往手肘一中指幅之處）

功效 緩解咽喉腫痛、增加肺的滋潤度，還有止咳化痰、解除胸悶不暢的功用；尤其適合感冒後期、已經吃藥但咳嗽症狀尚未完全改善的人，不妨按按孔最穴，可以緩解不適。

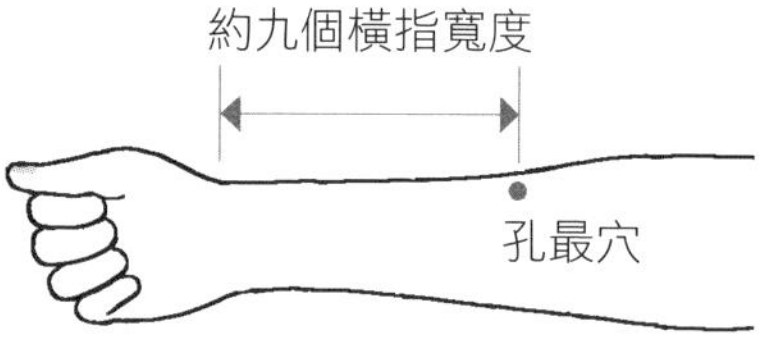

●膻中穴

位置 取兩個乳頭連水準線，在正中間點，即任脈突出位置，胸骨的正下方。從頸部下方的天突穴（胸骨上窩中央），再往下按揉到璇璣穴（胸部正中線，天突下一寸）、華蓋穴（胸部正中線，平第一肋間隙處，胸骨角上方），再往下按揉到膻中穴。

功效 寬胸止咳。

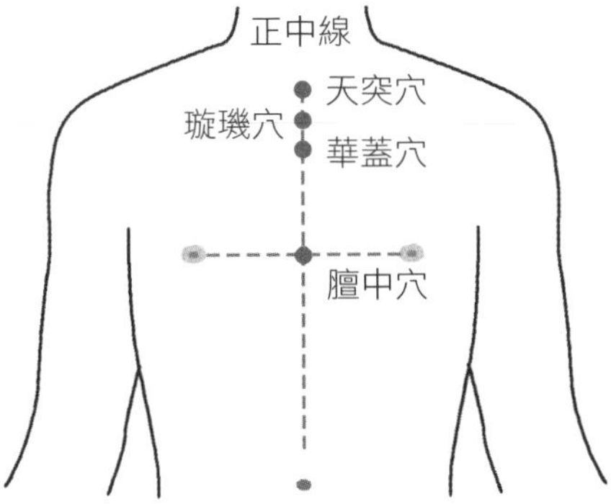

●背部穴位拔罐法

拔罐，是以杯罐為工具，借助吸力排除其內的空氣，使其吸附於皮膚而造成暫時局部血腫，從而祛散邪氣的一種療法，簡便易行、無痛苦，常感冒的老人或小孩容易接受。其中的肺腧穴是肺臟經氣輸注背部的腧穴，具有調補肺氣之功效。

操作方法 患者取俯臥位，露出背部穴位，取定喘、肺俞、膈俞、脾俞、腎俞穴等，在脊椎兩側足太陽膀胱經的穴位留罐十分鐘。拔罐力道要輕柔，並隨時觀察有無局部起泡。每天一次，一般以五天為一個療程，三個療程為一個治療週期。

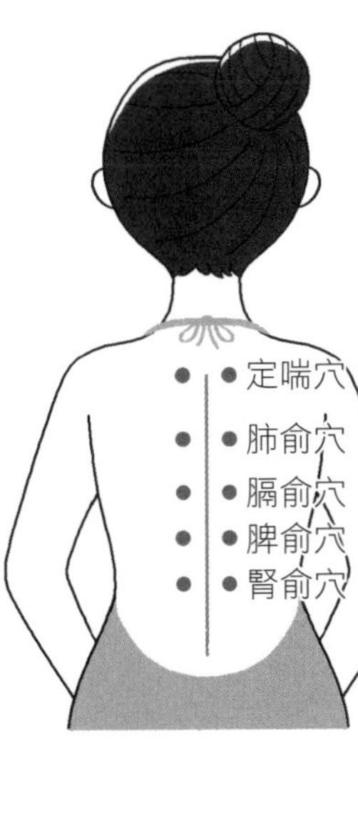

三、生活調養宜忌

1 平時應多喝開水，有助於痰液稀釋，利於痰液的排出。

2 食物和藥物一樣有四氣五味，各有歸經。

(1) 熱咳傷肺型：多食水梨、蘿蔔，以潤肺止咳。

(2) 燥邪傷肺型：可用冰糖燉水梨，以清熱生津，潤肺止咳。

(3) 多痰阻肺型：可食用柑橘、薏苡仁，以健脾燥濕止咳。

(4) 痰熱鬱肺型：應多飲清涼冷飲，如西瓜汁、水梨汁、甘蔗汁等，以清熱宣肺、潤肺止咳。

(5) 久病體虛咳嗽患者：可多食溫性補養之品，如牛奶、豆漿、雞蛋、瘦肉、魚、小米、蔬菜等，以補肺氣。

3 要少吃紅燒、滷煮、辣炒等烹調而成的食物。因為慢性咳嗽患者不少為濕熱或氣陰虛的體質，不宜吃辛辣食物。因脾為生痰之源，肺為儲痰之器，對於痰濕阻肺證，不僅需要化痰，更需要阻止痰的產生，故平時一定要注意顧護脾胃，忌食生冷油膩之品。

4 夏季別喝冷飲。人最易感受寒氣的季節往往是在夏季，因為很多人在熱天喜歡吹空調、吃冷飲，一時的涼爽，就可能成為誘發慢性咳嗽的病根。

5 查找「致敏原」並避免接觸。常見的致敏原有植物花粉、塵蟎、真菌孢子、動物皮屑、不新鮮的魚、蝦或接觸油漆染料等。應及時查找致敏因素，戴好口罩，防止空氣中的過敏原吸入肺部。

6 加強體質鍛鍊，提高身體免疫功能。在咳嗽不發作的情況下，可進行適當的運動來增強抗病能力，如游泳、慢跑、太極拳、羽毛球、散步等；但不宜進行快速劇烈運動。

7 預防感冒，避開誘發或加重咳嗽的因素。由於冷空氣刺激為主要誘因，因此當氣候變化，尤其是秋冬、冬春交替時節，更要注意保暖防護，外出戴上口罩；在秋冬呼吸道疾病的高峰季，少去擁擠的公共場所。

七歲的胡小朋友曾因支氣管肺炎住院，經治療出院後卻常有咳嗽情況。咳嗽呈陣發性，午睡平躺時易咳嗽，吐痰液白黏時稀，食用冷食、甜食後咳嗽會加重，晨起刷牙時易嘔吐。此外，胡小朋友怕冷風，容易感冒，也容易四肢發冷，食量正常，大小便正常。

看診時發現胡小朋友的面色蒼白，舌色淡紅、舌邊有齒痕、舌苔薄白，脈象細。辨證為「脾肺中氣不足」，因此以「健脾補肺益氣、潤肺止咳化痰」為治療方向。治療時讓小朋友俯臥，於大椎穴、天突穴、風門穴、肺俞穴、定喘穴、膏肓穴、百勞穴、腎俞穴等穴位敷貼藥物。開立處方為**苓桂朮甘湯**、**香砂六君子湯**；並囑咐胡小朋友的父母，回家後讓他服用**止咳潤肺茶**（做法參考第91頁），以及做**穴道按摩**（做法參考第92至93頁）。另加強日常護理，飲食上要減少攝入太多過甜、太鹹、油膩之品。

兩週過後，胡小朋友的父母自述患兒的咳嗽症狀明顯好轉，活動後偶有咳嗽，食量變得更好，且面色轉紅潤，說話更有氣力，精神恢復正常。

穴位敷貼療法是一種中醫常用的治療方法，藥物通過穴位皮膚滲透吸收，促使經絡暢通，達到扶正祛邪的作用。所選的穴位中，大椎穴為諸陽之首，貼敷之後其陽氣提升較快，促進了寒邪的祛除；天突穴屬於任脈上的穴位，其主要用於氣喘、咳嗽等呼吸道疾病；肺俞穴則屬於足太陽膀胱經，主要用於治療感冒、咳嗽、氣喘的疾病。此療法可宣肺、止咳，祛除體內六淫病邪，改善咳嗽症狀。

慢性咽喉炎

喉嚨癢、乾、躁且咳嗽不止

慢性咽喉炎為「慢性咽炎」及「慢性喉炎」的合稱。此病多見於中年人、長期須講話者如老師。起因為菸酒過度、有害物質或粉塵刺激，或因鼻病而長期使用嘴巴呼吸，鼻涕倒流刺激咽部而致。

患者大多併發扁桃體或鄰近組織的炎症，常蔓延至咽後壁淋巴及咽側索，若不多加注意，可能會衍生耳鳴、聽力減退或是聲音嘶啞等問題。

慢性咽喉炎患者有一個特徵為經常清嗓子。此病的主要症狀有：喉嚨乾有異物感、搔癢灼熱且疼痛，聲音沙啞、乾咳無痰，通常在起床時會最嚴重，易有噁心感、失聲，嗓音低沉且粗糙。另外，話講太多、氣候變化、吸入過冷過熱空氣或刺激性氣體時，也會造成病情加重。

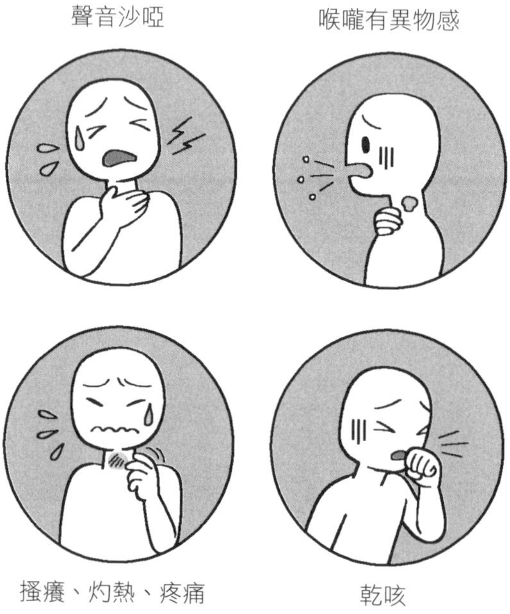

此病在中醫上為「喉痹」的範疇。咽部是呼吸道和消化道的第一道防線，中醫學認為「咽為胃之關，喉為肺之門」，外感之邪入肺易傷喉，飲食不當入胃易損咽。或因嗜食菸、酒、煎、炒、烤、辛辣而刺激喉部；或因吸入帶菌病毒空氣而感染咽後壁；或是因為患各種鼻病，導致鼻竅阻塞，長期張口呼吸；或由於急性咽炎治療不徹底而反覆發作，轉為慢性，虛火上炎所致。

慢性咽喉炎患者經常「清嗓子」或「咳半聲」。在中醫治療慢性咽喉疾病多是「從痰論治」及「從火論治」，這類滋陰藥可以增加口腔腺體分泌，大多數會有咽喉放鬆和口腔滋潤的感覺；另外，臨床中醫師會在拇指內側的少商穴（肺經的井穴）用採血片放血，經常可以緩解急性咽喉炎、急性扁桃腺炎。

慢性咽喉炎的常見證型

(1) 風熱傷咽型

症狀 咽喉有疼痛感、咳嗽痰多稠黏、吞嚥不利。舌苔薄黃，脈象浮。檢查咽部可見黏膜充血，咽後壁可見多處凸起的淋巴濾泡。

治則 **辛涼清熱，疏風解表。**

(2) 肺燥傷咽型

症狀 咽喉乾痛、口乾舌燥。鼻乾鼻癢，舌質偏紅，脈象數。檢查可見咽部充血呈暗紅色，黏膜乾燥萎縮感。

治則 **甘涼潤燥，養肺利咽。**

(3) 肺陰虧虛型

症狀 咽部乾燥痛癢、時有乾咳、發聲易嘶啞，口乾渴欲飲。舌質偏紅，脈象細。檢查後咽部可見黏膜淡紅偏白、無血色。

治則 **滋陰潤肺，生津利咽。**

羅醫師的調理養生之方

一、中醫內服法

●清咽利嗓茶

材料 玄參十二克，麥冬十二克，甘草三克，桔梗六克

做法 將材料加水一千毫升，以中火煮開成藥茶後，可於白天當茶水飲用。

使用須知

○上述一包藥可用同樣水量再回煮一次。一日一包，一週約服用二至五包。當日未服用完的可放於冰箱冷藏。

○前述介紹的三種證型都可選用。

功效 玄參、麥冬養陰清肺，甘草、桔梗化痰止咳，此配方可以養陰清熱、清肺利咽、潤咽止痛。能夠有效舒緩聲音嘶啞、喉中燥癢或乾咳等症狀。

藥渣的延伸運用

清咽利嗓茶的藥渣可再如上煮一壺茶水薰鼻。煮開中藥水後，分裝每瓶約兩百五十毫升，以蒸氣吸入法，由鼻內吸入，若溫度下降可再次加熱使用。此法具有清咽、利肺、化痰作用。

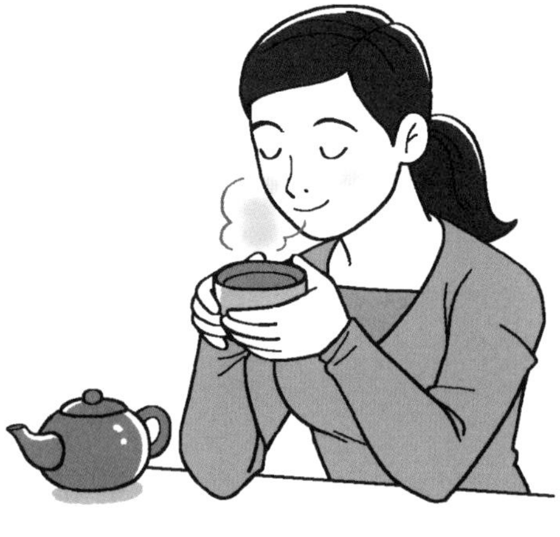

二、穴道按摩法

●喉部周圍按摩

於喉嚨雙側的人迎穴（喉結旁一點五寸）、廉泉穴（頸前正中線喉結正上方），從上而下輕輕揉搓，時間約五分鐘，然後將頭部向前後左右各運動八次，有助於放鬆喉部周圍肌肉。

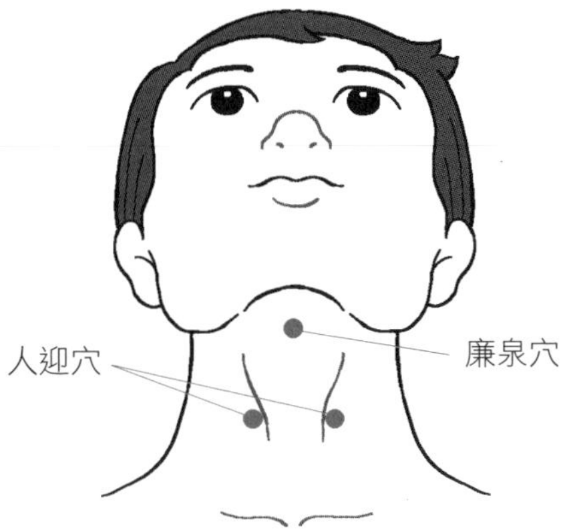

三、生活調養宜忌

○舒緩喉肌的練習

練習下述方法，可舒緩咽喉的不適感。

●腹式呼吸

練習腹式呼吸法，透過腹部（即丹田）讓聲音氣流從腹腔慢慢呼出，減少使用胸部或頸部肌肉，可減輕患者頸部緊繃以及聲帶周圍肌肉負擔。

●吞嚥唾液

吞嚥運動可以讓喉肌一張一縮，就像做按摩，可幫助咽喉的復原。

●打哈欠

長時間用嗓子或是高聲說話時，喉肌會隨著使用程度加重負擔，肌肉組織會處於緊繃的狀態，打哈欠可以幫助喉肌放鬆。

●敷熱毛巾

感覺不太舒服時，可以用溫熱的毛巾在喉結上敷三至五分鐘，可以幫助喉部肌肉的血液快速循環，加速喉肌恢復正常。

○ 飲食

1 維生素B群的食物有利於促進損傷咽部的修復，並消除呼吸道黏膜的炎症，具清肝降火之作用，可以食用偏黃色的蔬菜水果如南瓜、木瓜、以及瘦肉、魚類、豆奶類等。

2 自製綠茶蜂蜜飲、百合綠豆湯、蘆筍木耳湯等飲品，有利咽生津的作用。

3 有些蔬菜水果對於預防慢性咽喉炎的發病特別有助益，如橄欖、水梨、烏梅、西瓜、番茄、絲瓜等。

4 性味酸、甘、滋陰的食物對喉嚨有很好的滋潤作用，如海帶、奇異果、無花果、梨子等，可以清熱退火、養陰潤肺。

5 偶爾用食醋加等量水漱口，可減輕咽部疼痛。

6 禁菸忌酒，儘量避免吃生冷、煎炸、辛辣刺激性食物，如炸物、辣椒、大蒜、胡椒粉等。

○ 其他

1 注重室內衛生空氣流通，避免有害的粉塵、氣體刺激咽喉，保持口腔清潔。

2 出門時戴上口罩，減少有害氣體對咽部的刺激，並注意穿著的保暖，預防感冒。

3 不要長時間、高頻率的講話，更忌聲嘶力竭的發聲。

4 養成良好的生活習慣，要有充足睡眠，並戒除菸酒。

5 經常保持放鬆的心情，注意保護胃腸道的健康。

6 感到喉嚨有痰時，不要用力清喉嚨咳痰或大聲說話，讓喉嚨多休息。

7 注意保持咽喉部濕潤，多喝溫熱開水，每日至少一千五到兩千毫升的飲水量。

四十二歲王小姐來門診時，主訴一個月前因感冒而出現喉嚨腫痛不適，後來感冒好了，但還是持續乾咳，喉嚨疼痛仍未痊癒，常覺得有異物感，彷彿有東西梗在喉嚨，聲音微沙啞，咽部乾癢口渴，大小便皆正常。

診察時發現患者的咽後壁帶鮮紅色的淋巴黏液濾泡增生，舌質紅少舌苔，脈象細。中醫診斷為喉痹，證屬「肺陰津傷，痰氣不利」。因此，開立處方為**半夏厚朴湯**、**麥門冬湯**。

並對此患者進行**穴位敷貼**治療，取天突穴和大椎穴，每次貼敷時間為三到四小時，七天敷貼一次，連續敷貼四次，即一個月。穴位敷貼能同時起到刺激穴位、透皮吸收的作用，使穴位周圍血液循環加快，還可促進穴位周圍組織的免疫調節，有健脾補腎、宣肺利咽之功效，達到治療和預防慢性咽炎的效果。

同時，請患者回家後煎煮清熱潤咽的**清咽利嗓茶**（做法參考第98頁）代茶水服用，並將藥渣再煮成中藥液趁熱以薰鼻。並搭配**喉部周圍按摩**（做法參考第99頁）治療，緩解喉肌和咽部肌肉過度緊張的情形，每日睡前按摩一次，每次十到十五分鐘。十四天後回診，患者自覺症狀改善。持續治療及按摩，共八週後幾乎痊癒。

胃食道逆流

多由情志失調、酒食所傷而引起

胃食道逆流（GERD）相當常見，大多數患者只覺得是偶然出現的喉嚨、胸口及上腹部不適，並沒有積極就醫。隨著人們生活模式的轉變，飲食西化及人口老化，消化道疾病特別是胃食道逆流的罹患率正在攀升。

胃食道逆流是由於食道與胃之間的屏障功能減弱，造成胃、十二指腸內容物越過食道下端括約肌返流回食道所致。大多數胃食道逆流的患者都有慢性胃炎病史，其特徵有反酸、打飽嗝、燒心（食道靠近心臟的位置有灼燒感）、口中有酸味、苦味，還可能喉嚨異物感、間歇性吞咽困難、上腹部灼熱、胸骨後疼痛等症狀。而因胃食道逆流引起食道以外的刺激症狀還有咳嗽、哮喘，多於午夜或平躺時發作劇烈。

在西方，高達半數的人患有此病，而在臺灣患病率雖然只有一成，但很可能是誤診造成的假象，胃食道逆流的病徵和呼吸道疾病或心臟問題等相似，因此常耽誤治療，衍生一系列胃部問題，降低生活品質，使得八成的病人有失眠問題。

中醫上，胃食道逆流屬於「吐酸」、「嘈雜」、「胃痛」、「胸痹」、「梅核氣」範疇。病位主要在食道，涉及肝、脾、胃等臟腑，病因為情志失調、酒食所傷、肝胃不和、胃氣上逆，即人體因長期處在緊張焦慮狀態或飲食習慣不規律，自律神經中的交感神經亢奮，腸胃的蠕動會變慢，連帶影響消化。西醫治療胃食道逆流主要以制酸劑及胃膜保護藥等，而中醫藥經體質辨證、對症用方，多數可得到緩解甚至根治效果。

胃食道逆流的常見證型

(1) 肝胃鬱熱型

症狀 喉嚨、胸口、兩脅有灼痛感，打嗝吐酸，口乾口苦，心煩易怒，大便乾。舌質紅、舌苔黃，脈象數。

治則 清肝瀉火，和胃降逆。

(2) 肝氣橫逆型

症狀 頻頻打嗝，口中泛酸，胸口正中間至兩脅有阻塞感，口乾口苦，急躁易怒，情緒不佳時症狀加重，大便不順。舌質紅、苔薄白，脈象弦。

治則 疏肝理氣，和胃降逆。

(3) 痰氣鬱阻型

症狀 噁心、吐酸水和打嗝頻頻發作，胸腹和胸骨後疼痛悶塞，咳嗽吐痰呈泡沫水狀，口乾舌燥，喉嚨有卡痰感使得吞咽困難。舌質紅、舌苔薄膩，脈象弦。

治則 開鬱化痰，降逆止嘔。

(4) 氣滯血瘀型

症狀 火燒心，上腹有飽脹感，胸骨後刺痛難忍，飽嗝不斷，食慾減退，喉嚨有異物感，臉色暗沉。舌質淡有瘀點，脈象澀。

治則 活血化瘀，和胃降逆。

有以下情況者，代表患有胃食道逆流的可能性較高。

- ☐飯後常有胸部灼熱，且持續時間長
- ☐飯後常感到胃沉重感
- ☐飯後常感到身體不舒服
- ☐喉嚨常感到不舒適
- ☐吞食的時候會有卡卡的感覺
- ☐苦酸的胃液常返流而上
- ☐胸部有緊縮的疼痛感
- ☐常不自覺撫觸胸部
- ☐經常打嗝
- ☐上半身前傾時，胸部有灼熱感
- ☐年長者
- ☐有駝背現象
- ☐喜歡油膩的食物
- ☐壓力較大
- ☐有肥胖問題

羅醫師的調理養生之方

一、中醫內服法

●香陳烏骨茶

材料 陳皮十克，茯苓三十克，烏賊骨十二克，炒香附十克

做法 將材料裝入紗布袋中，加水一千毫升，以中火煮開成藥茶後，可於白天當茶水飲用。

使用須知

○上述一包藥可用同樣水量再回煮一次。一日一包，一週約服用二至五包。當日未服用完的可放於冰箱冷藏。

○前述介紹的四種證型都可選用。

○此藥茶建議先請中醫師辨證，尋求氣逆的病因後再行服用。

功效 陳皮、茯苓可鎮痛抗炎，烏賊骨、炒香附制酸、抗潰瘍，可共同保護食道黏膜，具備緩解症狀的效果。全方疏肝和胃、理氣降逆。

二、穴道按摩法

●耳朵穴位

選取一側耳朵的食道、胃、肝、神門等穴位，用酒精消毒後，將王不留行籽貼於穴位敏感點，用拇指和食指進行按壓，壓至有痠麻熱感，交替按壓各穴，每次共計十分鐘，每天三至四次。

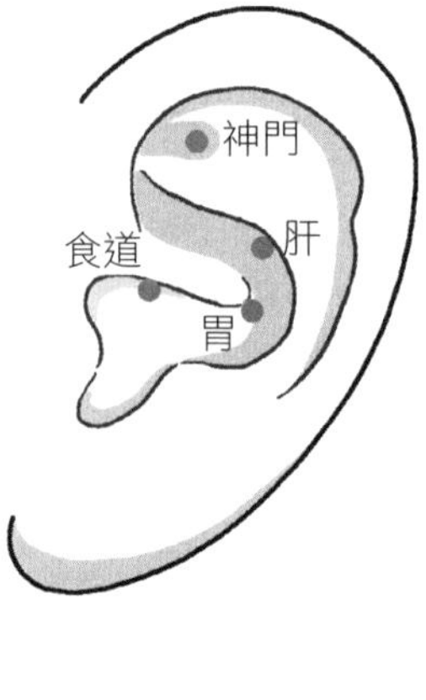

何謂王不留行籽？

王不留行籽為中藥材王不留行的種籽，內服作用為活血通經，治療經閉、痛經、瘀痛。常作為耳穴刺激穴位的輔助材料，患者可自行於中藥行、中醫醫療器材行購買。

足三里穴

中醫認為，如果要身體健康不生病，要常灸足三里穴，可見此穴對人體具有保健作用，還有「長壽穴」之稱。能調整胃腸蠕動、平衡胃酸，改善胃脹氣、排便不順，以及消除疲勞。

位置 外膝眼下三寸（四橫指寬的距離），脛骨脊旁開一寸（約一橫指尖處）。找穴位時可採坐姿，雙腳踩踏地面、膝蓋彎曲成九十度，找到膝關節外側凹陷處（外膝眼），此處直下四橫指即是足三里穴。

做法 用拇、食指或食、中二指，以右手按左腳、左手按右腳，各約三到五分鐘。穴位一天可按壓二至五次，需注意操作力道不宜過大。

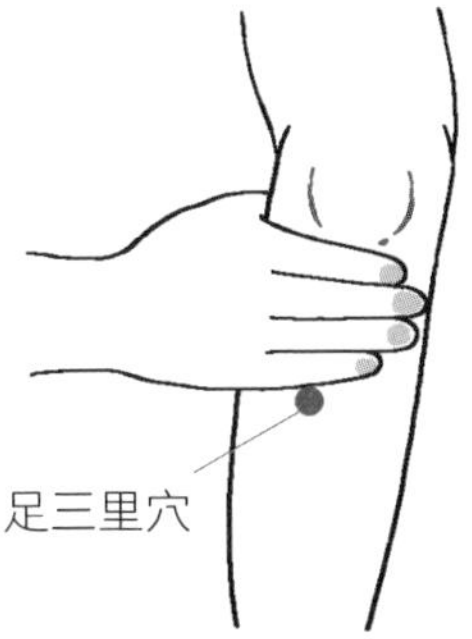

太衝穴

按揉太衝穴可緩解因情緒起伏而造成的胃食道逆流症狀。

位置 位在腳背上，第一趾骨跟第二趾骨接合處前面凹陷處。亦即在腳拇趾與食趾指縫交界點，往上兩橫指（食指跟中指）寬的位置。

做法 用拇、食指或食、中二指，以右手按左腳、左手按右腳，各約三到五分鐘。穴位一天可按壓二至五次，需注意操作力道不宜過大。

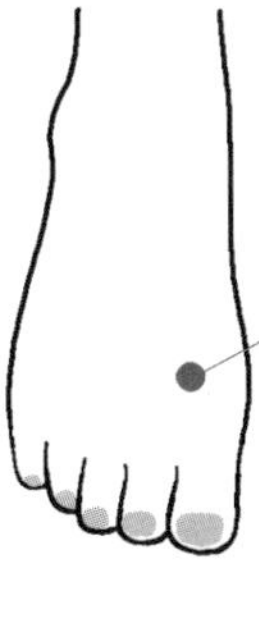

內關穴

改善火燒心、胸悶氣憋、心悸反胃。

位置 左右手的手腕內側，腕橫紋上二寸（約三雙手指寬）的距離，手腕內兩條筋之間的位置。

做法 用拇指與食指按揉左右兩手各十五秒。穴位一天可按壓二至五次，需注意操作力道不宜過大。

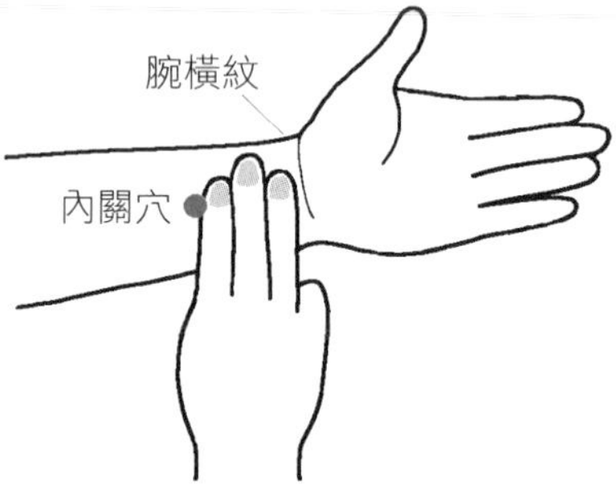

中脘穴

改善打嗝、食慾不振、噁心嘔吐感。

位置 腹部前正中線上，距離肚臍往上四寸的位置（食指至無名指併合的寬度相當於二寸）。躺平或站直時，胸骨體最下端跟肚臍連線的中間點，即中脘穴。

做法 閉目養神，頭部不下傾以免眩暈，用拇指或食指，以左右手交替按揉穴位約三到五分鐘。一天按壓二至五次，注意操作力道不宜過大。

巨闕穴

調整副交感神經，緩解飯後泛酸、打嗝、反胃等。

位置 肚臍正上方，左右兩側肋骨相交處再往下兩指寬的位置，即心窩直下一寸。

做法 閉目養神，頭部不下傾以免眩暈，用拇指或食指，以左右手交替按揉穴位約三到五分鐘。一天按壓二至五次，注意操作力道不宜過大。

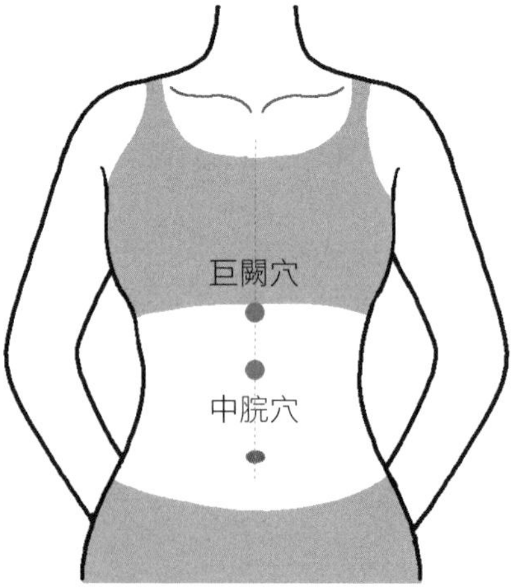

三、生活調養宜忌

○飲食

1 應吃清淡有營養的流質食物，儘量緩慢進食，少量多餐，每餐最多八分飽。

2 晚上睡前三小時不宜進食，以免胃內容物逆流入食道。

3 不吃辛辣、粗糙較硬的、過熱的食物，或是太多冷食，避免對胃食道黏膜產生物理性或化學性的刺激。少吃油炸、過於鹹酸甜等食物，不喝濃茶、咖啡，這些食物會造成胃酸分泌過量，加重胃酸逆流的發生。

4 粽子、米糕、根莖類、豆類等食物較不易消化或容易產生脹氣，應少量攝取並多嚼幾下。

5 多吃富含纖維素、維生素的食物，可以促進胃腸蠕動。

6 除了晚餐跟隔天早餐外，每餐進食時間相隔四到七小時為宜。

7 用餐時放鬆、專心吃，餐後宜休息，避免立刻運動，但也不要馬上躺下來，或倒在沙發上看電視，至少要間隔兩個小時。

8 適當的嚼口香糖能促進唾液分泌，可以中和反流的食物。

○減低胃內或腹內的壓力

1 不要穿太緊的內衣褲，避免經常彎腰及體力勞動等。

2 保持排便通暢，避免大便時用力過度而增加腹內壓。

3 可以適當地將床頭抬高十到十二公分，以減少夜間胃食道逆流。注意僅抬高枕頭無用，應抬高上半身（從頭部到上背部都要墊高）。

4 肥胖的病人腹內壓力會增大，因此需減輕體重，並注意避免仰臥。

5 抽菸和飲酒會造成食道括約肌的防禦功能下降，使胃食道逆流症狀加重，因此須忌菸戒酒。

6 飯後半小時後，邊散步，邊用手以順時針方向繞圓輕輕按摩腹部五十次，可以緩解腹內壓。

○屈腹運動

於吃飯前進行「屈腹運動」，有助於下腹部腸胃蠕動功能，可改善胃食道逆流症狀。

步驟1：正坐於椅上，身體前傾，雙手抱膝，肚腹儘量往下貼大腿、膝部，並以意念使腰按壓肚腹，注意量力而為。

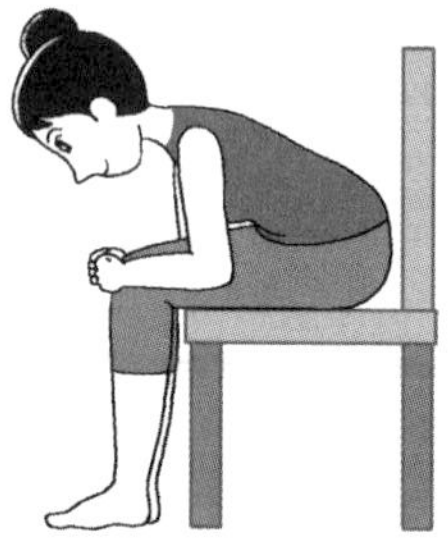

步驟2：正坐於椅上，上半身向左轉動二十一圈，恢復正坐；再將上半身向右轉動二十一圈，恢復正坐。並用雙手掌上下搓按腰脊，直到微微發熱為止。

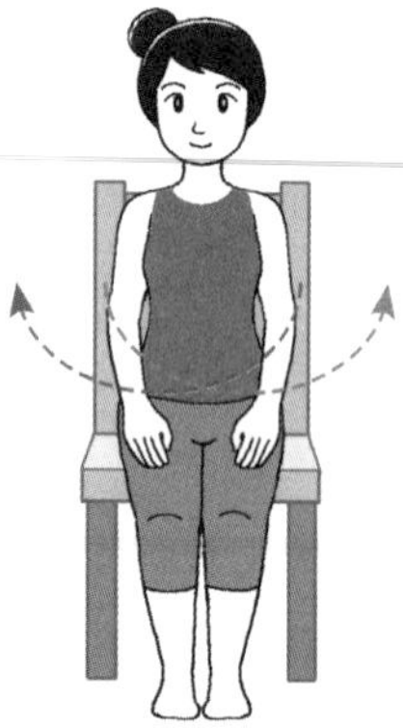

步驟3：將上背往後靠在椅背上，微仰頭伸直頸部，用鼻子深吸氣，再用口慢慢地吐氣，連續做十二次。

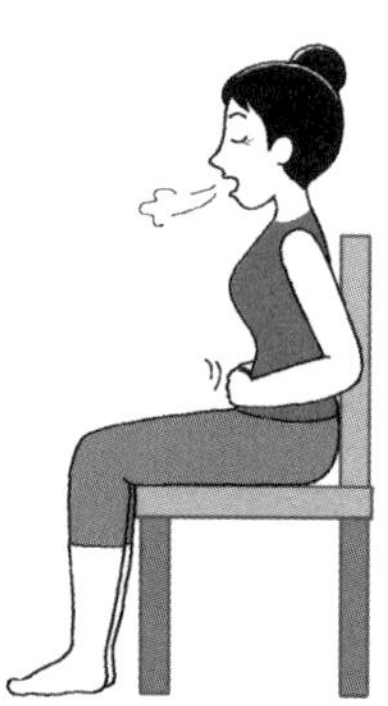

○腹式呼吸訓練

全身放鬆仰臥於床上或坐在椅子上，使用鼻子吸氣、嘴巴吐氣，吸氣時最大限度向外擴張腹部，呼氣時最大限度地向內收縮腹部，胸部始終保持不動，每次深呼吸三秒，屏氣一秒，不要用力憋氣，接著慢慢吐氣三秒，屏氣一秒，如此一吸一吐為一組，注意維持呼吸節奏深長而緩慢，一天做二至四組。

○保持好心情

負面情緒容易導致氣機鬱滯，出現腹脹加重逆流；情緒緊張或惱怒，肝火上升，氣隨火逆而灼傷胃食道黏膜，使病情反覆發作。因此保持心情舒暢、樂觀愉快，避免疲勞，加強體能鍛鍊等，也是控制或治癒本病的關鍵。

三十歲的呂小姐初次到門診時，陳述自己於兩個月前無明顯誘因出現咳嗽，這段日子以來喉嚨異物感都不見好轉。咳嗽情形多在午夜發作，為陣發性、且症狀較為劇烈明顯，也因此影響了睡眠。咳嗽時有少許黃色黏痰，並伴有咽喉部異物感。時常有吐酸、燒心、胸骨後悶痛等症狀。尤其在吃飽飯後或夜間躺下入睡後更加明顯，常於睡眠中咳醒。曾經去照過胃鏡，醫師診斷為胃食道逆流、慢性淺表性胃炎。

經過診察發現，呂小姐的舌色偏鮮紅、苔黃膩，脈弦滑。中醫辨證為「肝胃鬱熱，胃失和降」，應以「清肝泄火、和胃降逆」作為治療原則。處方開立了**柴陷湯**、**香砂平胃散**。並囑咐呂小姐回家後可飲用**香陳烏骨茶**（做法參考第104頁），另借由**屈腹運動和腹式呼吸訓練**（做法參考第108頁）改善胃食道逆流症狀。此外須注意晚餐要少量進食，睡覺的時候稍微將床頭和上背部墊高。治療一段時間後，咳嗽和胸腹症狀果然逐漸減輕。

現代醫學目前對胃食道逆流是以食道動力學改變、異常反流的因素，以及食道清除能力下降做病理研究。中醫在臨床治療中，將辨證和辨病相結合，確定「健脾和胃、疏肝解鬱、和胃降逆、調暢氣機」為總治則，可以得到良好的效果。中藥治療能使胃腸及食道的蠕動節律性增強，調節自律神經的功能，抑制胃、食道平滑肌運動，緩解平滑肌痙攣。

消化不良

飲食習慣不佳而胃腸功能紊亂

腸胃是消化系統中最易受傷的器官，現代人消化不良的發病率高達三成，且好發於中青年女性，因常三餐不正常、早餐來不及吃、上班壓力大等飲食或生活習慣上的改變，此症狀目前有年輕化的趨勢。消化不良的原因，大致可分為「功能性」及「器質性」，大部分消化不良屬於功能性，可能與胃腸蠕動不正常、腸胃道過度敏感有關。

功能性消化不良患者產生症狀的主因有：

1 心理和精神受到刺激。

2 不良的飲食習慣：包括常吃刺激性食物（咖啡、濃茶、甜食、油膩、生冷等）、不吃東西、不規律進食或暴飲暴食等。

3 外在冷熱環境的影響。

4 幽門螺旋桿菌感染。

中醫認為脾胃為「後天之本，氣血生化之源」，本病屬「胃痛」、「痞滿」的範疇，多因情緒不佳、飲食失宜、壓力大、寒熱外邪侵擾，引起脾胃虛弱、勞逸失度、情志失調、氣機升降失常而發病。中醫治療會結合患者的整體情況加以調治。根據不同患者的飲食習慣來改變，最常見的是要求定時定量、少食多餐，讓胃腸消化液分泌較為規律，有助於食物的消化；且嚴禁攝取刺激性食物，避免胃酸分泌過度，從而引起反酸、燒心等症狀，導致消化不良狀況更嚴重。而在情緒調節方面，採用疏肝理氣、養心安神等不同治法，結合運動、增強體質、調整作息，在改善消化不良症狀的同時，亦能明顯改善患者的身心狀態和生活品質。

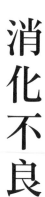

臨床上發現，消化不良患者多數有舌體胖大、舌苔滑白膩、舌有齒印等脾陽虛證型，容易有水腫和婦女分泌物變多這類水濕代謝不出去的問題。腸胃是我們身體免疫系統重要的一環，應多加留意自身顯微體徵，發現問題就及早診療。

消化不良的常見證型

(1) 肝胃不和型

症狀 表現為胃脘及胸部脹痛，情緒波動則加重，胸悶打嗝，飲食減少。舌淡紅、舌苔薄白，脈象弦細。

治則 疏肝和胃，理氣止痛。

(2) 脾胃虛寒型

症狀 表現為胃隱隱作痛，喝溫水或按壓胃部時感到舒適，吃下生冷食物後加重，易吐清水，疲乏無力。舌淡、舌苔白膩，脈象細弱。

治則 補中益氣，溫胃散寒。

(3) 宿食內停型

症狀 表現為腸胃脹痛，打嗝有酸味及食物腐敗的味道，吃飽後特別嚴重，甚至不想吃東西，嘔吐食物或排氣後胃脹痛減輕，排便味酸且成泥狀，或排便後仍有宿便於腸中的感覺。苔黃厚膩，脈象滑實。

治則 消食導滯，順氣消脹。

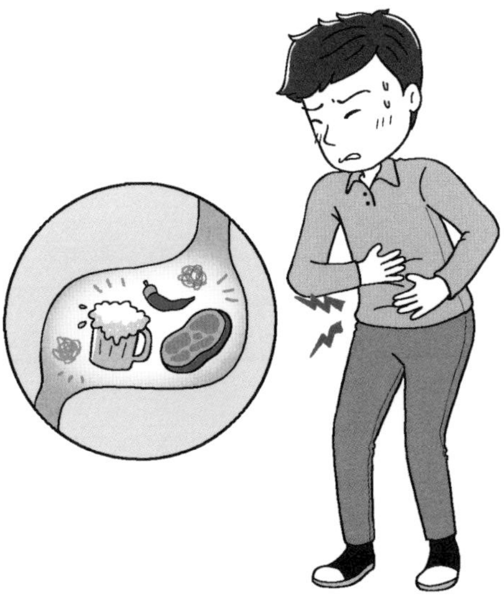

羅醫師的調理養生之方

一、中醫內服法

●補中益氣消食茶

材料 黨參十二克，陳皮二十克，厚朴十五克，柴胡、枳殼、麥芽各十克

做法 將上述材料加水一千毫升，以中火煮開成藥茶後，可於白天當茶水飲用。

使用須知

○上述一包藥可用同樣水量再回煮一次。一日一包，一週約服用二至五包。當日未服用完的可放於冰箱冷藏。

○前述介紹的三種證型都可選用。

功效 柴胡、陳皮、厚朴疏肝理氣，黨參、麥芽補益脾氣、醒脾開胃。全方用於調理因肝鬱氣滯引起的脾胃虛弱、食慾不佳、消化不良、胃酸脹氣。

二、中醫外治法

●中藥熨燙

根據《理瀹駢文》所述：「中焦之病，以藥切粗末炒香，布包，敷臍上為第一捷法。」透過中藥熨燙可以增加胃腸功能、緩解腹脹疼痛，治療功能性消化不良。

做法 取上述「補中益氣消食茶」的藥渣，裝於布袋，並置於微波爐中加熱至微燙手的溫度，敷於腹部的中脘穴周圍（位於肚臍正中線往上約五橫指處），借助溫熱使藥物之氣通過皮毛，傳遞至臟腑，每日一次，每次二十分鐘。

功效 《甲乙經》云：「胃脹者，中脘主之。」中脘穴為胃氣匯聚於胸腹部之所在，有調補胃氣、和中降逆的作用。

三、穴道按摩法

●內關穴

可以幫助入眠、調節自律神經、解除疲勞，並舒緩上腹脹感，治頭暈目眩、嘔吐反胃。

位置 位置在手掌面關節橫紋的中央，往上約二寸（食指、中指、無名指合併在一起的指節寬度）的中央凹陷處。

做法 用拇指緊貼於內關穴上，推揉一至二分鐘，左右兩臂穴交替進行。

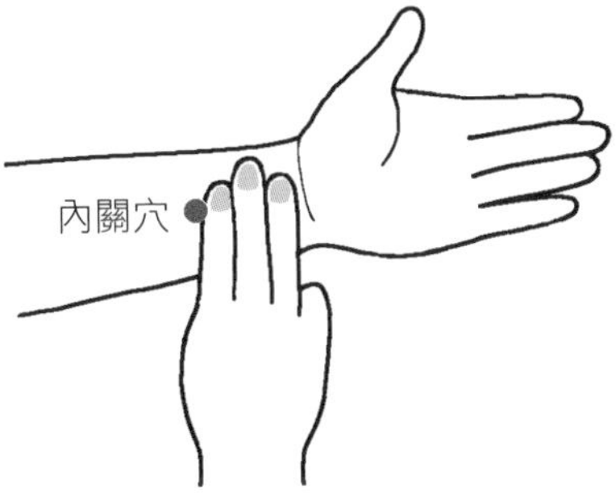

●中脘穴、氣海穴

按摩中脘穴可疏肝養胃、和胃健脾、降逆利水，有效緩解胃痛、腹痛、腹脹、消化不良等症狀。氣海穴位於人體中央，是生氣之源，可以改善食慾不振、腸胃脹氣。

各穴位位置

中脘穴：位於人體上腹部，前正中線上，肚臍中上四寸（食指至無名指三指併合的橫度，相當於「三寸」）。

氣海穴：位在肚臍直下大約一寸半（食、中兩指併合的橫度，相當於「一寸半」）。

做法 雙手掌重疊緊貼於中脘穴，先以順時針方向旋轉按揉一至二分鐘，再逆時針方向旋轉按揉一至二分鐘，使局部有溫熱舒適感。氣海穴按摩以相同方式進行。

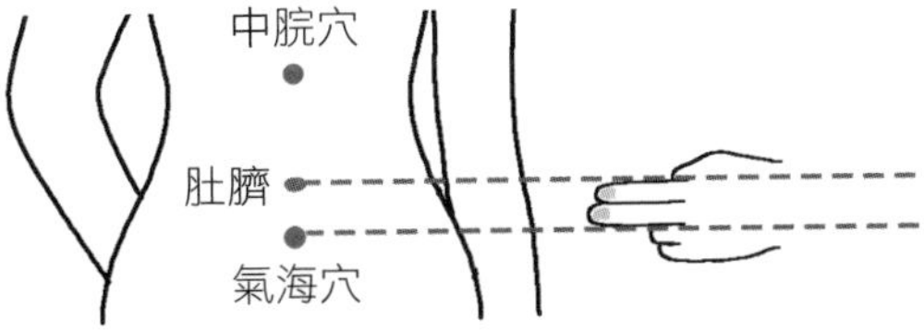

四、生活調養宜忌

1 應節制冷飲和甜食，並適當控制零食，避免飽腹影響正餐，若想吃，最好在兩餐之間或餐後一小時內食用。

2 飲食規律、不要挑食，飲食注意合理搭配，每次量宜少且定量，絕對不要暴飲暴食。

3 挑選用餐環境，專心吃飯、細嚼慢嚥，排除各種干擾。

4 食物太涼或者太燙，對胃腸黏膜都有傷害，最好是在食物溫熱的時候進食。

5 消化不良患者不應食用豆類，包括豆漿、豆奶；也應避免進食易產氣的飲料，如汽水、可樂等，這些都容易產酸產氣而加重胃腸的壅滯。一些會加重產氣的食物也應少吃或不吃，如洋蔥、番薯、蜂蜜、牛奶、蔗糖等。

6 各種水果的吃法也應講究。香蕉富含高糖、呈泥狀，極易黏附在胃黏膜皺壁上，使其發酵產氣，所以空腹不宜多吃香蕉。其他水果吃完後應立即喝些溫開水，以避免水果的涼性對胃造成刺激。同時一些涼拌的蔬菜、辛辣的食物也應慎食。

7 少吃油炸食物，其不易消化，易增加胃腸負擔，同時還會造成肥胖、高血脂等問題。

8 避免醃製食物，此類食品多靠鹽浸泡，鈉含量過高對胃腸功能有害，某些醃製食物還含有可致癌的成分。

9 每日應有充足睡眠，適量活動，定時排便。

10 注意保暖防寒，胃部受涼極易發生脹氣、胃功能受損等症狀，為了避免出現消化不良的問題，一定要注意胃部保暖。

初次見到十八歲的張同學時，其臉色蒼白、全身乾瘦，主訴食慾不佳，且上腹脹痛、經常打嗝，平常飲食量少，肚子餓時只要吃點東西就會覺得飽。排便不輕鬆，需要用力，肚子感覺脹脹的。怕冷又怕熱，很容易就感冒。張同學的四肢冰冷，舌苔薄白膩，脈象緩。在中醫上診斷為「胃痞」，此脾虛不健、運化失職，治療宜健脾和胃、理氣寬中。

療法採用了**溫灸**艾條：以艾灸盒固定於穴位上，點燃艾條插入盒中，距離皮膚三至五公分，以穴位處有溫熱感為度，灸三十分鐘。之後並做**穴位敷貼**：用辛熱藥餅敷貼於神闕穴、命門穴三到四小時。開立處方為**香砂平胃散**、**參苓白朮散**；並囑咐平日服用**補中益氣消食茶**（做法參考第112頁）。另外準備暖暖包，搓熱後用來熱敷於中脘穴、神闕穴等，並勤做**穴道按摩**（做法參考第113頁）。經過近三十天治療後，肚子脹痛、打嗝的情形消除，而且食慾改善、排便通暢、精神健旺。

《醫學入門》云：「凡病藥之不及，針之不到，必須灸之。」此病採用溫灸法，灸足三里、中脘、天樞、內關穴等，可改善腸胃蠕動，使空腸蠕動力增強，並能提高胃腸酶分泌能力。並取神闕、命門兩穴做穴位敷貼，命門穴歸屬於督脈，神闕穴為任脈要穴。現代醫學已證實肚臍表皮角質層最薄、滲透性強，且臍下兩側分佈有豐富的血管網，藥物敷臍後，局部按摩能刺激皮下毛細血管擴張，使胃腸道局部氣血流動而直達病所，提高藥物的療效。

便秘

大腸積熱、氣滯或血虛而產生

習慣性便秘是以便意少或無便意，三天或以上排一次便，排出困難（需很長時間）為主症。引發便秘的可能原因有：水分攝取不足，長時間久坐，以及環境改變如懷孕、旅行，或飲食改變，忽視便意而不去上廁所。

習慣性便秘的發病率高，嚴重影響現代人的生活品質，常常會有腹脹、食慾不振、頭暈頭痛、倦怠、心悸等相關症狀，長期便秘也會進一步衍生許多疾病，如痔瘡、肛裂、大腸息肉等，因此有便秘問題的人應注意盡早治療。

便秘並不是小病，若隨便買藥來吃，可能會導致腸道產生不正常蠕動和排便反射，因便秘成藥的成分多會干擾腸道正常活動，降低腸壁神經細胞反應力，久而久之不使用瀉藥或灌腸就難以排便，必須依賴藥物排便的「頑固性便秘症」越來越嚴重，還可能導致「結腸黑變病」（是以結腸黏膜色素沉著為特徵，其病因與長期便秘和口服蒽醌類瀉藥有關），是有可能引發癌症。

《內經》稱便秘為「後不利」、「大便難」。

中醫認為，便秘是由大腸功能失調引起的，多由飲食不節制、喜辛辣刺激、暴飲暴食、食物纖維素不足等，導致體內大腸積熱、氣滯、寒凝或氣血虧虛所致（因大腸機能的寒性、熱性或虛性體質而產生便秘）。長期便秘使身體的濁氣不降、清陽不升，從而出現腹脹、頭暈頭脹、胸悶打嗝、食慾減退、睡眠不安、心煩易怒等症狀。

而國外研究以穴位按壓在中風後受便秘所苦的患者，選天樞、氣海、大橫、關元等穴位，刺激經絡而促進腸胃的蠕動，能使受測者在便秘感、腹脹感、排氣次數及排便次數上均有顯著成效。

便秘的常見證型

(1) 燥熱傷津型

症狀 大便偏乾硬呈顆粒狀，小便量少色深，臉色紅，腸胃脹痛，口苦口臭，煩躁不安，易口渴，喝水量多。舌質紅、舌苔黃燥，脈象滑。

治則 清熱潤腸通便。

(2) 肝氣鬱滯型

症狀 排便困難，想排便卻排不出來，打嗝頻繁，腸胃脹痛，兩側脅肋不適，食量少，胃口不好。舌淡紅、舌苔薄白，脈象弦。

治則 順氣導滯通便。

(3) 脾肺氣虛型

症狀 大便並不乾硬，雖想排便但須很用力，用力太過就會冒冷汗且呼吸不順，臉色蒼白，神色疲憊無力，四肢沉重乏力。舌淡苔白，脈象虛。

治則 益氣升陽通便。

(4) 血虛便秘型

症狀 大便較為乾燥硬結，排便次數少，臉色蒼白沒血色，神色疲憊無力，頭昏目眩。舌淡、苔白，脈象澀。

治則 養血潤燥通便。

羅醫師的調理養生之方

一、中醫內服法

●歸蓉排便茶

材料 當歸、肉蓯蓉、黃耆、何首烏各十克

做法 將材料加水一千毫升，以中火煮開成藥茶後，可於白天當茶水飲用。

使用須知

○上述一包藥可用同樣水量再回煮一次。一日一包，一週約服二至五包。未服用完的可冷藏。

○前述介紹的四種證型都可選用。

○若覺得需要調整口感，可加入少量紅棗、蜂蜜或冰糖。

功效 當歸、黃耆養血養氣，肉蓯蓉溫腎而潤腸，何首烏養血補腎而潤腸，全方治療體質氣虛血虧虛、腸滋潤性不足的便秘，可溫補腎陽、潤腸通便，也就是促進腸道蠕動和增強迴腸平滑肌收縮。

二、穴道按摩法

●腹部按摩

按摩腹部可增加腹肌和大腸平滑肌的血液流量，增加胃腸內壁肌肉張力，促進血液、淋巴液的循環，使胃腸的分泌功能活躍，增強腸道蠕動，促使大便排泄，推陳納新。

各穴位位置

氣海穴：位在肚臍直下大約一寸半（食、中兩指併合的橫度，相當於「一寸半」）。

中脘穴：位於人體上腹部，前正中線上，肚臍中上四寸（食指至無名指三指併合的橫度，相當於「二寸」）。

天樞穴：位於肚臍旁二寸（食指至無名指三指併合的橫度）。

方法

步驟1：按摩前須先小便排空膀胱，患者採仰躺姿勢，全身放鬆。

步驟2：雙手交疊按在腹部，手心對著肚臍，先按順時針方向繞臍揉腹五十次，再按逆時針方向繞臍揉腹五十次。按揉時施力要適度，在下腹適當加重力量，過程中需集中精神、自然呼吸。

步驟3：然後用拇指點揉氣海穴、中脘穴，順時針方向點揉一分鐘。

步驟4：最後再用雙手拇指指腹按壓住雙側天樞穴，順時針方向點揉一分鐘。

建議於每日早晨及三餐後一至三小時進行。

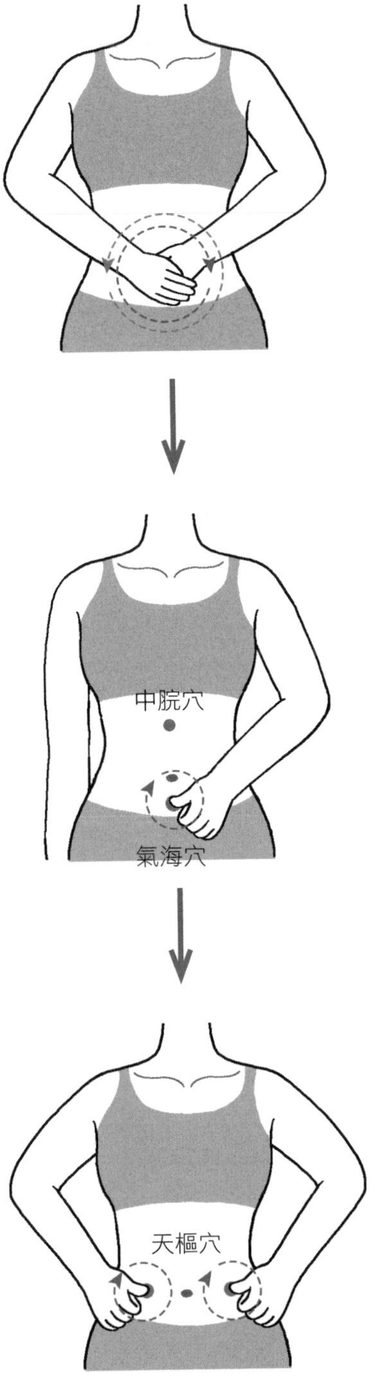

三、生活調養宜忌

○飲食

多吃蔬果可刺激腸胃蠕動，幫助排便。但若要緩解便秘，還有以下幾點飲食方針須注意：

1 「水加油」：腸道需要推動力才能將糞便排出，攝取蔬果後若沒有油脂的潤滑，再加上腸壁細胞吸走了水分使粗纖維越來越乾。因此炒菜時加入適度烹調油，都可以起到潤滑腸道的作用，並注意每日飲水兩千毫升以上來軟化大便。

2 喝蜂蜜水比純水更能加強潤腸通便的作用，可以適當飲用。

3 按時進食，多吃粗糧、蔬果如芹菜、蘿蔔、紅薯、黑木耳、韭菜、菠菜、白木耳、蒜苗、黃豆芽，促進腸道蠕動。

4 如果沒有特殊禁忌（如冠心病、動脈硬化、膽道疾患等），可適量吃些帶油脂食物，如：黑芝麻、核桃仁、松子仁等，增加油性潤滑作用。

5 禁止強刺激性食品，如濃茶、咖啡、辛辣物。

○運動與其他

運動不足者，全身機能衰退較快，腸道蠕動速度也變得更慢，就容易發生便秘。這些人解決便秘的最好方法就是適當增加運動，若不能到室外運動者，起碼也要轉轉腰、按摩腹，以促進排便，防止便秘發生。

推薦多做「提肛運動」，於站、坐或行走間均可進行，每天早晚各做一次，能讓骨盆穴位得到按摩，促進局部血液循環、腸胃道自我調節，達到增強胃腸蠕動、減少便秘發生的功效。

做法 全身放鬆，同時吸氣，舌抵上顎，將身體向上提收縮肛門括約肌（像忍大便的樣子），提肛後憋氣五秒鐘。然後緩緩呼氣，放鬆肛門括約肌，同時放鬆全身十秒鐘。如此重複二十次。結束後要補充大量水分。

此外，應養成良好的排便習慣。排便時不要滑手機等，以免延長排便時間，最好是每天一次定時上廁所，以調整生理時鐘，形成條件反射。

二十七歲的徐小姐，便秘情況已多年，以往多靠軟便藥排便，平常工作緊張勞累。近來感覺到胃腸不適，排便不順甚至一週一次，經常感到腹脹難受，沒有便意。徐小姐的舌苔黃膩，脈弦滑，由於肝鬱氣滯導致脾胃不和、大腸不通，證屬「胃腸積熱，通降失職」，因此治療以「清解鬱熱，導滯通便」為原則。

開立處方為**大柴胡湯**、**調胃承氣湯**。並施行**穴位敷貼療法**，將藥貼敷於臍部的神闕穴三、四小時。然後請徐小姐回家後有空做**腹部按摩**（做法參考第118至119頁），以及飲用**歸蓉排便茶**（做法參考第118頁）。並提醒飲食清淡、少食辛辣、多食果蔬，還要注意多運動。徐小姐經過調理一兩個月後，不再需要任何藥物，每天都能夠順利排便了。

此處採用的「穴位敷貼療法」，是將細辛、乾薑、白芥子、附子、肉桂等藥材依一定比例以薑汁調和均勻如泥膏狀，再揉成小藥餅如湯圓大，敷貼於皮膚上。貼敷穴位以中脘穴和天樞穴等腹部周圍穴位為主。人體臍部的表皮角質層薄，臍下無脂肪組織，皮膚與筋膜直接相連，周圍的血管神經豐富，因此穴位刺激易於穿透吸收，達到解除便秘的目的。但建議最好是給臨床中醫師根據個人膚質敏感度調配成分，給予皮膚合適的刺激性，以期達到預期的效果。

牙痛

慢性牙齒痛從腎治，牙齦痛從胃治

俗語說：「牙痛不算病，痛起來要人命。」牙痛是一種常見的口腔病症，許多患者在出現一些輕微的病徵時都不以為意，容易使後來的自己痛不欲生，如刷牙時出血，其實是牙齦發炎的現象，也是牙周病的早期特徵，若不及時治療，最終可能會導致牙齒鬆脫。

有很多疾病都可能引起牙痛的症狀，應及時就醫，找到牙痛的「禍根」並進行治療。舉例來說，在臉、唇、舌、牙齦中有一個三叉神經的「觸發點」，經常在洗臉、刷牙、進食時碰到造成牙痛。又如神經衰弱患者的牙齦神經比一般人敏感，或是流感病毒侵犯口腔黏膜，以及有些女性在月經前期牙周血管擴張等，都會造成牙周腫脹或是產生針刺般疼痛。此外，心臟病患者會有牙痛、但牙齦卻是不紅不腫的情況；糖尿病患者因血糖控制不當，使牙周病不容易康復。因此，切勿忽視牙齒帶給身體的警訊。

中醫認為，牙痛與外邪侵襲、炎症、肝腎功能失調有關，因足陽明之脈貫於齒；《醫方類聚・齒門》有云：「齒者骨之標，口者脾之竅，諸經多有會於口者，其牙齒是也。」可見腎、脾、胃不論寒熱虛實，均能導致牙痛。而其中，牙齒與腎、牙齦與胃關係最為密切，中醫所謂：「腎主骨，齒者骨之餘。」急性牙痛、牙齦紅腫者，多從胃治；而慢性牙痛、牙齒鬆動、牙齒隱痛、紅腫不甚者，宜從腎治。

那古人怎麼處理牙痛問題呢？以現代中醫的角度來看，牙齦炎及牙齦腫脹都是屬於中醫可介入治療的範圍，臨床研究針灸對一些「不明原因」的牙痛，常有很好的緩解止痛效果。所以若是牙齒本身問題，包含蛀牙、齲齒、牙髓病、牙周病等屬於牙源性的牙痛，大多建議先找牙醫診療，或中西醫結合治療，中醫是判斷牙痛的虛實體質證型，確認是實火還是虛火，特別是牙齒在沒有明顯破損時，調理牙周免疫系統，這樣就會有相輔相成的療效。

牙痛的常見證型

(1) 風火牙痛型

症狀 多見於急性牙髓炎與牙周炎初期。牙齦紅腫，牙痛呈陣發性且發作劇烈，吹風易發作，遇冷疼痛感減輕，遇熱加重。全身怕冷、身體發熱、易口渴。脈象數。

治則 **疏風清熱，解毒消腫。**

(2) 胃火牙痛型

症狀 多見於化膿性牙周炎。牙痛劇烈，牙齦與臉部紅腫，有時牙齦會溢膿、出血，張口困難，伴有頭痛、口渴口臭、尿少便秘、全身發熱。舌苔黃膩，脈象滑數。

治則 **清胃瀉火，涼血止痛。**

(3) 虛火牙痛型

症狀 多見於老人慢性牙周病。牙痛程度較輕，屬於隱隱作痛，通常於午後與夜間加重，常出現牙齒鬆動、咬力不足，硬咬疼痛會加劇或牙齦出血。可伴有腰痠、頭暈、口乾。舌紅苔白，脈象細。

治則 **滋陰益腎，降火止痛。**

(4) 肝火牙痛型

症狀 牙痛與頭痛互相牽連，情緒起伏時牙痛會發作或加重，伴有口苦、耳鳴、脅痛、煩躁易怒、眼睛充滿血絲。舌紅苔黃，脈象弦。

治則 **清瀉肝火，疏肝止痛。**

羅醫師的調理養生之方

一、中醫內服法

●補腎固齒湯

材料 熟地十克，黃耆十五克，山藥、骨碎補、女貞子、山茱萸、黨參各十二克，白朮九克，甘草六克

做法 將全部材料加水八百毫升，用大火煮開，取汁五百毫升，分早晚兩次服用。

使用須知

○上述一包藥可用同樣水量再回煮一次。一日一包，一週約服用二至五包。當日未服用完的可放於冰箱冷藏。

○以上介紹的四種證型皆可選用。

功效 補腎固齒湯以熟地、山茱萸、山藥、骨碎補、女貞子補腎氣、益腎精，精氣充實，齒得所養，則牙齒堅固不易鬆動；以黃耆、黨參、焦白朮益氣健脾、生精化血，精血充盛，齒齦得養。全方具有補腎固齒、健脾生肌的功效，用於治療慢性牙周炎非急痛期的療效相當顯著。

補腎固齒止痛的「骨碎補」

介紹一味特別中藥叫「骨碎補」，味苦溫而性降，主要功用是活血、止血、補腎、接骨，但鮮為人知的是，它兼有祛骨風、治牙痛的功效。因此可用於治療外傷骨折、腎虛久瀉、骨痛、耳鳴、牙痛等症狀。若腎虛陽浮齒齦出血，可與濟生腎氣丸同服；若老年牙齦紅腫疼痛，可與地骨皮、石斛、生地、甘草及清熱解毒藥同用。

二、中醫外治法

●牙周病漱口水

中醫認為牙痛是由外感風寒濕邪，內有蘊熱所致。此方中，升麻可清熱解毒，又兼具抗炎止痛作用；龍膽草可治療肝經熱盛引發的口苦、口臭、牙齦腫痛。全方既祛風瀉火，又止痛清裡熱，因此可幫助患者從根本治療牙痛問題。

材料 升麻十五克，龍膽草十五克，大黃十五克，地骨皮十五克

做法 將上述材料加水一千毫升，以中火煎剩約六百毫升，加鹽巴六十克攪拌均勻後，過濾出汁液，冷卻後即可裝瓶。

注意事項

○本方一天可使用三到五次，每次間隔三到五小時，使用時需讓漱口水停留在口腔五分鐘左右後吐掉。

○將漱口水裝瓶後，密封冷藏可保存七天。

○使用後半小時內勿飲食，以免降低效果。

三、生活調養宜忌

○急發牙痛的舒緩方法

如果在家中突然發生牙痛時，除了最常見的用鹽水漱口外，可選擇下列方法暫時舒緩疼痛。

●**冰袋冷敷**：積膿引起的牙痛，遇熱會加重，可用冰袋冷敷臉部，緩解疼痛。

●**丁香止痛液**：準備丁香十克、花椒十克，加水兩百毫升，以中火煎煮五分鐘後，再加入食醋四十毫升攪拌均勻，將藥液濾出、裝瓶密封冷藏保存。使用時，用棉球沾藥液，放入牙痛部位咬住十五分鐘，即可止痛、消腫。

●**自製牙痛散**：將細辛、蓽拔、白芷按一：二：二的比例混合，再加少許冰片，共碾成細粉，密封裝瓶備用。牙痛時用濕棉球一個，中間放藥粉適量（綠豆粒大小），放牙痛處咬緊，可以很快止痛。

（以上兩種中藥止痛劑有如胡椒的刺激性，應諮詢中醫師評估個人的牙周病變而慎用。）

● **指壓法：** 臼齒靠近嘴唇的上排前三齒牙痛取迎香、人中穴，下排牙痛取承漿穴；上排後五齒牙痛取下關穴，下排牙痛取頰車、大迎穴。以指切壓，施力由輕逐漸加重，施壓十至十五分鐘。

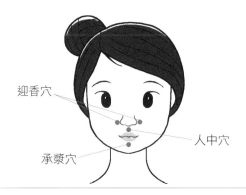

迎香穴
位於鼻翼外緣的法令紋處。

人中穴
位於鼻唇溝正中上三分之一處。

承漿穴
位於嘴唇與下巴中間的凹陷處。

下關穴
位於耳朵前方鬢角下，
顴骨下緣最為凹陷處，張口即閉。

頰車穴
位於下頷角前上方之凹處，
用力咬時則隆起。

大迎穴
位於下頷角前方一橫指，
鼓腮時呈凹陷處。

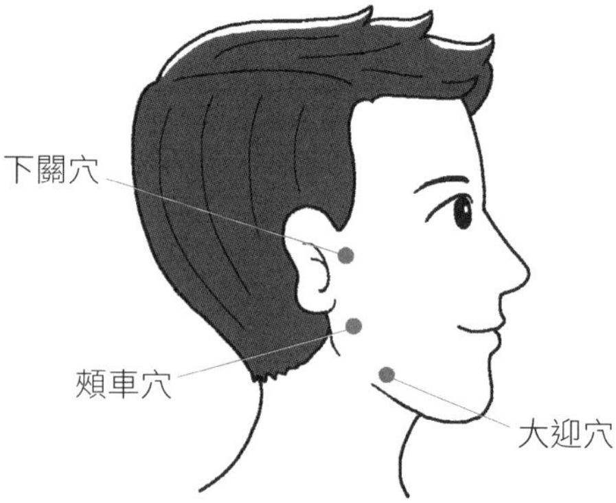

○飲食

1 平時少吃甜食，特別是蛋糕、棉花糖等不太需要咀嚼的含糖食品。

2 多吃耐嚼、富含纖維的食物，增加唾液分泌，可以幫助牙面清潔。

3 風熱牙痛、口腔紅腫的患者可食用綠豆椰子汁水。準備綠豆一百克、椰子汁一杯、冰糖適量，將綠豆洗淨搗碎後加水煮至綠豆爛熟，再依個人喜好加入冰糖，把椰子汁加入綠豆湯裡攪拌均勻，稍涼後一次吃完，連吃三天。

○日常牙齒護理

1 注意口腔衛生，養成良好的刷牙習慣，若無法及時刷牙也應飯後漱口。

2 採用「豎刷牙法」，不用「橫刷牙法」，刷牙時動作的方向要與牙縫方向一致，既可按摩牙齦又可改善牙周組織的血液循環，減少牙病的發生。並輔助用手指在口頰外做牙齦按摩。根據自身情況選購牙刷，大原則以刷毛軟、刷毛小為主。

3 經常進行叩齒運動（做法參考第129頁），有利於牙齒的穩健。

4 學齡前兒童需注意營養充足，適時的補充維生素、鈣質、蛋白質，有助於恆牙的發育。

5 注意牙周疾病的早期徵兆，如果在刷牙的時候牙齦出血，可能是牙周有炎症的表現，應盡早就醫。

6 發現蛀牙時應立刻前往牙科進行補洞或其他治療，避免牙槽膿腫等感染的發生。

7 定期做口腔保健，兒童每半年、成人每一年至少做一次口腔檢查及洗牙。

患者主訴

五十八歲的劉女士牙痛已十餘年，近三個月來牙痛久作不休，經牙醫檢查診斷為「牙周病」，服用抗生素有時有效有時無效，反反覆覆。近日因勞累關係突然牙痛難忍，徹夜不眠，也不太能進食。症見全口牙齒鬆動，咀嚼無力，牙齦萎縮，時有出血，右下側磨牙作痛，影響咀嚼，伴有食之無味、食慾不佳、精神疲倦等。另外，舌質淡、舌苔白滑，脈象沉而無力。

診療建議

中醫辨證劉女士的病況為「脾腎陽虛，寒邪內聚」所致，治療應溫補脾腎，散寒止痛。開立處方為**附子理中湯**、**清胃散**。此外，叮囑患者每日**叩齒按摩**數次，另用**牙周病漱口水**（做法參考第125頁）一日多次漱口，和一週服用二至三帖的**補腎固齒湯**（做法參考第124頁）。調理三個月後症狀減輕，咀嚼無不適。繼續給予上方治療（含漱口和內服），牙齒疼痛減輕大半。仍醫囑定期牙科檢查無牙周病變為宜。

醫學解析

據研究顯示，叩齒、按摩能促進牙體和牙周組織的血液循環，減少齲齒等牙病的發生，因此治療過程中叮囑患者每日叩齒按摩數次的重要性。

唐代大醫學家孫思邈在著作《千金方》中指出：「每晨起，以沾鹽納口中，以溫水含揩齒，及叩齒百遍，為之不絕，不過五日，齒即牢密。」這說明古人早就知道叩齒對健齒的作用，經常叩齒，臉頰較不易塌陷，且能增加咀嚼力，牙齒也不易鬆脫，叩齒時對大腦也有輕度的刺激作用，對提高聽力、預防耳鳴都有一定幫助。

叩齒的具體方法有三種：

一、早中晚各做一次，站立、坐著均可。雙眼平視前方，舌尖輕頂上顎，將上下牙齒互相叩擊一百次，叩齒時嘴唇輕閉。

二、上下排牙齒用力咬緊後再儘量放鬆，反覆操作五十次。透過咬緊把牙肉裡的血推走，再放鬆讓血回流，讓局部氣血吐故納新。

三、左右磨齒，每次一百下，以起到鍛鍊牙齒的功效。

眼睛疲勞

眼睛乾澀可能是「肝」過勞

眼睛疲勞是一種眼科常見疾病，其症狀除了眼睛痠脹、刺痛、乾澀、流淚、視線模糊、畏光外，會伴有頭痛、眩暈、肩膀僵硬、煩躁、嘔吐等現象。

此疾病多由長時間持續近距離用眼，導致眼球調視與聚焦功能障礙或精神性緊張而產生，如閱讀、刺繡、看電視或打電腦等動作。隨著科技進步，電子產品變成你我生活中不可或缺的一部分，尤其在智慧型手機問世後，大家天天盯著那小小的螢幕，在長時間打電動、看影片、追劇等等的情況下，導致許多人從小就成為近視一族，就有調查發現，臺灣國小六年級的孩童近視率高達六成，將來成為高度近視機率也非常高。上述原因導致眼睛疲勞的患者也日益增多。

眼睛疲勞為許多眼部疾患的前症，若持續過度用眼未適時休息、不善加照顧，可能造成乾眼症、近視加深，或引發青光眼及眼底病變等重症，因此患者需避免讓眼睛處於長時間的疲勞。經常熬夜、睡眠不足、嗜吃辛辣烤炸食物、壓力大或生活過於勞累的人，尤其需要注意。

現代醫學目前對眼睛疲勞尚無完全的治療方法。中醫將眼睛疲勞歸於「肝勞」或「眉棱骨痛」範疇，在治療方面採用針灸、按摩眼周穴道，可以很好的做到「目明」的效果。在日常生活中，我們可以從「食、敷、按」三個方面防治眼睛疲勞，多喝枸杞、菊花泡的茶以養血清肝益腎，適時的熱敷或按摩眼周穴位也能減輕眼壓，使症狀得到明顯的緩解。

眼睛疲勞的常見證型

(1) 肝血不足型

症狀 視線模糊、眼睛乾澀，伴有頭暈心悸、失眠多夢。舌淡紅、舌苔薄白，脈象弱。

治則 **養血養肝，滋腎明目。**

(2) 肝腎陰虛型

症狀 視線模糊、眼睛乾澀，伴有耳鳴、健忘、煩躁、失眠且多夢、手腳掌心熱、雙頰發熱發紅、腰膝痠軟。舌紅苔少，脈象細。

治則 **滋補肝腎，養陰明目。**

(3) 虛火上炎型

症狀 視線模糊、眼睛乾澀疼痛、畏光、頻繁眨眼、流淚、流目油。舌淡苔少，脈象澀。

治則 **滋陰降火，養肝明目。**

(4) 心脾兩虛型

症狀 眼睛疲倦感明顯、眼瞼沉重下垂感、臉色蒼白、神情疲倦、全身無力、精神恍惚、健忘、食慾不振、排便稀軟。舌淡苔薄白、邊有齒痕，脈象弱。

治則 **健脾益氣，補血明目。**

羅醫師的調理養生之方

一、中醫內服法

●枸杞決明茶

材料 枸杞十五克，決明子十五克，黑豆粉一匙

做法 取枸杞與決明子加水一千毫升，以中火煮開成藥茶後，再加黑豆粉混合均勻，可於白天當茶水飲用。

使用須知 ○上述一包藥可用同樣水量再回煮一次。一日一包，一週約服用二至五包。當日未服用完的可放於冰箱冷藏。

○前述介紹的四種證型都可選用。

功效 決明子為決明的種子，具有清肝、明目的功效，《日華子本草》也指出決明子能「助肝氣、益精水」；枸杞能補肝、益腎、明目，其中含有豐富的胡蘿蔔素、維生素B、C，對眼睛疲勞、視力加深等都有很好的緩解作用；而黑豆則富有蛋白質和維生素B，能明目解毒。全方可治療眼睛痠澀、疲勞，若配合核桃仁，還可增加補腎功效。

枸杞的其他運用

單純枸杞也可直接泡茶，每天泡三十到五十克，放在茶杯裡面，用開水泡十到十五分鐘，喝水吃枸杞。或是煮枸杞蛋藥膳，用枸杞二十克與兩個雞蛋調勻，蒸熟，即可食用。此方對於頭昏眼花、多淚者有明顯效果。

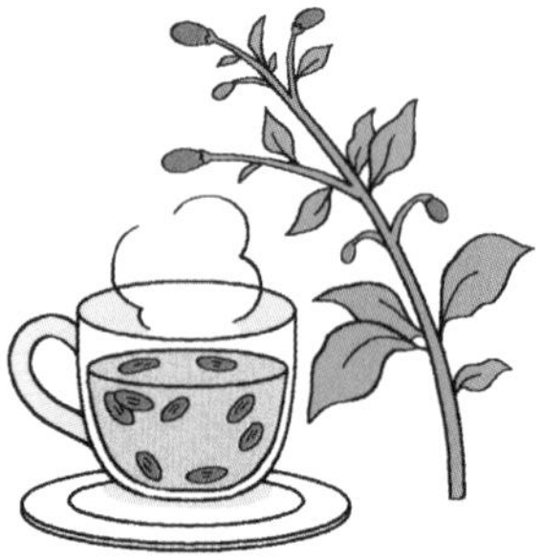

二、穴道按摩法

●按壓眼周穴位

閉上眼，分別用食指或中指指腹輕揉繞圈按摩眼周穴位，每個穴位按摩三十下，兩眼同時進行，能促進循環與鬆弛眼肌。

眼部各穴位位置

攢竹：眉毛內側邊緣凹陷處。
魚腰：位於瞳孔直上，眉毛的中點。
絲竹空：位於兩側眉梢凹陷處。
睛明：位於內眼角稍上凹陷處。
承泣：瞳孔正下方，眼窩下緣中央。
四白：目正視，瞳孔直下，當顴骨上方凹陷處。
球後：瞳孔下方正中間偏外側三分之一處。
印堂：位於額部，兩眉連線的中點。
陽白：眼睛正視前方，瞳孔直上，在眉上一寸處。
太陽：位於眉梢與外眼角之間向後約一寸的凹陷處。

＊一寸約為一拇指寬

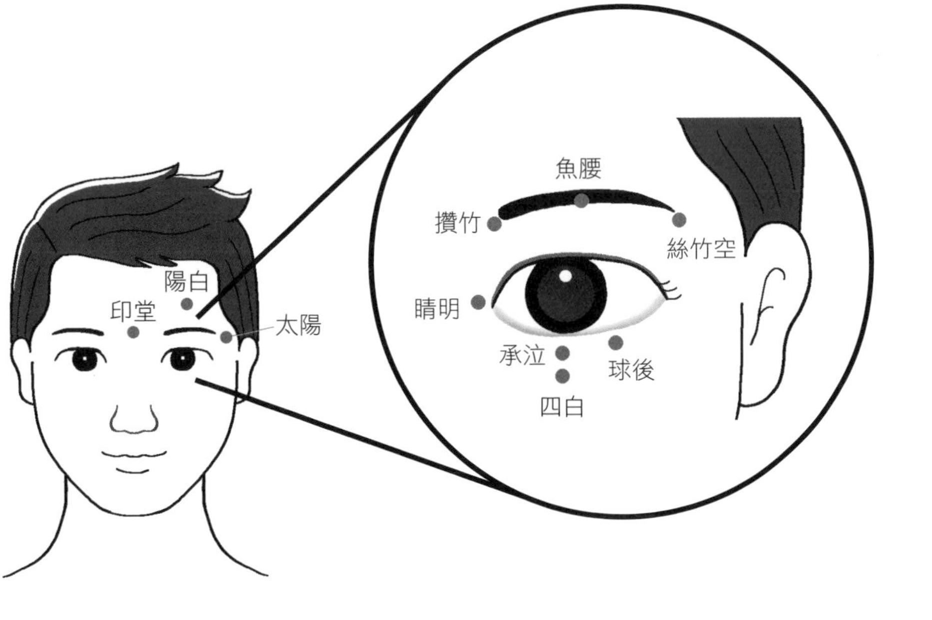

點按提上瞼肌

拇指在眉下，食、中指在眉上，自眉頭至眉尾滑搓三至五次。再點按眼周的睛明、攢竹、魚腰、絲空竹、太陽、陽白、印堂等穴位，每穴點按一分鐘。

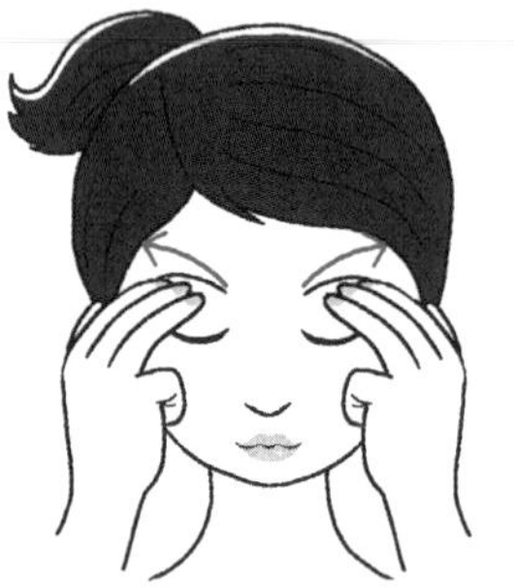

輕揉眼球

食、中、無名指併攏輕揉眼球三十至五十次，頻率為每分鐘十次，共三至五分鐘，有痠脹感後停止，切記勿直接按壓眼球正中央或用力過猛。

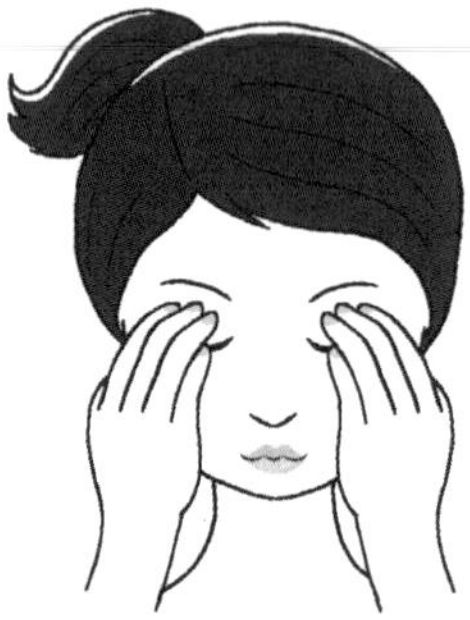

點按其他穴位

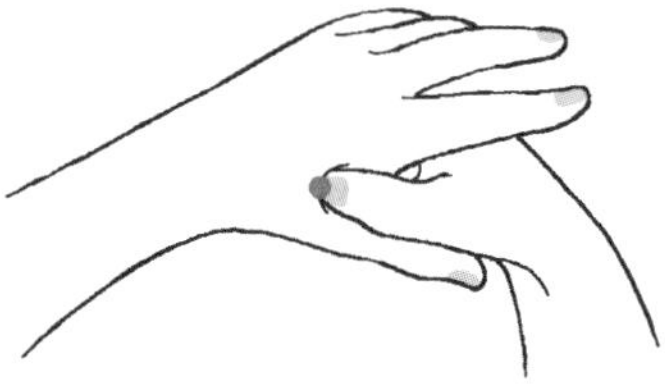

合谷穴

位於大拇指與食指之間的虎口處，用拇、食指點按一分鐘，此穴按壓會有疼痛感。

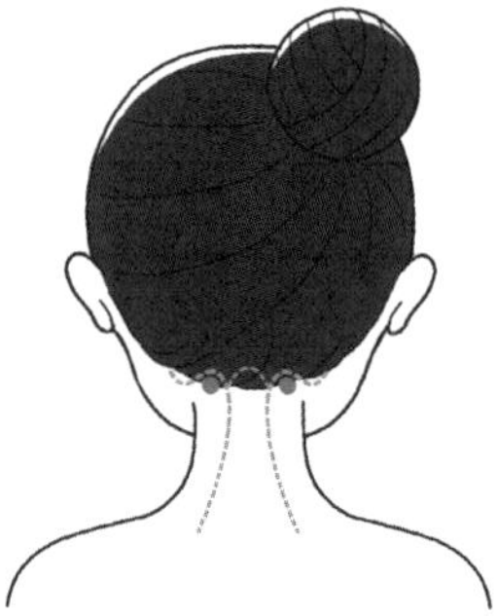

風池穴

風池穴位於後頸部枕骨之下，胸鎖乳突肌與斜方肌凹陷處。先點按一分鐘，然後再用雙手拇指摩擦搓揉後枕部半分鐘。

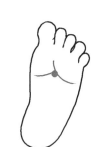

湧泉穴

位於足心，拇趾和食趾往下延伸的交會凹陷處。是腎經的井穴，主治頭痛、眩暈、目澀昏花，有補腎強精明目的功效。

●運目功

眼睛出現疲勞的時候可以做閉目、眨眼、仰望俯視、遠眺近觀，促進眼部氣血循環，使眼肌放鬆、淚液滋潤，進而消除疲勞。

方法 停止注視，閉目休息，眨眨眼睛，仰頭望天或眺望遠處三至五分鐘，再俯首視地或觀看近物三至五分鐘，反覆三至五次。

●輕拍額頭

雙手握成拳狀，先深呼吸兩次，讓身體鬆弛下來，然後將握成空拳的雙手抬起，放置額前，輕拍頭部，由眉心起，分左右兩邊輕拍至前額兩側，來回往復十幾次至幾十次。敲打的力度不可過大，動作要均勻。

三、生活調養宜忌

○飲食

1 烹調方式以蒸、煮、泡為主，不宜多吃油膩食物，辛辣刺激的東西也應該適量減少，以清淡飲食為主。

2 平時多吃些五穀雜糧、核桃、豆製品、魚類、牛奶、紅綠蔬菜、水果等，含有維生素、蛋白質和纖維素的食物，有清肝降火之效。

3 藍莓中含的花青素，具有促進眼部微循環的作用，對眼睛疲勞也有一定的預防作用。

4 多吃富含維生素A的紅蘿蔔、枸杞、牛奶、雞蛋、鵝肝、橘子、哈密瓜等，因維生素A可以幫助眼球裡面感光細胞的新陳代謝，補肝養血。

5 可口服魚肝油給眼睛「補水」，注意魚肝油和魚油不同，魚肝油含有維生素A、D，對夜盲症、鈣質吸收有很大的幫助。

6 維生素C是組成眼球水晶體的成分之一，可以多吃青菜、苦瓜、番茄、草莓、蘋果等，確保每日維生素C攝取足夠。

7 鈣具有消除眼肌緊張的作用，像豆類製品、奶類、魚、蝦、花生、核桃、芹菜等食品中都含有豐富的鈣質。尤其牛奶和毛豆含有較多鈣、磷等微量元素，能夠增強眼內肌力，改善眼睛疲勞。

○其他

1 使用市售眼藥水之前應諮詢醫師，眼藥水裡或許含有防腐劑，會有越點越乾或更易流淚的問題，千萬不要隨意使用。

2 患者外出可戴墨鏡、護目鏡，保護眼睛，因寒風、強光會刺激眼睛，使眼球乾燥症狀加重。

3 不少人常常一個不注意就連續好幾個小時看電視、電腦，應看三、四十分鐘左右就起來走走，看看窗外，適當休息五到十分鐘。

4 老年人要重視眼病的流淚情形，應該儘早去醫院檢查，避免進一步病變成更嚴重的眼部疾病。

5 戒除不良嗜好，儘量不抽菸、不酗酒，尤其許多人認為偶一為之、無傷大雅的熬夜更應該多加注意。

6 適當鍛鍊身體，有助於改善血液循環，延緩眼病的發生及發展，尤其是球類運動如羽球、桌球，可幫助視力的調節能力。但若是戶外活動應儘量挑選陰涼處，避免太陽光刺激及中暑。

7 減少配戴隱形眼鏡，許多人因工作需要必須配戴隱形眼鏡，但對於已患有乾眼症的人應儘量避免，且在配戴時若雙手消毒不乾淨還會造成細菌感染，衍生更多問題。

年紀約三十的秦小姐，雙眼乾澀，看東西常感模糊，吹風時尤其嚴重，也容易發癢、又怕光，上眼瞼有沉重墜感。近日同時發生了心悸、頭暈的症狀，休息後可獲得緩解。經眼科檢測視力、眼壓、眼底均正常，因此特來中醫求診。

秦小姐的面色萎黃，舌淡苔白，脈象沉。中醫辨證為「肝腎虧虛，血不養肝」。考量到她用眼過久，肝血不足，目失濡養而不適，因此施作了**眼針療法**：取肝、心、腎等穴區，配合承泣、風池、百會穴等施以針刺。

另外也搭配使用**耳穴敷貼法**，針對耳穴的腎、肝、眼、耳尖等，用膠布黏貼王不留行籽，叮囑回去後也經常用手按壓以刺激穴位，按壓時閉目，一日多次。刺激眼睛外周神經感受器，傳導到神經中樞，提高視覺中樞及視神經細胞的興奮性，能夠改善視力，在眼睛感到非常疲勞時特別有效。

除此之外，建議秦小姐在家服用**枸杞決明茶**（做法參考第132頁），並於空閒時刻操作**運目功**以及**按壓眼周穴位**（做法參考第133至135頁）後，確實改善了眼睛痠澀疲勞的問題。

老年人眼睛分泌異常

治療當從疏肝、益腎著手

老年人因為眼睛分泌異常而無緣無故地流眼淚，甚至是「老淚縱橫」，台語常稱為「流目油」，這是老年人眼睛常見的特點，其原因主要有以下幾種情況：

一是寒冷刺激：在寒冷季節裡受到冷風刺激後，會反射性地迎風而流淚，因淚腺是一種反射分泌器，當受到寒冷、疼痛、情緒變化等因素的刺激時，分泌明顯，同時眼眶周圍的皮膚和肌肉受刺激發生收縮、擠壓淚管，於是會流眼淚。患有慢性結膜炎的人更容易出現這種情況。

二是眼部疾病：眼病會造成結膜充血、角膜受到損傷，這時眼睛對外界刺激的敏感性增強，流淚的現象明顯。舉例來說，患有沙眼、眼瞼內翻倒睫、角膜炎、屈光不正等眼病時，都會有流淚的症狀。而乾眼症患者在乾燥寒冷的環境，因其該有淚液分泌減少，眼睛乾澀難受，容易因刺激反射性地大量流淚。

三是淚道不暢：有些老年人即使待在家也會流淚，因其可能患有慢性淚囊炎、淚道狹窄等疾病，眼淚不能通過鼻淚管排出，就會流淚、甚至有膿溢出。鼻淚道阻塞多為後天形成，當病菌侵入鼻淚管會引起管內黏膜發炎阻塞，因此，患有過敏性鼻炎的老人也比較容易患上鼻淚道阻塞。

綜合上述，老年人無故流眼淚主要是由於眼睛乾燥。眼部流淚現象很常見，在眼科門診中約三成左右的患者有此症狀，流淚不止會影響視力，造成眼部不適，患者不斷擦拭眼淚還可能會擦傷眼睛，造成感染，長期浸漬淚液甚至會引起慢性刺激性結膜炎，而淚水也可能使下瞼和臉頰皮膚紅腫及糜爛，引發濕疹性皮膚炎。

從中醫觀點來看，本病的病機為肝腎陰虛，肝之陰液不足。中醫認為五臟六腑之精氣，皆上注於目而為之精，肝腎精血充足，眼球有所養，方能久視。因肝開竅於目，五臟化液以肝為淚，故淚液濡潤而目明。所以治療當充足肝陰，肝氣條達時，淚液分泌正常，黑睛白睛晶瑩潤澤。

何謂結膜鬆弛症？

導致老年人流淚還有一個主因是「結膜鬆弛症」，國內長期以來未能重視結膜鬆弛症的研究，對其致病機制不清楚，常將結膜鬆弛症誤認為老年人正常的生理現象而忽視。臨床觀察發現，許多老年人眼球與下瞼緣之間過度鬆弛形成皺褶，就會出現流淚、異物感、灼痛等不適症狀，通常認為症狀不明顯的結膜鬆弛症無需治療。如果有乾澀、異物感等咽部刺激症狀，可給予人工淚液，有癢感、球結膜水腫、充血時應當就醫，進行治療。

眼睛分泌異常的常見證型

(1) 腎陽不足型

症狀 冷淚且淚液清稀，吹風受寒會加重，因此冬天發作嚴重，伴有怕冷、四肢冰冷、視線不佳、夜尿多。舌淡，脈沉而無力。

治則 **溫補腎陽，通竅攝淚。**

(2) 肝腎陰虧型

症狀 眼淚雖多但仍覺眼睛乾澀，視線朦朧不清晰，伴有頭昏、耳鳴、腰膝痠軟。舌淡紅，脈象細。

治則 **滋補肝腎，填精斂淚。**

(3) 脾腎雙虛型

症狀 淚道雖通暢但淚液不止，常冷淚盈眶，勞累或打哈欠後加重，伴有疲倦沒精神、眼睛睜不開、氣短、大便不成形。舌淡或有齒痕，脈虛無力。

治則 **補腎健脾，益氣攝淚。**

羅醫師的調理養生之方

一、中醫內服法

●疏肝明目茶

材料 枸杞二十克，柴胡、生白芍、桑葉、菊花、決明子各十克

做法 將上述藥材用清水浸泡三十分鐘後，將材料加水一千毫升，以中火煮開成藥茶後，濾出藥液，可於白天當茶水飲用。

使用須知

○前述介紹的三種證型都可選用。

○飲食上禁辛辣、溫燥、海鮮、酒類、香菸。心理上忌憂鬱暴怒、情志不遂。

功效 枸杞滋肝補腎、益精明目，柴胡疏肝升陽，生白芍養血柔肝，桑葉、決明子、菊花清肝明目，全方合「清肝、健脾、益腎」於一方，以舒暢氣機為先，滋養肝腎、益精明目為根，故有疏肝明目作用。

二、中醫外治法

●藥茶薰眼

老年人因淚腺分泌不足導致眼乾，年輕人則多半因過度使用電子產品，使淚液蒸發而引起眼乾，用藥茶熱薰，能緩解眼睛乾澀、使眼睛明亮。

做法 將上述「疏肝明目茶」的藥渣浸泡熱水，待降溫至四十度左右後，以乾淨毛巾沾取、置手掌心，放置眼前十至十五公分距離，留意距離勿太近，用茶的熱氣薰眼睛，持續十到十五分鐘之後即可緩解症狀。熱氣能加快眼睛血液循環進而放鬆眼周肌肉，此法不論年紀皆適用。

注意事項 若眼睛正患有炎症，比如結膜炎，要避免使用此法，因為熱氣可能會增加炎症的分泌物，造成反效果。

三、生活調養宜忌

●眼睛運動操

經常眨眼睛可以調整眼睛周圍肌肉張力的功能，延緩衰老。

操作方法

步驟1：一開一閉眨眼，每十五次為一組，同時用雙手輕揉雙眼，滋潤眼球。

步驟2：順時針和逆時針旋轉眼球，能改善眼肌的血液循環，提神明目。

步驟3：用拇指或食指按摩眼周穴位，如點按太陽穴、睛明穴、攢竹穴，力量可以由弱到強，感覺痠脹後，慢慢放鬆，每個穴位按摩一分鐘，連續按三遍。

*眼周穴位可參考第133頁

其他保護眼睛的調養方式，可參考「眼睛疲勞」篇章（第132至136頁）。

以穴位眼針改善溢淚

穴位眼針為改善老年人淚液分泌異常的有效方法，常取穴位為攢竹、睛明、承泣、絲竹空、陽白、迎香、太陽等穴。因睛明穴為治眼疾要穴，與攢竹穴均為膀胱經之穴，針刺可調理眼部氣血。而太陽穴為經外奇穴，與絲竹空穴位同為眼周穴位，且皆有主治目疾之功效。

諸穴同用可以通經活絡、調理氣血，因而能調節淚腺神經，減少淚腺及瞼板腺的分泌功能，使老人溢淚流量減少，調整淚膜的穩定性。

陳女士今年五十八歲，來門診時，自訴雙眼流淚已兩個多月，每當吹風時更是嚴重，而且眼部容易乾澀發癢，時有燒灼感、畏光，近半個月來，還出現了身困乏力、視物昏花的情況，點眼藥水治療卻也不見長期穩定效果，於是來院就診。

我觀察其眼睛不紅不腫，眼白結膜輕度充血，舌質紅苔薄，脈象細。診斷為「淚溢症」，在中醫上，證屬「肝腎陰虧」，治療上宜滋補肝腎，清熱斂淚。

當天於患者眉頭攢竹穴放血，施**穴位眼針**。處方開立了**滋腎明目湯**、**柴胡清肝湯**。另囑咐陳女士回家後服用**疏肝明目茶**並用**藥茶薰眼**（做法參考第140頁），以及做**運目功**（做法參考第135頁）。服藥期間禁酒及刺激性食物。

調理三個月後，陳女士經常流淚的症狀減輕，而且其它眼睛症狀如易乾澀發癢、燒灼感、怕光等皆改善許多，甚至連身困乏力、視物不清皆減輕不少。

以穴位眼針搭配薰眼療法，可滋補肝血、健脾益氣，調理眼球營養物質之功能。而閉目、眨眼、仰望俯視、遠眺近觀、按摩眼周或足心等等，均可消除或減輕眼睛疲勞。內外同治，為治療老年人眼睛分泌異常的有效療法。

貳之二

讓人老化氣色差的皮膚病

皮膚疾病以慢性表現為多，
共同特點為會反覆發作且不易根治。
可能是體質，也可能受後天環境影響，
且現代人壓力大，還常與情緒起伏有關。
本節將介紹脂漏性皮膚炎、乾癬、濕疹、痤瘡等等，
治療上，多以中藥內服搭配外用調理。

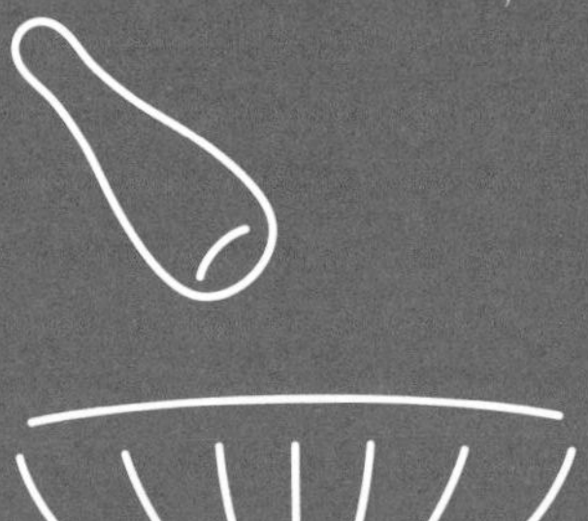

異位性皮膚炎

受濕熱影響而反覆發作

異位性皮膚炎又稱為「過敏性皮膚炎」，最常發生在嬰兒期或兒童期，是一種家族先天性遺傳體質，易患氣喘、濕疹的一種疾病群的表現，通常伴隨著過敏性鼻炎等症狀。醫師必須根據病患的各項病史與臨床表現綜合判斷後才能診斷。

異位性皮膚炎有四大特徵：

1 皮膚乾燥劇癢。

2 長期慢性反覆發作。

3 好發氣喘病，或有過敏性鼻炎病史。

4 嬰兒一般於出生三、四個月左右發病，初發紅斑及脫屑於額部，而後擴大至臉頰，偶爾可見成群癢性丘疹併有滲出物，嚴重時可蔓延至手腳及臀部。因有不舒服感覺，會影響睡眠品質。年長兒童及成人皮疹常出現在肘窩及膝窩處。

兒童異位性皮膚炎好發年齡在剛出生至兩歲，隨著年紀增加，發生率會逐漸下降，在十至十四歲左右症狀會改善，只有少數患者會延續至成年。

此病的病因至今仍未被明定，主要因素可能是遺傳體質、過敏或免疫系統異常、後天環境、食物過敏或是心理因素等。由於臺灣氣候獨特，使得過敏性鼻炎及異位性皮膚炎患者逐年增加，建議從體質進行調整，將身體養好，避免發作。

在中醫書籍裡，雖然找不到異位性皮膚炎的相關記載，但有類似症狀的描述，如「奶癬（嬰兒期濕疹）」、「風癬」、「浸淫瘡」、「濕毒瘡」、「四彎風」等，都和異位性皮膚炎的症狀相似。

● **四彎風**：發於肘部、膝部、膕（膝後窩）部，常見對稱性發作，故有之論述。

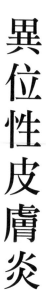

- 窩瘡：發於手腕部。
- 浸淫瘡：發於四肢或全身，滲液不斷的現象。
- 旋風瘡：發於耳部。

此病的症狀可發生在任何部位，常見部位是臉、耳後、乳房、手部、陰囊等。中醫認為這和先天稟賦不足、母體遺熱於胎兒或後天調養不當，而致脾虛濕滯、肺臟嬌嫩有關。因濕熱內生，又感受風濕熱邪，聚集在肌膚而形成，受到濕熱影響，病程長，且反覆發作，難以治癒。

有關此病的科學驗證，英國 Dr. Sheehan 團隊研究發現以中藥複方，如荊芥、防風、白頭翁、白鮮皮、蒺藜等，可以改善皮膚損傷。過去臺灣也有以中藥方劑消風散做臨床試驗，並得到相似療效。

異位性皮膚炎的常見證型

(1) 濕熱內蘊型

症狀 常見於急性期，發病迅速，皮膚灼熱紅腫，或是大片紅斑、丘疹，並有黃色液體，有些腥味，有時會影響睡眠，皮膚易有多處搔抓傷口，皮膚剝脫。大便偏乾，小便顏色偏黃。舌頭呈現鮮紅色，舌苔偏黃或黃膩，脈象滑。

治則 **利濕清熱，祛風止癢。**

(2) 陰虛血燥型

症狀 常見於慢性期，特點為病情反覆發作，皮膚肥厚乾燥，有鱗屑，或呈苔蘚樣變化，搔癢劇烈，時常抓到破皮出血、滲出液不多。因劇烈搔癢，可看見很多抓痕。舌頭呈現暗紅色，苔薄或剝苔，脈象弦。

治則 **滋陰潤燥，祛風止癢。**

(3) 脾虛濕盛型

症狀 病灶皮膚黯淡不紅，成片搔癢，抓癢難耐，滲出組織液量多，後期則皮膚乾燥脫屑。臉色蒼白無血色，脾胃虛弱，大便稀軟，小便不黃，也會有腸胃悶脹等脾胃問題。舌頭呈現淡紅色，苔薄白或白膩，脈象緩。

治則 **健脾去濕。**

羅醫師的調理養生之方

一、中醫內服法

●健脾養肺飲

材料 粉光參六克，珠貝六克，山藥九克

做法 將材料磨粉，加水六百毫升，以中火煮開成藥茶後，濾出藥液，可於白天當茶水飲用。

使用須知

○上述一包藥可用同樣水量再回煮一次。當日未服用完的可放於冰箱冷藏。

○前述介紹的三種證型都可選用。

功效 粉光參健脾降火、補氣滋陰；珠貝，又稱川貝，可滋潤肺燥；山藥不熱不燥、益氣健脾，全方可調整免疫系統，抑制皮膚紅疹發炎反應，又不易上火。

●薏米綠豆湯

材料 薏苡仁四十克，綠豆、紅豆各十五克，紅棗五克

做法 材料加適量水煮成湯，不加糖和冰。分早、晚兩次溫服。

使用須知 適用於慢性期、疹色淡紅、劇癢感、滲出液量多、且病程較長者。

功效 食用有「皮膚清道夫」之稱的薏苡仁（薏米），可以幫助清除體內毒素。此食物清熱利濕，可作為病人平日保健之用，也可與四神湯、蓮子、茯苓、芡實、淮山藥一起燉湯食用，或煮紅豆湯、綠豆湯。

二、中醫外治法

中藥外治主要採用有清熱利濕、潤膚止癢作用的洗劑。以下皮膚有傷口處，應先注意消毒以防感染。且經中醫師診療建議更為穩妥。

●收斂傷口滲出物的三黃粉

對於局部傷口湯湯水水的或是濕濕黏黏的，可以用三黃粉來幫忙收斂傷口。三黃粉的成分是黃柏、黃芩、黃連（比例為二：二：一），請中藥行磨粉、過篩後，用小罐子包裝保存。使用時只要撒一點在傷口上，隔天就會乾燥容易結痂。

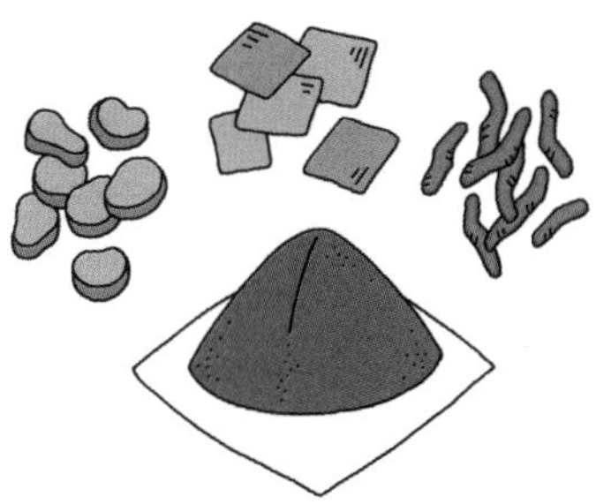

●緩解熱癢感藥液

有熱癢感者，可取牡丹皮三十克、赤芍三十克、白鮮皮三十克，加水一千毫升煎煮後放涼，用紗布沾藥液，擰至不滴水的程度後，濕敷於患處，每隔五至十分鐘更換一次。可感受到明顯的清熱止癢功效。若當日未使用完，可裝瓶冷藏保存，需使用時加熱微溫再使用。

●舒緩乾燥感藥軟膏

有脫屑乾燥抓癢感者，可取白鮮皮粉十五克、地膚子粉十五克、凡士林一百克，請中藥行磨粉、調勻後塗抹於患處，每晚一次。使用油性較大的軟膏可以達到隔絕外界、保持水分、軟化皮膚的作用。

三、生活調養宜忌

○飲食

1 薏苡仁清熱利濕，綠豆、紅豆清熱解毒，可以用來煮粥，每日食用。

2 食用蔬果如絲瓜、冬瓜、鮮藕節（含豐富纖維素），保持排便通暢，以利於瘀熱自大便排出。

3 異位性皮膚炎病患多屬濕熱或陰虛體質，注意保護脾胃的功能，不要吃過多的生冷食物，應少吃辛辣、油炸及燒烤食品，這些都含有不少過氧化物，容易誘發過敏反應。

4 應儘量避免攝取容易過敏的食物，像是雞蛋、牛奶、花生、豆類、海鮮、巧克力、餅乾、沙茶、芒果、鳳梨、荔枝、鴨肉、鵝肉、牛肉以及醃製醬瓜等食物。

5 治療期間忌食辛、酸、辣、高蛋白的食物。

○生活作息

●季節的影響

夏天天氣熱、太陽大，容易出汗會加重癢感。而在秋冬，因天氣乾冷，會使原本就乾燥的肌膚龜裂脱皮，又癢又痛，所以照顧方式應隨季節改變。如在夏季可適當地使用冷氣，並以靜態活動為主，避免戶外的激烈運動，注意皮膚的清潔，流汗後應立即將汗水擦乾，以免汗液中的鹽分刺激皮膚、引發搔癢。

●身體皮膚的清潔

皮膚濕疹並不是因為身體沒洗乾淨而引起，若因此過度清潔，尤其用太熱的水把保護皮膚角質上的油脂洗掉，會導致皮膚更加乾燥，而癢得更厲害。盡可能採取淋浴方式，避免泡澡。使用一般中性肥皂或是使用專為乾性皮膚所製造的沐浴乳，避免使用藥皂。在沐浴後要塗抹滋潤保濕的乳霜或乳液，避免可能引起過敏的成分。此外，冬季或氣候乾燥時，更需加強保濕，有時可能二小時左右就要塗抹一次。

●環境的維護

塵蟎類是常見的過敏原，一般人容易在睡覺時發作，往往癢到無法入睡或半夜癢醒，患者家中要儘量保持乾淨，少鋪地毯、絨布家飾、窗簾，因其容易暗藏灰塵、塵蟎等微小生物。建議使用防塵蟎的床被，或改用棉材質的棉被、枕頭，減少塵蟎的孳生。另外應避免接觸清潔劑、消毒水、洗衣粉等能使症狀更加惡化的化學製品。

●手指的清潔

因為指甲內容易藏污垢，若搔癢抓破皮膚，易致續發性感染，因此須經常修剪指甲。睡覺時，還可戴上手套，預防睡眠中不自主的抓癢。

○穿著

患有異位性皮膚炎的小孩，對熱的耐受力較低，應避免穿過多衣服悶出汗而加重癢感，所以穿著適量就好。在衣料選擇方面，羊毛、尼龍等布料會造成刺激，應避免直接接觸皮膚；而聚乙酯、尼龍等布料因為較不透氣，也應避免；純棉的衣料較適合異位性皮膚炎的小孩穿著，衣物柔軟、寬鬆、透氣，可避免汗液刺激皮膚。

患者主訴

十歲的李小妹妹，臉部、身體、雙腕、肘、膕窩的皮膚出現紅疹已持續二、三年，根據家人表示，李小妹妹三至五歲時曾有氣喘史，治癒後身體多處皮膚出現紅疹，也曾去做過敏原測試，顯示對粉塵、塵蟎過敏。

診察時發現她的全身泛發皮疹，以頭面、軀幹及雙下肢屈側為主，雙腕、肘、膕窩的皮膚受損，且見成片紅斑、丘疹、水泡，部分皮疹滲出透明黏液、糜爛傷口。除了搔癢難忍，還有結痂、皮膚增厚的情況，到夜間時更癢，頸部亦有皮損。此外，食慾差，大小便順暢，睡眠欠安。舌淡、苔白膩，脈象緩。

診療建議

李小妹妹的情況，西醫診斷異位性皮膚炎，中醫診斷為「濕毒瘡」，證屬「脾虛濕困」，應以健脾利濕、化濕止癢為治療方向。

我開立可祛濕消風解毒的**胃苓湯**、**十味敗毒散**，加上外用的**蒼朮止癢液**。並鼓勵家長為李小妹妹煎煮**健脾養肺飲**和**薏米綠豆湯**（做法參考第148頁）來服用，數日後再用**三黃粉**（做法參考第149頁）收斂傷口滲出物。期間若皮膚乾燥嚴重，取**紫雲膏**（做法參考第167頁）

塗搽，可以達到隔絕外界刺激、保持皮膚水分、軟化皮膚的作用。

調理三個多月，李小妹妹的雙腕、肘、膕窩皮損好轉，顏色較之前轉淡，上課已不搔抓，仍繼續以中藥調理皮膚免疫力。

醫學解析

小朋友多因先天體質、後天飲食習慣和皮膚護理狀況，而使異位性皮膚炎反覆發作，以致影響生活與學習品質。中醫藥藉由調理腸胃免疫功能，即所謂健脾祛濕，及根據個人體質調整寒熱虛實的偏頗特質，持續三至六個月調理，皮膚狀況多能有所改善。因此病屬於複雜的免疫疾病，需要中醫調理相當一段時間，尤其自身體質調理和皮膚護理都需要耐心。期間可外用三黃粉敷上，或塗舒緩乾燥感軟膏、紫雲膏做局部皮膚護理，當然忌冰冷飲、加工食品和辛辣刺激物，更是調理效果最重要的因素之一。

另外，還可以使用一種名為「蒼朮止癢液」的外用藥。取蒼朮、當歸、黃芩、桑白皮、蒲公英、防風各十五克，加一千毫升的水先浸泡半小時，以中火煎煮至剩五百毫升水，濾出汁液，使用時以小毛巾沾藥液擦洗即可，具有燥濕健脾、清熱解毒而達到抑菌消炎的功效（亦可用緩解熱癢感藥液交替使用，諮詢中醫師更是合宜）。

酒糟性皮膚炎

皮膚血管擴張與脾胃相關

酒糟性皮膚炎是一種慢性皮膚病，醫學上稱為「玫瑰痤瘡」，俗稱「紅鼻子」（過去對於常喝酒的人，容易有臉紅鼻子紅的印象，所以有紅鼻子的人會被誤認為是喝酒導致的）。皮損發生在鼻頭及其兩側，兩頰、前額中部，主要症狀有皮膚潮紅、灼熱感，並伴有丘疹、膿皰、微血管擴張、結節狀增生，臉部皮膚通常不會有搔癢感，但可能會有疤痕或皮膚腫塊現象，可併發痤瘡樣皮疹（類似粉刺）和脂漏性皮膚炎，病程長，病情緩，症狀時輕時重。

酒糟性皮膚炎常見於成年人，中年女性的發病率較高，但男性病情較嚴重。其病因尚未明瞭，主要可以歸因於皮膚免疫機制的異常、微血管擴張導致神經失調、臉部毛囊蟲等造成的表皮發炎反應，另外重口味飲食、酗酒、冷熱刺激、紫外線等物質也會造成影響。近年來在臨床上發現，有不少患者可能是保養過度而導致酒糟性皮膚炎，如過度去角質、進行醫美雷射或局部類固醇使用不當。

中醫稱酒糟性皮膚炎為「赤鼻」、「酒糟鼻」。中醫學認為，皮膚血管擴張與脾胃相關聯，「足陽明胃經上升頭面」，此經絡起於鼻翼，往下達下肢，經絡內連脾胃，因此，若肺胃之積熱上蒸，又感風寒束表，無法透過肌膚有效散熱，血瘀氣滯，就會形成此病。治療是以清熱涼血、行氣去瘀為主。

酒糟性皮膚炎的常見證型

醫學上常將酒糟性皮膚炎分為三期，但各期之間並無明顯界限，持續的時間也長短不一。

(1) 紅斑期

症狀 臉部中央鼻子、兩頰會出現暫時性的紅斑，微血管會呈細絲、樹枝狀擴張。受到冷熱、情緒、飲食、化妝品或清潔劑刺激後會加重，並可能變為持久性，伴有皮脂溢出。舌質紅、舌苔偏白或薄黃，脈象數。

治則 養陰清熱。

(2) 丘疹期

症狀 血管擴張更明顯，且縱橫交錯，在紅斑上會出現大量紅色丘疹、膿皰、結節，毛囊口擴大。舌質紅、舌苔偏黃，脈象滑。

治則 清熱利濕。

(3) 鼻贅期

症狀 多見於男性，鼻尖和鼻翼的皮腺、結締組織增生肥大，形成大大小小的結節狀隆起，使皮膚表面凹凸不平。舌質偏紫、舌苔黃，脈象弦。

治則 活血清熱。

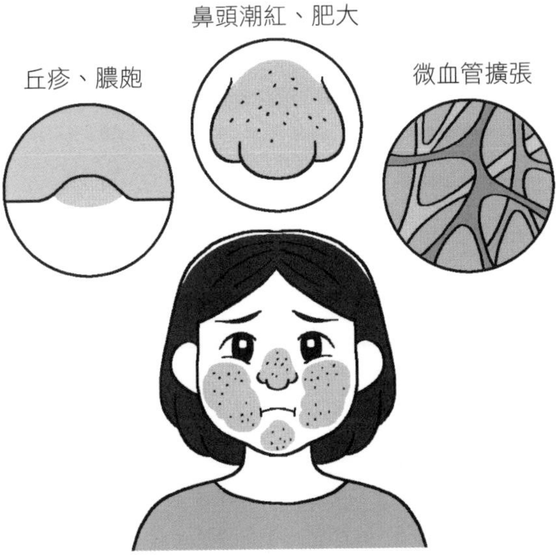

羅醫師的調理養生之方

一、中醫內服法

●消痘排毒茶

材料 板藍根十克，蒲公英十五克，赤芍十克，黃芩八克，甘草六克，枇杷葉十克

做法 將材料加水一千毫升，以中火煮開成藥茶後，可於白天當茶水飲用。

使用須知

○上述一包藥可用同樣水量再回煮一次。一日一包，一週約服用二至五包。當日未服用完的可放於冰箱冷藏。

○酒糟性皮膚炎的三個時期都可選用。

功效 板藍根、蒲公英、赤芍、黃芩、枇杷葉，取其清三焦濕熱而瀉火，具有清熱解毒、疏散風熱的功效，可用於治療酒糟膿瘡、熱毒膚疹等症。

二、中醫外治法

●大黃石膏消糟散

材料 大黃、石膏各約五十克（或等分量）

做法 將大黃、石膏研磨為細末後，混在一起用水約兩百毫升調勻，並敷在患部，每日二次，一週間隔敷貼二、三天，每次不超過三十分鐘。

使用須知

○使用前應先清洗患處，並先以薄粉敷貼兩頰，側試過敏反應一至二次。

○以上藥量為一週份使用完畢，且每次使用時取適量，其餘置入冰箱冷藏。

○一般使用約半個月至一個月即可修復改善酒糟性皮膚病症。

○情況嚴重者，可再加百部約五十克，一樣磨粉後外敷。

功效 有消毒、抗發炎、殺菌作用。

三、生活調養宜忌

雖然酒糟性皮膚炎無法根治，但可以透過日常飲食及生活作息來調養，保持積極心態來減輕病情。

1 減少攝取過甜、過於精製的食物，例如糕餅、冰淇淋、巧克力或油炸食品，這類食品會刺激神經和皮脂腺，使油脂分泌旺盛，使臉部更容易長痘痘。

2 忌食魚蝦等容易導致過敏的「發物」，及菸酒、咖啡、辛辣刺激性食物。

3 現代人以外食居多，飲食重鹹、再配上清涼的冰飲，容易脾胃濕熱，因此在飲食上可以挑選苦瓜、冬瓜、蘿蔔、絲瓜、黑木耳、青菜、豆腐、椰子、水梨、柳丁、西瓜、蓮霧、綠豆湯等較為涼性的食物。

4 保持患處衛生，慎選臉部清潔與保養品，以天然為主，避免使用含有酒精、化學香料的產品。若有使用髮膠或護髮用品，也要注意不要沾染到臉部肌膚。

5 避免去做三溫暖或是長時間泡湯，讓肌膚保持舒爽為宜。

6 注意環境因素，避免過冷過熱刺激及精神緊張，如陽光曝曬、高溫工作環境和情緒激動等。

患者主訴

四十四歲的張女士為一般上班族，一年前發現鼻頰及尖部起紅色皮疹，逐漸延伸至臉部，嚴重時會出現像青春痘般的黃色膿皰，時好時壞。近日情況加重而異常苦惱。

張女士平常喜歡吃辛辣食物，也有菸酒嗜好，所以一直以為是「長痘痘」，身體虛火氣大，所以買了藥膏擦，卻一直沒有好轉，更糟的是會反覆發作，尤其每回吃刺激性食物後，病情就會加重，並伴有便秘。

診查時發現，張女士的前額、兩頰、鼻尖及鼻翼兩側有散在性紅斑、丘疹、膿皰、黑頭粉刺，鼻頭皮膚顏色潮紅，有少量毛細血管擴張和多個丘疹，皮膚光亮，有散在小結節，局部發癢。舌紅、苔黃膩，脈濡數。診斷為「酒糟鼻」（肺胃積熱），薰蒸肺竅而成，治療上宜清熱利濕、健脾化濁。

診療建議

為患者開立的處方為**茵陳五苓散**、**仙方活命飲**。同時於背部做「**放血療法**」，取穴於大椎、肺俞、脾俞、胃俞、肝俞，用酒精消毒後，用採血片在穴位點刺後雙手擠出血一、二滴。除此之外，嘱咐患者居家服用**消痘排毒茶**（做法參考第156頁），和隔一至二日敷貼

大黃石膏消糟散，每次二分鐘，且先做下巴過敏測試（做法參考第156頁）。並調理日常飲食、起居習慣，以防復發。

醫學解析

中醫古籍《諸病源候論》記載：「此由飲酒，熱勢衝面，而遇風冷之氣相搏所生，故令鼻面生皻，赤疱匝匝然也。」也就是說，本病多因飲食不節，肺胃積熱上蒸，復感風邪，血瘀凝結而致。此觀點也與現代醫學相符，普遍認為，本病與胃腸功能障礙、內分泌功能失調，嗜酒、辛辣食物以及受冷熱刺激有關。

選用茵陳五苓散和仙方活命飲，是取其芳香清淡、醒脾和胃、清利中焦濕熱的功效，兩方共成清熱解毒、利濕化濁之功。

此外，古人認為臟腑經絡功能失調所產生的症狀，根本原因不只是「氣」發生改變，也是「血液」發生改變。「放血療法」就是透過治血調氣，從而通達經絡、活血化瘀，使臟腑和諧、陰陽平衡。於紅斑期，一般放血二到五次後應有明顯效果，如果血管擴張仍屬明顯，再繼續配合內服藥物二到三個療程後可基本痊癒。

脂漏性皮膚炎

情緒差壓力大引起肝鬱化熱

脂漏性皮膚炎是因皮脂腺過度分泌所造成，好發於季節交替、日夜溫差大的時候，與個人體質、日常壓力、飲食作息等因素相關。而造成皮脂溢出過多的原因大多與雄性激素增高有關，此外，細菌感染、過敏、內分泌失調等也是常見誘因。

脂漏性皮膚炎的特徵是患處成片狀，大面積輕微隆起，會有紅腫、脫皮，有時會發黃和有油膩的皮屑。此病容易發在皮脂腺密集的部位，如頭皮、臉上的T字、眉毛、髮際、胸前及上背，在頭部會有頭皮屑、頭皮癢，而前胸和上背則會呈現濕疹樣紅斑，有輕微搔癢感是最常見的表現。

脂漏性皮膚炎大多發生於嬰兒期及三十歲左右的成年人。西醫治療本病以去脂、消炎、止癢、抗菌為主，此病的病程通常較久，容易因情緒、壓力而一再復發。另外，氣候變化、空氣污染、不良生活習慣、長期處於空調環境及濫用化妝品等原因，也會造成此病的反覆。

脂漏性皮膚炎的病位多在頭皮，顯露於外，稱為「白屑風」；若發作於臉部，在中醫稱為「面油風」。在中醫體質學上，患者以濕熱偏盛體質居多。此病常與中醫所謂的「肝鬱化熱」相關，例如，自律神經、荷爾蒙功能失調產生憂鬱、焦慮、過度壓抑，皆會影響「肝」功能，患者常伴有失眠、月經失調、情緒不穩、頭易暈眩、食慾較差等情形。脂漏性皮膚炎的常見用藥為大黃、馬齒莧、黃精、紫草、白鮮皮等，現代藥理學研究顯示這些藥材有抑制細菌及真菌生長的作用，內、外結合給藥可以縮短治療療程、降低復發率。

脂漏性皮膚炎的常見證型

除了皮膚常見症狀，如頭皮、臉和頸部的皮膚會出現紅疹或團狀紅斑片外，依其他兼症分為以下三種證型：

(1) 肝胃熱盛型

症狀 多為急性發作，抓癢會有抓痕，並有糜爛、結痂或流水狀分泌物，伴有心煩口渴，大便乾硬。舌質偏紅、舌苔偏黃，脈象滑。

治則 **清胃瀉熱，涼血止癢。**

(2) 脾虛濕困型

症狀 多為慢性發作，皮膚受損呈淡粉紅色，膚質濕潤、搔癢、紅疹成團浮起於皮膚，伴有大便稀軟、食慾不佳。舌質偏淡紅色、舌苔白膩，脈象緩。

治則 **健脾利濕，佐以清熱。**

(3) 血虛風燥型

症狀 皮膚較乾燥，容易癢、會脫屑，有黃白色鱗屑在皮膚受損處邊緣，口乾口渴，大便乾結，頭髮乾燥易斷。舌質偏紅、舌苔薄白，脈象弦。

治則 **養血潤膚，祛風止癢。**

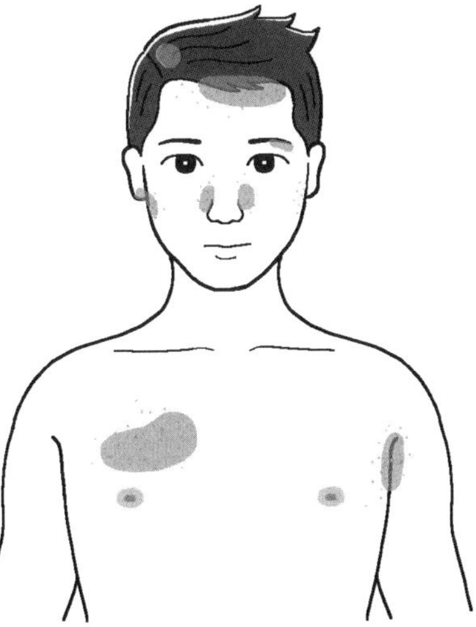

羅醫師的調理養生之方

一、中醫內服法

●土茯苓薏仁去油中藥茶

材料 土茯苓、薏苡仁各二十克，牡丹皮、何首烏、赤芍各十克，甘草六克

做法 將全部材料加水一千毫升，以中火煮開成藥茶後，可於白天當茶水飲用。

使用須知

○上述一包藥可用同樣水量再回煮一次。一日一包，一週約服用二至五包。當日未服用完的可放於冰箱冷藏。

○前述介紹的三種證型都可選用。

功效 土茯苓、薏苡仁有清熱解毒利濕功能；赤芍、牡丹皮、何首烏則是清熱涼血，能有效抑制皮脂腺和毛囊細菌的生長及油脂的分泌，緩解搔癢脫屑。

二、中醫外治法

●脂漏性皮膚炎外用洗劑

材料 白鮮皮三十克，地膚子十五克，百部十五克，蛇床子十五克，苦參十五克

做法 將上述材料加水一千毫升浸泡半小時，然後以中火煎沸即可。將藥液分裝瓶子，亦可冷藏保存，需使用時加熱微溫再使用。

使用須知

○用毛巾沾濕藥液後濕敷於患處，每次十至十五分鐘，每日或隔日一次，不用清水沖洗，使其自然晾乾。

○請勿刺激按摩患部。

功效 使用白鮮皮、地膚子配伍有清熱燥濕、解毒止癢的功效，可改善脂漏性皮膚炎，透過中藥溫和緩解搔癢不適。而且根據現代藥理研究，白鮮皮、地膚子有抗發炎、抑菌、抗過敏作用。

三、生活調養宜忌

○飲食

整體而言，飲食以清淡、低脂為主，推薦食材如全麥、糙米、雜糧、豆類、綠葉蔬菜等，多吃蔬菜還能幫助保持排便暢通。少吃辛熱食物或濃烈的調味品，例如辣椒，因味辛，容易導致炎症擴散，加重病情。此外，濃茶、酒、咖啡等會起興奮作用，多吃有害，也該儘量避免。

利用以下食品，可達到預防及改善的效用：

● **椰子汁**：適量的椰子汁具有清熱、降火的作用，可減少臉上油脂的分泌，但也不宜喝過量，因其為涼性容易導致腹瀉、腸胃不適。

● **綠豆殼清湯**：體內火氣旺會造成皮膚油脂分泌過多，綠豆殼屬涼性，有清熱、降火氣的作用，可減少皮膚油脂分泌。將綠豆煮湯，水滾後燜五分鐘即可飲用清湯，注意不要將綠豆煮太爛，會讓綠豆的涼性下降。

● **薏仁水**：薏仁可降火氣，對於預防脂漏性皮膚炎很有效。另外，薏仁也可改善其他的皮膚問題，如美白、汗斑、黑斑，以及預防濕疹。

○其他

1 適時清潔肌膚，除去皮脂，以免皮脂腺出口被堵塞。

2 選擇中性或弱酸性的沐浴乳，較不會對皮膚造成刺激。

3 頭皮可用抗屑洗髮精洗髮，但要記得再塗抹適當的保濕用品以保護皮膚。

4 注意臉部保濕，可使用一些保濕乳液或精華液來輔助，但要避免含有酒精成分的產品，容易使皮膚更乾燥、惡化。

5 保持生活規律，有充足的睡眠，最好在晚上十一至十二點前入睡，讓身體的器官有充分的休息時間。

6 壓力、焦慮不安及不穩定的情緒，是脂漏性皮膚炎的一大誘因，因此，排解憂慮對於改善及預防復發有顯著的效果。

7 維持正常的排便習慣，及時排便，避免便秘。

四十五歲的李先生，半年來由於工作緊張壓力大、生活不規律，頭皮兩側髮際線、眉中、鼻翼與耳後附近都出現紅斑、小丘疹，且皮膚乾燥、起黃白色油屑和泛紅，有搔癢感，情況反覆發作。

門診時觀察，李先生的頭皮、耳後、頸部、眼周均見散在性、大小不一的鱗屑斑、血片抓痕，且頭髮油膩有痂皮，頭皮覆蓋較厚的油脂性鱗屑。根據患者所言，每當曬太陽、吹風，或生活飲食不正常，都會惡化。李先生的舌質偏紅、舌苔黃膩，脈象滑。中醫診斷為「面油風（濕熱蘊結）」，辨證為「脾胃濕熱，鬱於肌膚」，應疏風清熱、利濕解毒。

我開立的處方為**清胃散**、**五味消毒散**，並囑咐他回家後，煎煮**土茯苓薏仁去油中藥茶**（做法參考第162頁）來服用。另以兼具養血、活血與潤膚功能的**紫雲膏**（做法參考第167頁）外敷。紫雲膏成分為當歸、紫草根、麻油，紫草根性涼，能排出體內熱毒；當歸可潤燥、補血、促進血液循環；麻油外用則可滋潤皮膚。並搭配使用**脂漏性皮膚炎外用洗劑**（做法參考第162頁），取約五十至一百毫升用以洗頭髮和洗臉二十分鐘後，再以溫水洗去，透過中藥液外洗的方式，緩解搔癢不適。

另外，醫囑李先生保持正常作息、飲食清淡、規律運動，以減少反覆發作。透過中藥內服外用調理一個月後，頭部、臉部的白屑、紅斑和小紅疹都減少，皮膚搔癢及熱感諸症均改善。

乾癬

血熱、血虛為基本病因

乾癬是一種慢性皮膚病，特徵為淡紅、鮮紅色的丘疹或紅斑，伴有白色落屑，好發於肘、膝、四肢兩側以及頭或陰部等身體部位。

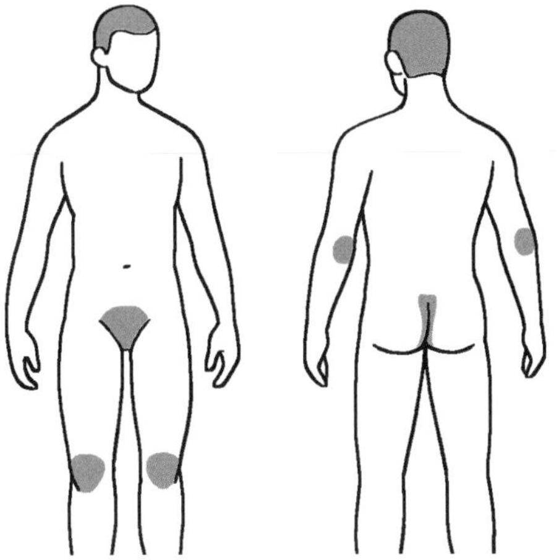

針對本病目前尚未有明確的病因，從西醫來看，認為可能與遺傳、感染、代謝、神經、內分泌、免疫學紊亂等有關。不論性別、年紀皆有可能患有乾癬，尤以青壯年較多，發病時程以春冬多見，四季皆發，病程緩慢，經常反覆發作。

早在晉《劉涓子鬼遺方》中就記載了治療乾癬的膏藥，並且作為外治的常用藥，廣為後世所應用。中醫學認為，本病的病因為「血」，其中另有「毒」為誘因，「血熱」、「血虛」為基本病因，發病猛急、病情頑固、反覆發作、不易根治等則符合「毒邪」致病的特點。發病初期可由體內血熱或外在受到風邪而引發，以致血熱風燥，外發皮膚；後期多因風燥日久，傷及經絡而血瘀。

乾癬的治療可用中藥內服外洗，治本於內，

消疹於外，清瀉血熱、滋陰潤燥、活血化瘀，達到調整陰陽、疏通氣血的目的。

中醫治療強調內外兼顧。實證發現中藥青黛含有靛藍、靛玉紅等成分，可調節角質細胞的增殖與分化，能減少發炎物質釋放，做成乳膏或凝膠製劑，除了能有效改善乾癬，亦可增加皮膚的保水性，以降低皮膚因乾燥所造成的搔癢問題。

乾癬是自體免疫系統紊亂失調，不管是中藥、西藥或保健食品的使用都必須非常謹慎。有臨床研究顯示，青黛、珍珠、冰片、石膏等具有清熱解毒、涼血消斑、透表解肌作用，而製成的外敷軟膏劑，相較於僅接受油膏基質的安慰組療效，對乾癬皮膚的腫熱痛癢有顯著差異，使乾癬的發病時間縮短、發作程度減緩，可提升患者的整體生活品質。乾癬目前僅能控制與改善症狀，無法斷根，壓力、受傷、感染、情緒等都是復發的關鍵，欲預防復發可從這些生活層面留意。

乾癬的常見證型

(1) 血熱型

症狀 為「發作期」，皮疹發展迅速且不斷出現，皮膚受損處呈點滴、紅斑塊狀，搔癢感明顯，鱗屑多，常伴隨口渴，心情煩躁。大便乾、小便黃，舌質紅苔黃膩，脈象滑。

治則 清熱涼血。

(2) 血瘀型

症狀 為「退行期」，皮膚受損處的顏色暗紅，皮疹增厚且維持不退，鱗屑較不易脫落，皮膚粗糙乾燥，如魚鱗交錯，時常有搔癢感，偶爾會有臉部褐斑。舌質暗紅有瘀點，脈象澀。

治則 活血止疹。

(3) 血燥型

症狀 為「穩定期」，皮膚受損處的症狀和血瘀型類似，皮膚乾燥甚至龜裂、易脫屑，膚色淡紅，病程較長，新生皮疹較少，原有皮損鮮紅皮疹逐漸消退。舌質暗紅苔薄白，脈象細。

治則 養陰潤燥。

羅醫師的調理養生之方

一、中醫內服法

●去熱消癬茶

材料 當歸、玄參、赤芍、牡丹皮、白茅根各十五克

做法 將材料加水一千毫升，以中火煮開成藥茶後，可於白天當茶水飲用。

使用須知

○上述一包藥可用同樣水量再回煮一次。一日一包，一週約服用二至五包。當日未服用完的可放於冰箱冷藏。

○前述介紹的三種證型都可選用。

○感冒咳嗽或腸胃炎時避免飲用。

功效 當歸、赤芍可補血活血；玄參能涼血滋陰；牡丹皮可活血化瘀；白茅根則能涼血止血、清熱利尿。全方藥性偏寒，可清熱涼血，對於乾癬患者有很好的去熱解毒、止癢消疹效果。

二、中醫外治法

●中藥藥浴

利用上述「去熱消癬茶」的藥渣，加水一千毫升煮開後，用來讓全身浸泡和局部毛巾濕敷，溫度以三十度左右、沒有熱燙感為宜，一次時間平均為三十分鐘，以十次為一個療程。

●紫雲膏外塗

皮損潮紅成片而面積較大者，可選用紫雲膏或凡士林外塗。紫雲膏可請中醫師調配。

紫雲膏製作：取當歸三十克、紫草十五克、麻油二百毫升，先入鍋浸泡一天後，用小火將藥材炸至乾酥，再撈出藥材，接著於藥汁中加入蜜蠟三十克繼續煮，攪拌至完全融化，趁藥液還沒冷掉成固態前，裝罐密封保存。均勻塗抹，可早晚各一次。

三、生活調養宜忌

1. **多食用富含蛋白質的食物**：大量的鱗屑脱落意謂著大量的角蛋白喪失，嚴重時可能會造成「低蛋白血症」，因此無論急性期或恢復期都應補充高蛋白的食物，建議可以從肉類、魚類、雞蛋、豆製品、乳製品中攝取。魚類脂肪含量低，且富含蛋白質、核酸等多種元素，其中的魚油擁有多烯脂肪酸，是幫助乾癬治療的一大法寶。
2. **多吃維生素含量高的食物**：乾癬患者大多缺乏維生素，有時甚至需要服用維他命補充劑。新鮮蔬果、豆類、穀類的原形等都是很好的維生素補充食品，但要注意烹煮時間不可過長，避免食物中的維生素遭到破壞。
3. **少喝烈酒、濃茶、咖啡及少吃辛辣刺激性食物**：已有許多案例證實上述食物對乾癬的發作、治療及病情的發展有著負面的影響，患者應儘量避免。可以逐漸減量或嘗試其他替代食物，如用草本藥茶代替濃茶、咖啡等。
4. **少吃高脂、高糖食物**：乾癬患者有時存在高膽固醇血症、高三酸甘油酯症，因此飲食需避免肥肉、動物內臟等。少油、低糖、清淡為根本，多選擇粗糧而非精緻穀物，肉類以雞肉、魚肉來代替豬、牛、羊肉。
5. **注意飲食紀錄**：患者可根據自己的經驗，注意哪些食物攝入後會引起乾癬的復發，如果連續多次以上吃同樣的食物都引起皮膚搔癢加重、皮疹增多，則應避免再次食用。
6. **依不同證型可以選用不同的食物**：血熱症患者宜食滋陰、清熱、涼血，如芹菜、蓮藕、絲瓜等；血瘀症患者宜活血潤燥，如川七、百合、木耳等；血燥症患者宜養陰潤燥，如黑白木耳、黑芝麻、山藥等。
7. **勿抓撓皮膚**：切勿用力搔抓紅疹或紅斑，以防繼發感染，若搔癢感劇烈，可輕輕拍打緩解。
8. **其他**：注意天氣變化，避免感冒，並保持心情愉快，避免接受過度刺激及勞累。沐浴時水溫以三十至三十五度為宜。保持室內空氣清新，床墊、枕頭套每週在陽光下曝曬一次。

四十九歲的李先生，自述乾癬發作已九個多月，身體多處分佈暗紅色、炎性丘疹覆蓋鱗屑，小如花生、大至硬幣，周圍有紅暈，指去鱗屑後可見出血性斑點。門診時李先生亦表述，自覺肌膚乾燥微癢，口渴咽乾，期間曾以中西藥物治療多次，時好時壞，病症不太穩定。觀其舌質暗紅少苔，脈象細緩。中醫診斷為乾癬，案例病程較久，陰液虧乏，肌膚失潤，兼有瘀血停滯。

因此，開立處方為**玉女煎**、**溫清飲**。並醫囑回家後煮**去熱消癬茶**（做法參考第167頁）服用，同時利用藥渣做**中藥藥浴或患部濕敷**（做法參考第167頁）。內服外用診療三個多月後，皮膚受損處已由厚變薄，鱗屑減少，疹色由暗紅轉淡，肌膚自覺有滋潤感，搔癢等餘症都減輕，之後持續調理中。

乾癬屬於中醫「白疕」範疇，本病由於內外合邪，脾胃失和、熱入血絡導致氣血不暢、阻於肌膚，故治療以清熱、涼血、解毒為主，配合藥浴，以比體溫略高的溫度，透過熱與藥物的共同作用，加速皮膚對藥物的吸收。

本案例患者除傷口暗紅覆鱗屑外，具口乾咽燥等症狀，同時觀察舌苔，辨屬陰津不足，所以須滋陰潤燥。中藥浸潤療法藉由藥液的濕敷和浸浴，除了讓藥物能通過皮膚浸潤交互作用。另一方面，可刺激神經和血管，使患部的血管擴張，從而促進血液和淋巴循環，加強組織的新陳代謝，改善皮膚代謝和營養功能。

青春痘

痤瘡是由臟腑「內病」所致

痤瘡，俗名「面皰」或「青春痘」，是一種多發因素的局部皮膚病變，好發於臉、背和胸部等皮脂腺較多且發達的皮膚區域。痤瘡依其症狀約分為兩類，一種是「非發炎性痤瘡」，稱為「粉刺」，是由於皮膚過度角質化阻塞毛孔，使皮脂不能排出而產生；另一種是「化膿性痤瘡」，是毛囊內聚積的皮脂促使痤瘡桿菌在毛囊內滋生引起發炎的現象。

痤瘡的顏色、位置透露著許多身體的資訊。面部痤瘡通常會自然代謝，若久久不去，要注意是否存在臟腑功能失調。顏色鮮紅的痤瘡，說明體內有熱；顏色較暗的痤瘡，代表有肝鬱或血瘀的存在。

額頭屬心，長期思慮過度、做一些勞心傷神的事，可引起心火上炎，這時額頭上常會長出痤瘡來，提醒該適當休息。如果嗜食辛辣、油膩、酒肉，就會脾胃蘊熱，鼻子上便會冒出一些粉刺。下巴屬腎，有些女性，每次月經來潮前幾天下巴上的痤瘡此起彼伏，這通常為月經失調及經前症候群的警訊。另外，還應注意是不是化妝品使用不當，如果使用過於滋潤的乳液或是不透氣的粉底、上妝太厚，也會因堵塞毛孔而出現痤瘡。

中醫認為痤瘡是由臟腑「內病」所致，中醫古籍《醫宗金鑒．外科心法要訣．肺風粉刺》中提到：「此證由肺經血熱而成。多由過食辛辣油膩之品，生濕生熱於肌膚而成。」一旦肌膚形成痤瘡，就會破壞皮膚結構及過多油脂分泌，形成「外病」。治則為清熱涼血、化痰散結。

傳統中醫治療痤瘡以外治為主、內服為輔，如刺絡放血、火針療法、中藥面膜等方法，可以祛瘀生新、宣暢氣血、斂瘡排膿。或用美顏針外治處理青春痘及痘疤，這是經由微細針灸（為一般約傳統針粗細的二分之一、比頭髮粗一些）結合對肌肉、淺筋膜針刺調節，能夠改善臉部氣血循環。

青春痘的常見證型

(1) 肺經內熱型

症狀 常和情緒壓力有關，好發於女性，且皮疹的發生與月經週期有很大關聯，於經前症狀會加重。常見粉刺紅腫疼痛、臉部易搔癢，可能會口乾、小便易色黃、大便乾燥、便秘。舌質偏紅、舌苔偏黃，脈象弦。

治則 **清肺涼血瀉熱。**

(2) 脾胃濕熱型

症狀 常見於喜愛吃辛辣、油膩、煎炸食物的人。粉刺發作連綿，可以擠出黃白色小粒脂栓或有膿液，油光滿面，伴有口苦口臭，大便排不乾淨。舌質偏紅、舌苔黃膩，脈象數。

治則 **清熱利濕健脾胃。**

(3) 血瘀痰凝型

症狀 病程長，粉刺皮膚以暗紅色結節、囊腫為主，伴小膿瘡、粉刺、疤痕和色素沉著。舌質偏紅或暗紅、舌苔偏薄黃，脈象滑。

治則 **活血消瘀化痰。**

羅醫師的調理養生之方

一、中醫內服法

●枇杷清肺茶

材料 枇杷葉十五克，連翹十五克，金銀花二十克，黃芩十克，桔梗六克，生甘草六克

做法 將材料加水一千毫升，以中火煮開成藥茶後，濾出藥液，可於白天當茶水飲用。

使用須知

○上述一包藥可用同樣水量再回煮一次。一日一包，一週約服用二至五包。當日未服用完的可放於冰箱冷藏。

○前述介紹的三種證型都可選用。

功效 中醫古籍《食療本草》中說：「枇杷葉煮汁飲之，治肺風瘡，胸、面上瘡。」金銀花其味甘、性寒，功專清熱解毒，為治瘡癰要藥，且含有多種苷類，具有抗菌消炎、抗過敏、調節免疫的作用。全方清肺化熱、解毒散結。

二、中醫外治法

●七白膏

材料 白芷、白歛、白朮、白芨、白茯苓、細辛、白僵（殭）蠶各三十克

做法 將材料研磨成粉末，混合均勻後加入生理食鹽水約五百毫升，慢慢攪拌成膏狀即可使用。

使用須知

○需要使用時，用棉花棒取適量的藥膏，輕抹於患處，一天塗抹一至三次，一次不超過二十分鐘。可先用少量藥膏於兩頰下部做過敏測試，無過敏反應後再酌量增加藥品的使用分量。

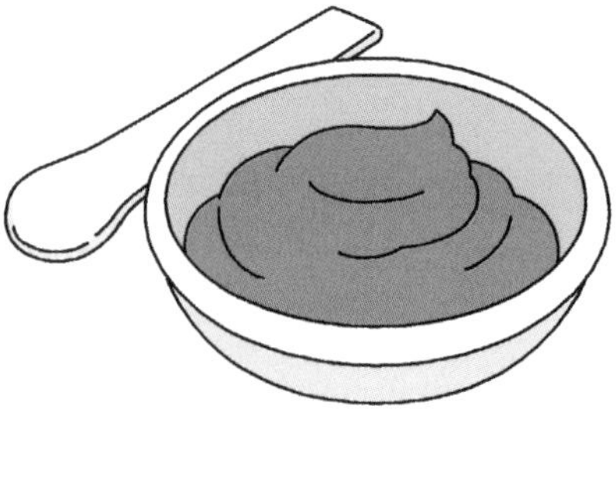

○使用前先做手部清潔消毒，且少用手接觸到傷口，避免留下細菌或變質。

○建議將藥膏分裝至塑膠小盒，蓋緊，冷藏保存七天。

○此方建議先就診，中醫師依據體質辨證後，再請中醫師調劑使用。

功效 七白膏出自宋朝中醫古籍《太平聖惠方》。七白膏含多種白色中藥，具有美白作用，可加速皮膚角質代謝、清除毛孔油汙，對青春痘引起的紅斑、色素沉澱有顯著療效。

三、生活調養宜忌

1 多吃豆類食物，如紅豆、綠豆、黑豆，這類食物富含維生素B_2及B_6。維生素B_6可以維持免疫功能，而維生素B_2又被稱為「美容維生素」，具有維護皮膚細胞膜、保護毛囊黏膜及皮脂腺的作用。

2 多吃含鋅的食物，鋅可以幫助皮膚細胞新陳代謝，具有排毒、預防痤瘡的作用，常見食品如瘦肉、南瓜子、茄子、優格等。

3 多吃蔬果、高纖食物，避免便秘。

4 少吃高脂肪、高糖食品，如肥肉、香腸、乳酪、油煎食品、巧克力、糖果、糕點、飲料等。

5 注意面部清潔，若有膿疱或囊腫，洗臉時不要過於用力，以免擠壓到使其破潰。並挑選適當的清潔用品，油性皮膚用偏鹼性的香皂，乾性皮膚用中性或弱酸性。

6 保持愉快的心情和規律的生活作息，儘量減少熬夜，避免精神緊張。因為情緒、生活上的變動都會誘發或加重痤瘡。

二十歲出頭的陳同學很喜歡吃辛辣、油膩的食物，臉部油膩常感不適並有灼熱感，油性皮脂溢出已兩年多。近日更發現臉頰發紅，紅疹和結節囊腫增多，分佈在臉頰兩側及前額，且口乾口苦，口腔有異味和黏膩感，胃口也變差，容易便秘，小便色偏深黃，到了月經前後症狀更是加劇。陳同學的舌質淡紅、苔黃膩，脈象數。中醫診斷證為「肺胃濕熱」。

考量到患者是由於內分泌功能失調，造成皮脂腺分泌旺盛而引起痤瘡，因此治療方針宜清熱解毒、清熱利濕、通利大便、清泄胃腸濕熱。遂施以**針灸療法**：用瀉法針刺曲池、血海、合谷、三陰交穴。

開立的內服處方為**胃苓湯**、**五味消毒飲**；並建議回家後，煎煮**枇杷清肺茶**（做法參考第172頁）當作日常茶飲。並於臉部患處敷貼**七白膏**（做法參考第172頁），每日一次。外敷用的七白膏，除了能緩解青春痘症狀，研究顯示亦可顯著降低皮膚的黑色素細胞活性，減少黑色素生成，緩解紫外線所致的皮膚色素沉澱現象。

除此之外，叮囑患者於發作期避免吃辛辣食物、冷飲等，緩解期亦應注意少吃油炸、甜膩食物；若皮脂溢出，宜用溫水洗去，每日不應超過三次、過度清潔。經治療一個月後，陳同學的皮膚痤瘡開始消退，皮脂分泌減少，囊腫逐漸消失，且未有新的痤瘡出現，口中黏膩感消除，食慾增加，小便亦正常。

富貴手

調理宜養血、調膚、除燥

富貴手，顧名思義好像就是「富貴命的手」，這種手最好避免做家事、操勞，其在醫學上為一種手部濕疹，屬於接觸性皮膚炎，舊名為「進行性指掌角化症」。

富貴手通常會於冬季由慣用手開始發作，因為冬季天氣乾燥而且寒冷，皮膚汗腺和皮脂腺分泌減少，失去保護力。症狀有皮膚乾燥、粗糙脫屑、手紋增加，嚴重時會有龜裂、出血、指紋消失及手指僵硬，甚至手指活動困難等。

導致富貴手的主要原因有兩方面，有些人體質先天不足，手部皮膚油脂易受其他物質的侵入破壞導致乾燥、脱皮而產生濕疹變化；後天失調的患者則因手部皮膚受刺激性物質反覆侵擾，如肥皂、洗衣粉、洗碗精等，另外，廚房料理中的生肉、海鮮及蔥薑蒜、辣椒等也會刺激皮膚。

富貴手多發於家庭主婦、汽車美容業和常接觸泥灰、油汙等勞工，不論男女都可能罹患，並非不做家事就不會得，只要先天體質特殊、手部皮膚敏感者皆有可能發作，只不過又以忙於煮飯、洗衣的婦女居多，所以又稱為「主婦濕疹」。

中醫認為，本病主要是風寒血燥、肌膚失潤所致。《諸病源候論．手足皸裂候》：「皸裂者，肌肉破也，言冬時觸冒風寒，手足破，故謂之皸裂。」《瘍醫大全》曰：「皮膚裂乃乾枯之象，氣血不能榮養故也。」富貴手的治療以外治為主，必須養血潤膚除燥、活血通絡。

另根據中醫「脾主四肢」觀點來看，富貴手還要考慮腸胃功能的問題，所以若是富貴手兼有消化不良、容易腹瀉腹脹，應先處理身體濕氣，再配合皮膚外用中藥製劑，以麻油、苦茶油、蜂蠟等天然食用油為基質，產生溫合角質修復、滋潤和保濕效果。

富貴手的常見證型

(1) 濕熱型

症狀 發作以手腳趾縫為主要部位，通常皮損為紅斑、水皰，抓破會有組織液流出和潰爛，上面覆蓋白屑，皰邊緣鮮紅，搔癢感明顯。舌質紅、苔黃，脈象滑略數。

治則 清熱利濕。

(2) 血燥型

症狀 此證型最為常見，症狀為皮膚乾燥、粗糙肥厚，通常伴有鱗屑、角質化、皮膚龜裂，手掌紋理寬深，搔癢疼痛相間。舌質略暗、苔薄白偏少，脈象澀。

治則 養血潤燥。

羅醫師的調理養生之方

一、中醫內服法

● 歸耆建中茶

材料 黃耆十五克，麥冬、連翹、桂枝各九克，當歸、甘草、芍藥各六克，生薑少許，紅棗七顆

做法 將材料加水一千毫升，以中火煮開成藥茶後，濾出藥液即可，可於白天不拘時間、當茶水飲用。

使用須知

○一週服用一至二次，十次為一療程。

○前述介紹的兩種證型都可選用。

功效 黃耆大補元氣，能增進皮膚營養，滋養末稍循環氣血，還有抗細菌、抗發炎的作用。全方可補虛益氣、解表和中，治富貴手之粗糙、乾燥、龜裂、流血症狀。

二、生活調養宜忌

防治皮膚龜裂等問題，可從以下方法著手：

1 多吃維生素A，可以防止皮膚龜裂、避免乾燥、提高皮膚的抵抗力。推薦食物如下：紅蘿蔔、南瓜、番茄、木瓜、菠菜、韭菜、大白菜、番薯、雞蛋、魚、牛奶等。

2 適量補充維生素B和維生素C，可以緩解手部脫皮的症狀。

3 泡韭菜水：將韭菜（又名：起陽草）洗淨煮水後，雙手浸泡十五分鐘，可達到營養和滋潤的效果。因韭菜為百合科植物韭的葉，性味辛溫，具有溫中散血、行氣解毒、抗菌的功效，多泡韭菜水，即能盡早遠離富貴手，但要注意傷口感染發炎。

4 睡前用約四十五度的熱水泡腳（或手）十五分鐘左右，用毛巾擦乾後，再用凡士林、嬰兒油等塗抹，尤其是容易產生傷口的腳跟，以維持皮膚柔潤，隔日一次，可有效預防皮膚傷口。

5 可用一般潤膚品如凡士林、嬰兒油直接塗抹富貴手傷口處和周圍，也可用甘油擦傷口處，每天二至三次。若皮膚傷口較大，使用醫用膠布直接貼敷傷口處，重複幾天直到傷口癒合。

6 除了市售的護手霜外，可以抹較天然的綿羊油、魚肝油或橄欖油。常見的護手霜成分有維生素E等，注意大多數護手霜只能補水無法鎖水，而凡士林只能鎖水無法補水，所以建議兩者交替使用。

7 做好保暖防護，儘量以溫水洗手，避免皮膚受涼而減少皮脂的分泌。

8 反覆摩擦會造成破皮及濕疹加重，應避免扭乾毛巾等動作。另外，觸摸報紙、粉筆會吸掉皮膚的油分及水分，造成富貴手的惡化。

9 在做家事時戴上雙層手套（外層塑膠手套、內層棉手套），因塑膠手套不透氣，長期下來汗水會對富貴手造成刺激，因此需要棉手套吸汗，注意及時更換。

10 儘量減少接觸辛香料等刺激性蔬菜、食物添加劑、漂白水、清潔劑、肥皂等鹼性物質、油漆、五金類裝飾品等，這些誘因會使富貴手加重。

患者主訴

四十五歲的陳女士，雙手反覆出現傷口，手掌粗糙增厚，皮膚彈性減弱，出現龜裂或乾燥脫皮，每遇冬季加重、夏季減輕，嘗試使用凡士林後無明顯好轉。於就診前一週出現雙手掌脫皮、傷口加深、疼痛加劇等情況，因此來門診求治。

診療建議

經檢查發現，患者的雙手掌、十指、腕部魚際處乾燥、脫皮、手掌顏色偏紅。時而皮膚龜裂，抓癢疼痛。舌質紅、苔白，脈象弦。中醫診斷為「皸裂瘡」，屬血虛寒凝證。開立處方為**當歸四逆湯**、**黃耆五物湯**。建議患者返家後，搭配使用**玉竹苦參湯外洗**或**紫雲膏外塗**，每日二至三次塗於患處；另外服用**歸耆建中茶**（做法參考第176頁），並叮囑患者在治療期間忌吃魚蝦海鮮、刺激辛辣食品，也不接觸肥皂，再加上戴兩層手套做家務。

經過兩週後複診，陳女士自述手部的疼痛減輕。檢查時，見其皮損色淡，傷口明顯減小，表面微濕潤。之後持續治療，症狀大幅改善。

醫學解析

玉竹苦參湯外洗的主要作用為滋陰潤燥、生肌斂瘡，佐以活血化瘀。方中的玉竹有養陰潤燥之功；玄參、麥冬可滋陰養血；白芨可止血合瘡、生肌潤膚，藥材合用既可滋陰潤燥又可潤膚斂瘡。

玉竹苦參湯外洗做法：

其藥材組成為：玉竹五十克、苦參、玄參、麥冬、蛇床子、當歸、白芨、透骨草各三十克、紅花、白礬各十克。將所有藥材用約一千五百毫升煎煮，煮開後放涼即可分裝成三至五瓶，放於冰箱冷藏，欲使用時拿出，一次取一瓶倒入臉盆浸泡患部，一日二至三次，每次浸泡十五至三十分鐘。以上配方請諮詢中醫師，根據個人膚質，診療調劑使用。

外塗用的紫雲膏，可修復富貴手所產生的皮膚粗糙、乾裂。紫雲膏中，當歸味苦甘溫，歸肺胃肝經，可消腫止痛、止血；紫草具有止血消腫、養肌護膚等功效，兩藥皆可生肌斂瘡，為一個效果很好的外用膏藥。（製作方法可參考第167頁）

濕疹

風濕熱邪侵犯肌膚而致

濕疹是一種「皮損」的表現，有多種型態，如紅斑、丘疹、水泡、滲組織液、結痂、龜裂等。皮損可發於全身，通常呈對稱分佈。依據發展情況可分為急性、亞急性和慢性濕疹。

濕疹在中醫理論的對應名稱為「濕瘡」，根據皮損特點、發病部位，又分為「浸淫瘡」、「四彎風」、「腎囊風」。濕疹的病因複雜，大多與過敏有關，且無一定過敏原。因此西醫就診時只能解決當下症狀，建議可以輔助中醫治療進行體質調養，可有更好的療效。

當人體的正氣虛弱，免疫系統功能會下降，或因先天體質不足、飲食不節制，致脾胃消化功能受損，濕熱內生，又兼外受感冒風邪，內傷加外因環境影響身體氣血平衡，風濕熱邪侵犯肌膚，便會形成濕疹，或加重濕疹而纏綿難癒。慢性濕疹常是因過敏物質經食入或吸入到體內而誘發，若只在皮膚表面擦拭藥膏，是無法根除問題的，須從改善體內問題著手。中醫根據濕疹局部病灶表現和體質證型，給予適合的清熱、利濕、化瘀等藥物，還輔以體質調理，才能避免濕疹反覆發作。另可以外用如黃連中藥膏控制，如果抓搔皮破滲水多的，還可嘗試三黃洗劑收斂傷口，諮詢中醫師後也可和西藥藥膏交替使用。

濕疹的常見證型

(1) 熱重於濕證

症狀 發病急、病程短，一開始皮膚傷口會發紅發熱、輕度腫脹，接著長出成片小疹子或密集水泡、流出組織液，搔癢感嚴重且反覆。伴有心煩、口渴、全身燥熱，便秘，小便顏色深黃。舌質紅、舌苔白或黃，脈象滑。

治則 清熱為主，去濕為輔。

(2) 濕重於熱證

症狀 多出現於急性發作後，起病緩，皮損以小紅疹、小水泡或兩者合併交疊為主，皮膚輕度潮紅、糜爛，會有汁水滲出。伴有食慾不振、疲倦。舌質淡、舌苔白或白膩，脈象緩。

治則 去濕為主，清熱為輔。

(3) 血燥證

症狀 病程久，皮膚傷口粗糙肥厚，上有血痂、鱗屑，抓過會留血痕，皮損顏色深暗，搔癢感嚴重，伴有全身乾燥。舌質略暗、舌體瘦小枯薄、舌苔白或薄少，脈象細。

治則 養血潤燥，消疹止癢。

羅醫師的調理養生之方

一、中醫內服法

●濕疹藥茶

材料 牡丹皮一百二十克，茵陳十二克，茯苓、黃芩、黃柏、白鮮皮、地膚子、甘草各十克

做法 將材料加水一千毫升，以中火煮開成藥茶後，可於白天當茶水飲用。

使用須知

○上述一包藥可用同樣水量再回煮一次。一日一包，一週約服用二至五包。當日未服用完的可放於冰箱冷藏。

○前述介紹的三種證型都可選用。

功效 根據現代藥理學研究，以上中藥均具有抗菌、抗炎、抗過敏等功能。牡丹皮清熱涼血；茵陳清熱利濕；茯苓健脾安神；黃芩、黃柏、白鮮皮、地膚子清熱燥濕、瀉火解毒，全方可達到清熱除濕、止癢解毒的作用。

二、生活調養宜忌

○飲食

1 慢性濕疹患者應注意飲食上選用清淡、易消化的為主。

2 蔬菜水果之中，應避免辛辣刺激的類型，如辣椒、生薑、韭菜、蔥、蒜等。而荸薺、黑白木耳、絲瓜、蓮藕涼血解毒，莧菜清熱利尿，黃瓜、冬瓜、茭白筍、西瓜清熱利濕，可以適量食用。

3 穀類、豆類、堅果類性平、健脾，也是適合患者吃的好東西。其中薏仁清熱利濕；綠豆、紅豆清熱解毒，可以用來煮粥，經常食用。

4 家禽類具有補血功能，適合慢性濕疹血虛者，但注意過於肥厚的部位如炸皮肥肉，易助濕生熱，就不宜多吃。

5 少吃海鮮等濕熱之品，若發現某種食物為過敏原就應避免食用。

6 酒類（包括酒釀）、花椒、芥末等以不用為好，以免病情加重。

○皮膚護理

1 感冒會誘發濕疹的發生，日常起居需注意保暖，避免著涼。

2 濕性重濁黏膩，容易誘發濕疹，需避免長期居住在潮濕陰暗的地方，注意環境的乾淨清潔、空氣流通。

3 慢性濕疹與神經精神因素、內分泌等有很大關係，因此需注意日常作息規律，避免熬夜，切忌菸酒。

4 在特殊季節，對各種花粉、粉塵、蟲咬等過敏的患者，應注意戴口罩、穿長袖衣，避免外出接觸過敏原和防曬。

5 保持皮膚清潔，避免皮膚直接接觸各種刺激性物品，如做家事時應戴手套。

6 避免搔抓造成傷口破裂更嚴重，並遵守醫囑用藥，稍微濕敷或冰鎮暫時止癢，勿擅自塗抹清涼止癢藥膏。

7 內衣宜選用柔軟舒適的棉質品，洗澡時建議用冷水或微溫的水。

三十八歲的何先生從半年前開始，四肢、腰、背、臀部上出現散發性粟粒狀丘疹及小水泡，手掌心及指縫間也起了小水泡，冒出的丘疹高出皮膚，搔癢劇烈，皮膚局部顏色微泛紅，以下肢和腳最為嚴重。忍不住抓癢後，局部會潰破流膿水，而且皮膚漸漸增厚、變粗糙。症狀通常持續一週左右會自然消失，然後隔一陣子又再度復發。此外，也有食慾不振、心煩、睡眠差、大便乾、小便偏黃、體型消瘦等症狀，也變得嗜喝冷飲。

我見何先生面色淡黃，舌質偏紅色、舌苔白膩，脈象滑。診斷為慢性濕疹，治療應「化濕清熱，活血祛風，解毒消疹」，開立處方為**龍膽瀉肝湯**、**胃苓湯**。並建議自製**外擦皮疹藥液**：準備苦參、黃柏、白鮮皮各二十克，地膚子、蛇床子各十克，以水一千五百毫升浸泡十五分鐘，煎取一千毫升，煎煮兩次，共計兩千毫升；使藥液溫度降溫至二十五至三十度，用小毛巾浸藥液後稍微擰乾，分十次擦洗於皮疹處，每次十到二十分鐘，一日一至二次。另搭配服用**濕疹藥茶**（做法參考第181頁），嚴重時每天一壺。十四天後何先生複診，原本極癢的皮疹狀況明顯減輕。

此案例的濕疹反覆且有滲出，自覺抓癢劇烈，因此開立內服藥方清熱、燥濕、止癢；且因已是慢性，建議暫時不使用含類固醇類藥膏，採用中藥擦洗，藥效雖較緩慢，但可避免不良反應及副作用。上述外擦皮疹藥液也可採用濕敷方式，但強調的是慢性期皮損可用溫濕敷，慢性肥厚性皮損適宜熱敷包，但都要小心控制溫度在三十五度左右避免燙傷。

掉髮

與腎氣的盛衰息息相關

一般人每天會掉幾十根頭髮，這屬於正常新陳代謝現象，但如果掉髮遠遠大於此數並有塊狀掉髮，那可能是疾病問題，需要重視。

除了遺傳性掉髮外，掉髮大約有以下幾種常見原因：

1 生活工作壓力：壓力會使人情緒不穩、失眠，影響荷爾蒙分泌，令油脂過盛而堵塞毛囊，影響血液循環及頭髮的營養吸收。

2 飲食營養不良：營養不良或消化不良會造成營養障礙，使頭髮變得細而乾燥，毛根發生萎縮、脆而易掉，進而導致大量掉髮或早禿。尤其過度追求苗條的身材，以節食的方式減肥者，特別容易有營養不良問題。

3 燙染髮過度頻繁：頻繁地燙髮和漂染會對頭髮造成損害，導致掉髮。

4 女性更年期：更年期時，各種器官都開始衰退，雌激素分泌逐漸減少，掉髮現象可能也會隨之出現。

此外，頭髮紮得過緊、長期服用避孕藥等因素，也可能導致掉髮。

掉髮俗稱「鬼剃頭」或「圓禿」，中醫稱之為「髮蛀脱髮」、「蛀髮癬」，引起掉髮的原因很多，例如情緒波動、氣血失和、臟腑功能失調等。中醫認為，毛髮的營養來源於血，故頭髮又有「血餘」之稱，而精血相生，精充則血旺，腎精虧則肝血不足。「腎藏精，主生殖，其華在髮」，腎氣的盛衰直接影響頭髮的好壞，若腎氣充足、氣血暢通則毛髮旺盛。

另提醒掉髮患者勿用錯誤的生髮偏方，如網路提到用米酒、生薑和鹽巴混合塗抹在頭皮，或使用粗鹽或大蒜來按摩頭皮等，再次刺激頭皮毛髮造成損害。

掉髮的常見證型

(1) 血熱風燥型

症狀 頭皮多屑且癢，頭髮稀疏枯黃，容易掉髮。此型多發生在性情急躁的青壯年，平時喜愛吃甜食、油炸類、辛辣刺激性食物，或有菸酒習慣，睡眠品質不佳，導致毛髮突然脱落。舌質偏紅、舌苔黃，脈象滑。

治則 清熱涼血潤燥而生髮。

(2) 脾虛濕熱型

症狀 頭皮油膩黏著，皮屑脱落搔癢，毛髮局部脱落且稀疏。由於飲食甘肥油膩，消化不良，使頭皮黏膩、毛髮成團成方掉落。舌質淡白、舌苔厚帶齒痕，脈象緩。

治則 健脾清熱祛濕而養髮。

(3) 血虛風燥型

症狀 頭髮持續性脱落，髮質粗糙、髮色枯黃，臉色蒼白沒有血色，經常有頭暈、心跳加速、疲倦無力等貧血相關症狀。舌質淡紅、舌苔少，脈象細。

治則 補腎養血、祛風潤燥而滋髮。

(4) 肝腎虧虛型

症狀 頭髮焦黃枯燥、夾雜白髮，頭暈，腰部及下肢痠軟無力，女性會有月經失調問題。舌質偏暗、舌苔剝脱，脈象澀。多見於思慮過度、日夜操勞的人。

治則 滋肝補腎而潤髮。

羅醫師的調理養生之方

一、中醫內服法

●何首烏黑芝麻紅棗生髮茶

材料 何首烏十五克，菟絲子十五克，紅棗五枚（剝開），黑芝麻粉兩茶匙，黑豆粉一茶匙

做法 將何首烏、菟絲子、紅棗加水八百毫升，以中火煮開成藥茶後，濾出藥液，加入黑芝麻粉和黑豆粉混合均勻即可。可另外加少許蜂蜜，於白天當茶水飲用。

使用須知

○一日一包，一週約服用二至五包，當日未服用完的可放於冰箱冷藏。

○前述介紹的四種證型都可選用。

功效 現代醫學認為，何首烏能夠促進頭皮的血液循環，還具有增強肝臟功能、補腎、調理內分泌的特殊功效，而黑芝麻和黑豆都是滋養髮質的佳品。此藥茶對壓力過大和女性更年期都有調養的作用，具有日常保髮、生髮的功效，使頭髮烏黑亮麗。

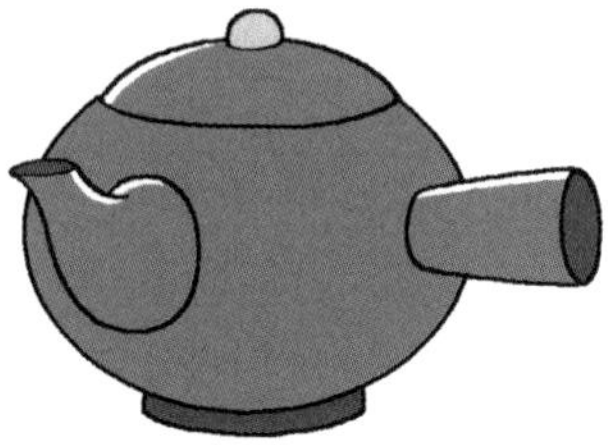

二、中醫外治法

●中藥外洗生髮水

材料 女貞子、旱蓮草、制首烏、生地各一百克

使用方法 將材料以冷水一千五百毫升浸泡半小時後，以大火煮開再轉小火煮半小時。煮開後將約一千毫升藥液放涼後拿來洗頭，未用完的可瓶裝放冰箱冷藏。藥液以毛巾均勻沾濕放在頭皮上，每次十到十五分鐘後擦去，同時按摩頭皮十至十五分鐘，以有發熱為宜，連續擦一個月。適合乾性膚質掉髮。

●艾葉洗頭粉

材料 艾草、藿香、大黃、苦參各十克，無患子三十克

使用方法 將所有材料研磨成細末拌勻後過篩。洗頭時，先用清水沖濕頭皮和頭髮後，取適量藥粉加水一百毫升拌勻成糊狀，塗抹於頭皮，待十到十五分鐘沖掉即可。剩餘藥粉可密封保存七天。適合油性膚質掉髮。

三、穴道按摩法

每日睡覺前和起床時，將雙手十指插入髮內，按摩、揉搓整個頭皮，從額頭至後腦勺，每次二至四分鐘，可給頭皮良性刺激，調節皮脂分泌，促進頭皮血液循環及新陳代謝。另外，用木梳梳頭也可達到同樣的功效。

做法

步驟1：將雙手插進髮根，用指腹按摩頭皮，然後手指併攏夾住頭髮，輕微向上提拉，使頭皮徹底放鬆。

步驟2：雙手拉住頭頂前方區域的頭髮上提，向前後左右四面拉轉，動作輕柔，這個動作具有舒緩壓力的作用，可使頭頂的百會穴放鬆。

步驟3：用拇指指腹捏壓腦後的天柱穴（位於後頸部枕骨之下胸鎖乳突肌與斜方肌凹陷處）。

步驟4：四指彎曲，用指關節輕輕拍打頭皮的每個部位，注意力道一致。

每個動作以三到五次為一組，每次完成二到三組即可。

四、生活調養宜忌

○飲食

想要頭髮茂密、烏黑發亮，首先應從日常飲食著手，飲食講究多樣化、葷素搭配、營養均衡。

●**綠色蔬菜**：菠菜、韭菜、芹菜、蘆筍等有助於黑色素生成，使頭髮維持烏黑，蔬菜中富含的纖維質，也有助增加髮量。

●**海藻類**：鈣、鉀、碘可預防白髮，常見食物如海菜、海帶、髮菜等。

●**豆類**：大豆能增加頭髮彈力和滑潤感，使頭髮有光澤，防止分叉或斷裂。而黑豆含有大量的維生素E和花青素，對頭髮烏黑、毛髮彈性和韌性有很好的幫助。可煮食黑豆粥，取黑豆和糙米一起淘洗乾淨，加水後放入鍋中煮熟即可。

●**黑芝麻**：黑芝麻含有大量的黑色素、豐富的不飽和脂肪及多種微量元素，有補腎益氣、活血化瘀的功效。對於髮質枯燥沒有光澤的人，定期定量食用黑芝麻糊，可養護柔順烏髮。

●**核桃**：常見堅果之一，含有大量的植物油、微量元素、膳食纖維，利於人體吸收，對大腦發育、皮膚健康、毛髮增長有一定幫助。

●**牛肉**：牛肉具有生髮、固髮的作用，且含有豐富的鐵與蛋白質，可以維持頭髮毛鱗片細胞生命、修復受損細胞。

○其他

1 正確梳洗：洗頭不要太過頻繁，水溫不宜超過攝氏三十八度，不用鹼性太強的肥皂或洗髮精，不濫用護髮用品，盡可能少用高熱吹風機，強調「合理洗、少吹、不燙、不染」的原則。

2 平常避免用力抓頭皮，梳頭選擇材質適中的梳子，不要長期戴帽子。

3 維持充足睡眠，加強身體鍛鍊，避免過度勞累，生活起居要有規律。

4 因掉髮的病程長，許多患者容易感到情緒低落，應保持積極心態，患病後及早治療，使自身能重拾一頭烏黑亮麗的秀髮。

羅醫師看診案例筆記

三十歲的周小姐初次來看診時，主訴自己從半年前開始掉髮，起初不以為意，但是近三個月掉髮嚴重，頭髮變得稀少、髮色偏黃，頭頂還有禿髮傾向，且稍作拉扯頭髮就斷掉。並發覺到自己焦慮緊張時，掉髮情況會加重，並伴隨頭皮油膩及頭皮搔癢、痘痘多，還有生理期不規則、睡眠品質不佳、心情煩躁和口乾等情形。

我診察周小姐的情況，其舌尖紅、苔薄白，脈象細。診斷其證型屬「肝胃血熱、濕熱薰蒸」，治療以「滋陰涼血、清熱祛風」為原則，開立**玉女煎**、**清上防風湯**，再用**採血片點刺法**，輕柔而均勻地叩刺頭髮掉落的區塊。此外，囑咐她在治療期間忌食海鮮、辛辣和刺激性食物，居家服用**何首烏黑芝麻紅棗生髮茶**（做法參考第186頁）。常做頭皮**穴道推拿按摩**（做法參考第187頁）梳理頭皮；洗頭時不用肥皂或洗髮精，只用清水清洗，或使用**中藥外洗生髮水**（做法參考第187頁）。

使用採血片點刺掉髮區，可促進局部血液循環，促使頭髮加快生長。針藥並治，效果更加顯著。而中藥外洗生髮水可使掉髮區的皮下血液循環流暢，改善局部毛鱗片營養，促使毛髮細胞分裂活躍，同時搭配頭部按摩，提高新陳代謝，有助頭髮的生長。

綜合上述療法，發揮出清熱活血、生髮、烏髮的效果。經過三十天複診時，周小姐的掉髮好轉，頭皮出油改善，且頭皮癢稍減，開始長小絨毛，再經三個月後，頭髮已轉變為黑色粗髮，黑細毛數量明顯增多。

貳之三

從體質調理的
婦科與女性常見病

此節內容主要介紹門診上常見的婦科病，如月經不調、帶下病、不孕症等；以及一些比起男性，女性更容易出現的病症，像是手腳冰冷、貧血、尿路感染等。

此類病症多與先天體質條件密不可分，女性莫不可怠慢忽視，以免引發更大問題。

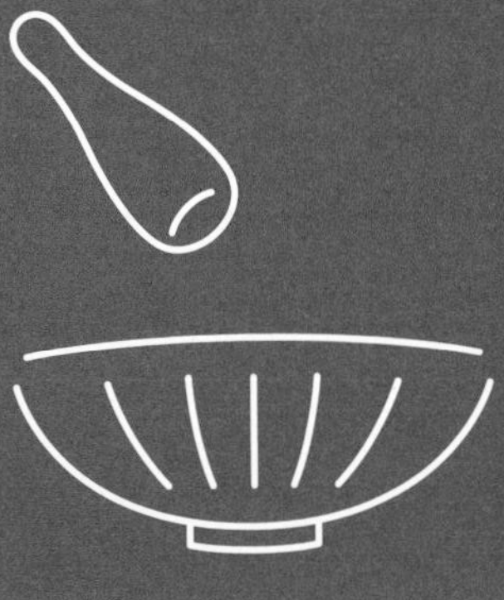

冬天虛寒體質調養

以溫補腎陽的飲食強化禦寒力

有些婦女秋冬天總感覺手腳冰冷，一經寒冷刺激或接觸到冷水，手、腳的皮膚就會開始發白，幾分鐘後由白轉為青紫，最後轉為鮮紅色，有的人指頭還會出現針刺般疼痛，這種病症叫做「雷諾氏症」，大多數發生在手指，少數人發生在腳趾、鼻子和耳朵上，是因皮膚血管痙攣所致。大多數患有此症的女性，在冬天洗衣服、洗菜等接觸涼水後，不一定都是皮膚由白轉紫又變成紅潤，而是單純變白或單純青紫。

中醫從「陽虛」的角度來解釋怕冷，指身體陽氣不足，即俗稱「火力不足」，是身體功能減退、反應低下、代謝能量不足的一種體能狀態。「陽虛生內寒」，面白、四肢冷、畏寒就是陽虛者的主要特點，人體陽氣衰微，氣血不足，衛陽不固，不能溫煦肌肉以抵抗外來如冷氣、冰飲寒邪的侵襲，就特別容易怕冷。

若從西醫角度講，怕冷的原因有多種，比如：缺鐵的人由於血紅素較少，影響了血液的攜氧能力，導致組織能量代謝發生障礙，人會因產熱不足而感到異常寒冷。血壓低的人末梢血液循環不足，人體組織同樣得不到足夠的氧和能量，也會畏寒。甲狀腺素分泌不足的時候，皮膚等部分的血液循環減慢，產熱不足，這樣的人就會比一般人對冷的反應更加強烈。此外，更年期女性身體裡的雌激素含量較低，影響了神經血管的穩定，容易出現腰、腹、手腳和全身的發冷。

中醫強調「藥食同源」，藥補不如食補。如熟薑汁因富含薑辣素等多酚類，在臨床試驗中發現，相對於生蘿蔔汁和純開水比較，在與交感相關的心率變異參數（HRV）前後比較上，是有顯著增加之差異，顯示食物寒熱屬性確實是存在的。

傳統養生學認為，冬季應該多食用一些偏溫熱性的食物，特別是能夠溫補腎陽的飲食，以增強身體的禦寒能力。而每個病人陽虛的根源不同，因此要針對不同原因調理，對腎氣不足的補腎，脾胃不好的健脾。「脾胃為後天之本」，若是脾胃消化功能不好，所吃的補品不僅不能消化，反會增加胃腸負擔，造成消化不良，所謂「虛不受補」。所以在進補之前，應先調理脾胃，如病後胃腸功能低下者，可先喝一段時間的桂圓紅棗粥。

冬天虛寒體質的常見證型

(1) 心陽虛型

症狀 主要症狀表現為常心悸氣短，吸到冷空氣會有咳嗽或喘促的反應，且易胸悶疼痛，少氣懶言，聲音低微，身倦力乏，四肢不溫，容易出汗，失眠健忘。面色蒼白、蠟黃無光澤，或面色青暗沉。舌質偏淡或偏紫暗，脈象弱。

治則 補心通陽。

(2) 脾陽虛型

症狀 腹脹，食慾不振，吃生冷食物易腹痛腹瀉，腹部喜溫喜按，身形怕寒、四肢冰冷，大便稀軟或易腹瀉。四肢易困重乏力，或四肢浮腫（尤其是下午），或見白帶偏多且質稀。舌質偏淡胖、舌苔白濕滑，脈象偏遲。

治則 健脾益氣。

(3) 腎陽虛型

症狀 腰背部或膝部特別容易怕冷。女性白帶量多，可能會有痛經或月經延遲，且手腳冰冷；男性可能會有陽痿的狀況，口淡不渴。舌體胖嫩、舌苔白滑，脈象沉。

治則 養腎溫陽。

羅醫師的調理養生之方

一、中醫內服法

●桂圓補血祛寒茶

材料 桂圓、枸杞、紅棗各十克，紅糖、老薑各適量

做法 將桂圓、枸杞、紅棗加水一千毫升，以中火煮開成藥茶後，再加入紅糖、老薑，轉小火煮二十分鐘，濾渣取汁飲用即可。

使用須知

○上述一包藥可用同樣水量再回煮一次。一日一包，一週約服用二至五包。當日未服用完的可放於冰箱冷藏。

○前述介紹的三種證型都可選用。

功效 桂圓、枸杞、紅棗能改善虛寒體質，可以益氣補血，延緩衰老，提高身體的抵抗力和免疫能力。加入紅糖後還可以健脾養胃、活血化瘀，緩解女性月經不調、痛經等月經不適。

二、穴道按摩法

按摩人體相關穴位來助熱，對提升陽氣、緩解手腳冰冷狀況有一定作用。

●手部按摩

曲池、合谷、內關、外關、內外勞宮穴等是位於三大陰經和陽經上的重要穴位，藉由按摩可以調節陰陽。特別是曲池穴和合谷穴，在陽氣最盛的大腸經上，是激發陽氣的關鍵穴位。

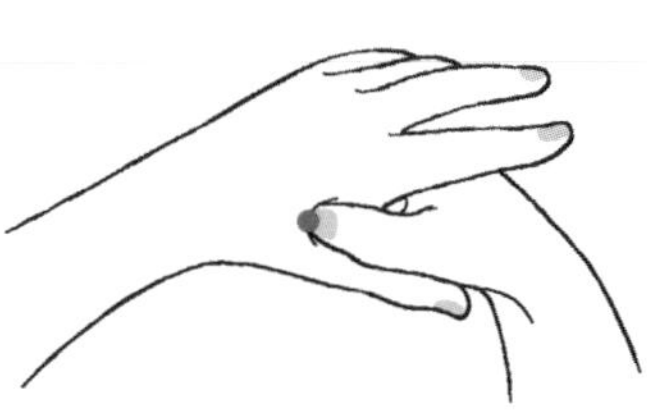

合谷穴

位於虎口處，按揉二十下。

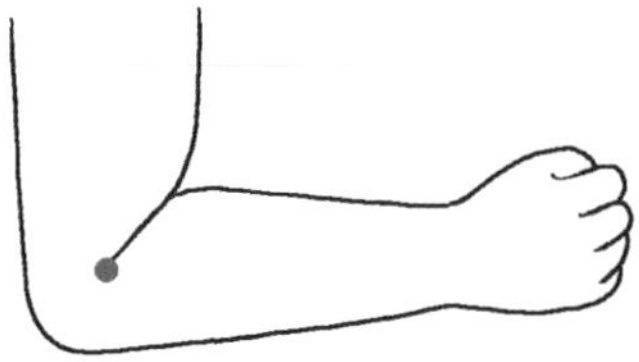

曲池穴

位於手肘彎曲時的交接線的盡頭凹陷處，按揉二十下。

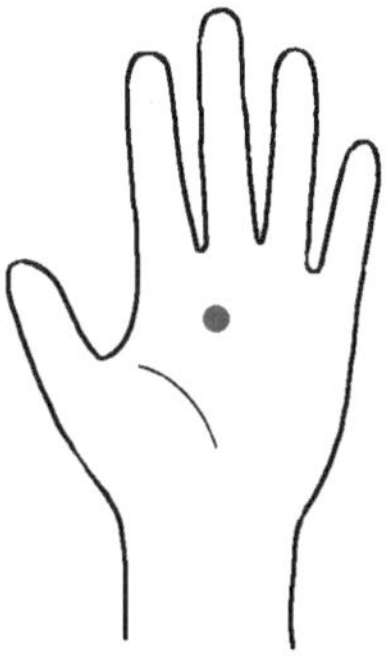

內勞宮穴、外勞宮穴

內勞宮在掌心，第二、三掌指之間，中指彎曲、指尖點到掌心處。而外勞宮在手背的相應位置，各按揉二十下。

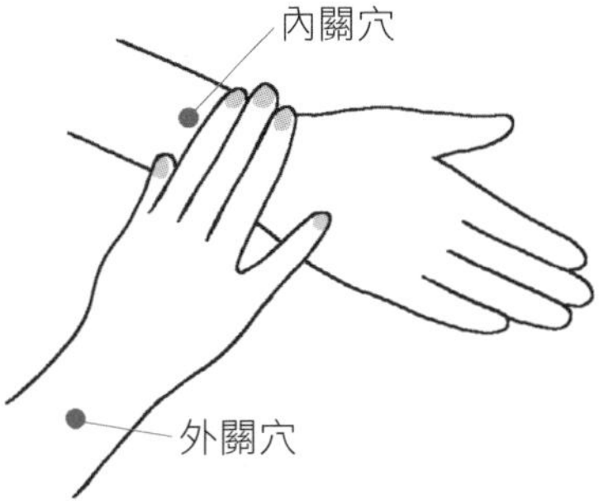

內關穴、外關穴

內關在腕橫紋上二寸（即食、中、無名三指橫向寬度），前臂正中；外關在手臂背面的相應位置，各按揉二十下。

腳部按摩

在腳部按摩前先輕捶風市穴，再輕捶大小腿。順序為捶打風市穴兩百下，再從上到下捶打大腿、小腿三遍，先捶外側，再捶內側，各約五至十分鐘。因風市穴是腿部的陽經，擊打可以啟動下肢的陽氣，捶打小腿的目的是為了把血液輸送到足部。之後再輕敲左右腳的足三里穴、湧泉穴，各約三至五分鐘。

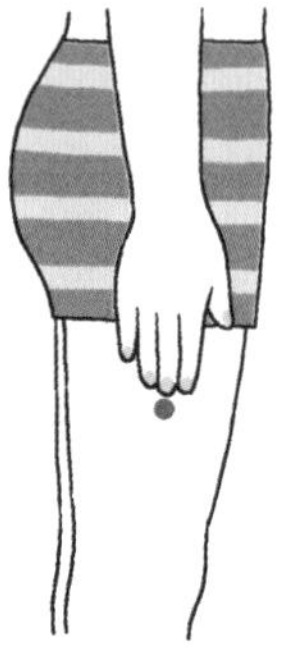

風市穴

兩手垂直放在身體兩側，中指指尖碰觸到的地方，即為風市穴。

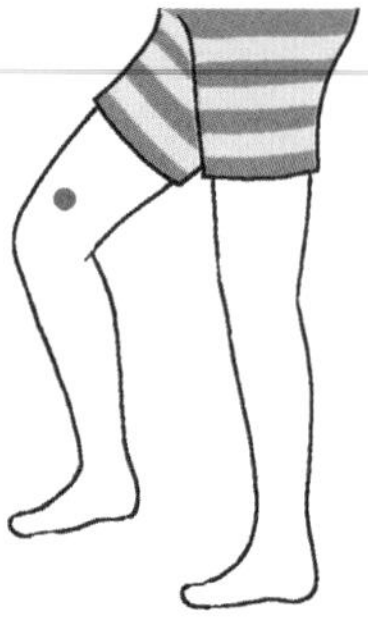

血海穴

屈膝時位於大腿內側，髕底內側上二寸（即三指橫向寬度），按揉二十下。

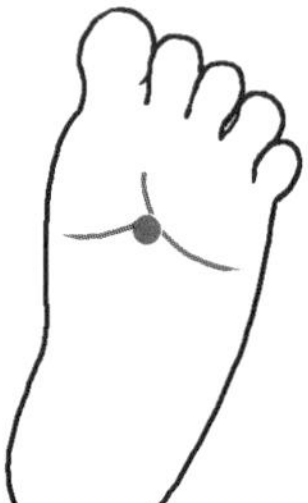

湧泉穴

湧泉被稱為「接地氣」的樞紐，按揉可以調節氣血。位於掌心前三分之一與後三分之二的交界處，按揉或輕敲三至五分鐘。

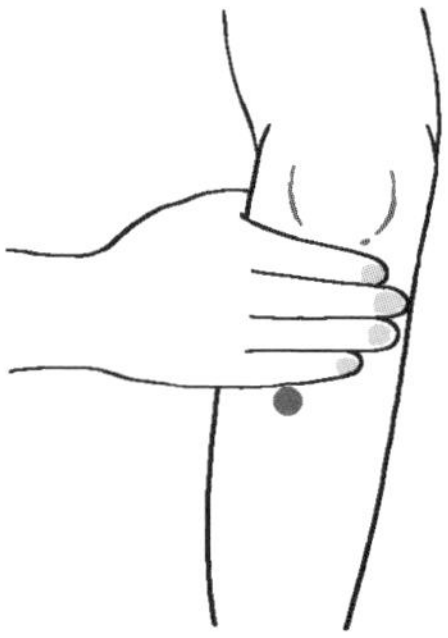

足三里穴

位於膝眼下三寸（即食、中、無名、小指四指橫向寬度），距脛骨前脊一橫指，按揉或輕敲三至五分鐘。

三、生活調養宜忌

○飲食

1 羊肉和牛肉味甘性溫，含有豐富的脂肪、蛋白質、碳水化合物以及鈣、磷、鐵等礦物質，具有溫腎壯陽、開胃健脾、暖中補虛、安五臟、壯腰膝、暖下焦的作用，有助提高禦寒能力。

2 蝦米中的蛋白質、鈣、磷、鐵的含量均高於肉、蛋、奶，具有溫腎助陽、補脾益胃、通達血脈之功效，適合脾腎陽虛、腎虛腰痛患者於冬令食用。

3 腰果、核桃能滋肝補腎，其脂肪含量達四成以上，主要是不飽和脂肪酸，能降低膽固醇、防治動脈硬化和高血壓；其含有的磷脂是構成人體細胞的重要原料，可增進細胞活性，促進造血功能，增進食慾；它還含有豐富的碳水化合物，可增加身體熱量，禦寒保暖，益氣補血。

4 多吃富含維生素C的蔬菜和水果，可以促進鐵的吸收。可吃瘦肉、魚蝦、豆類、香菇、海菜、黑木耳、牡蠣等富含鐵和碘的食物，促進體內甲狀腺素的合成。

○其他

1 運動不但可以強壯製造熱量的肌肉，促進新陳代謝，還能幫助把熱量輸送到身體的各個部分。運動健身應根據每個人的年齡、體質和環境條件，選擇適合自己的項目，建議選擇有氧運動，如清晨散步、騎單車、跑步和游泳。

2 從夏末秋初開始進行耐寒鍛鍊，建議循序漸進增加強度，先從冷水洗臉，而且也不是一下子就用冷水洗，而是今天用熱水，明天稍涼一點，直到完全適應冷水，而後再以冷水擦身，可使身體的禦寒能力增強。有人為了鍛鍊，一開始就洗冷水澡，耐寒能力還未加強，感冒倒先找上門，反而本末倒置。

3 每晚入睡前可用溫熱水泡腳。注意保暖，特別重視頭部、腹背與足部，著裝的基本原則是「上身薄、下裝厚」，衣服鞋襪都要寬鬆保暖，避免穿過於緊身的衣褲，以免造成血液循環不良。

三十四歲的王小姐，自述原有上腹悶痛病史三年，每年天氣轉冷時即發作，近月來胃痛又加重，外出時需穿厚衣才比較不會胃痛。曾做過兩次胃鏡檢查，被診斷為十二指腸球部潰瘍。於門診時，我見王小姐倦怠乏力、面色蒼白帶黃，且自述怕冷怕風，於夜間及飢餓時痛感加重，進食後痛症較緩。口苦口乾，月經延遲和易腰痠，食慾尚可，大便偏稀，一天兩次，舌質偏紅、舌苔薄白，脈象弱。診斷為「脾腎陽虛證」，治療宜溫中散寒。

開立處方為**當歸四逆湯**、**理中湯**。另採**穴位敷貼法**，取中脘穴、關元穴、足三里穴敷貼四小時。並醫囑王小姐回家後，多攝取優質蛋白，和忌生冷辛辣食物，也建議她平日可喝**桂圓補血祛寒茶**（做法參考第194頁），和做**穴位按摩**（做法參考第194至196頁）。兩週後複診時，王小姐表示，服藥後即感覺胃部疼痛減輕許多，外出時胃部似乎也沒那麼敏感，且月經隔幾天來了且量多，手腳較不冰冷，腰部痠痛也改善許多。

本例患者冬天時常胃痛，且當胃部疼痛大作時四肢冰冷，辯證其人內有久寒，採用養血通脈、溫經散寒的治則，可取得較好療效。當歸四逆湯本為溫經散寒、養血通脈之劑，中醫古籍《傷寒論》中，將本方用於虛寒型胃痛，不只是見痛止痛，亦是符合「通則不痛，痛則不通」，許多臨床中醫也是使用當歸四逆湯改善女性朋友冬天易手腳冰冷的體質，配合穴位敷貼於脾經腎經相關穴位，所謂內病外治，亦可得到相得益彰的臨床療效。

手腳冰冷

手腳冰冷的人多半為虛寒體質

在門診中常會聽到許多女性朋友詢問：「為什麼我總是手腳冰冷但又伴隨口乾舌燥呢？上熱下寒？內熱外寒？」你我都知道，人是恆溫動物，為了維持體溫的恆定，會透過循環、內分泌系統、自主神經及新陳代謝的調節，使身體適應外界變化，如天氣變冷時，身體、牙齒會顫抖，使身體加速產熱；血管收縮，以減少體熱傳導到皮膚；或是交感神經興奮、甲狀腺素分泌增加，讓細胞代謝速率提升以產生熱能，這些都是身體自主抗寒的方法。

雖說人體能夠因應環境變化調節體溫，但是在寒冬裡，手腳冰冷仍是許多人共通的困擾。人體「冷」的接受器數目比「熱」來得多，因此皮膚對冷的感受十分敏感，當外在溫度變低時，會讓血流量減少、流動速度減緩，血管末梢血液循環障礙者就會引起手腳冰冷。當感冒等疾病流行時，此症狀也常常會跟著趕流行。此外，心臟病、糖尿病、貧血等病患，也會有手腳冰冷的症狀。

手腳冰冷是氣血不足、腎虛的症狀。中醫認為手腳冰冷的人大多是虛寒體質，也就是俗話說的「冷底」、「冷身」。易腰膝痠軟、全身怕冷、精神不濟、臉色蒼白、經常拉肚子而且是排出未消化的食物，這些都是新陳代謝極度低落的人，屬於「陽氣衰微」。有些慢性病患因氣血循環不順暢，血液出現黏、濃、凝聚的「血瘀」症狀，也會有手腳冰冷的問題。冬天怕冷、夏天怕熱的體質同樣也是手腳冰冷症的表現，因兩者皆是血液循環障礙導致末梢熱量無法正常傳遞及散發。

手腳冰冷的常見證型

(1) 氣虛型

症狀 講話無力氣、容易疲倦、常打瞌睡、胃口不好、體力差。大多會伴有全身性畏寒、面色蒼白、頭暈目眩。

治則 益氣活血。

(2) 血虛型

症狀 常見於貧血體質，皮膚粗糙暗淡、臉部易發色斑、頭髮枯黃、髮質差，且指甲按下去血色恢復慢。或是因為年齡、貧血、荷爾蒙異常、過度減重，造成體溫無法順利調節。

治則 補血養陰。

(3) 肝鬱型

症狀 手腳冰冷、長期失眠且淺眠多夢、精神分散、情緒低落、煩躁不安、疲倦乏力、容易感冒。通常是壓力大、睡眠不足、生活不規律的人。

治則 疏肝養血。

羅醫師的調理養生之方

一、中醫內服法

●暖身補氣茶

材料 黨參、葛根、紅棗、黃耆各十克，生薑、甘草各三克

做法 將材料加水一千毫升，以中火煮開成藥茶後，可於白天當茶水飲用。

使用須知

○上述一包藥可用同樣水量再回煮一次。一日一包，一週約服用二至五包。當日未服用完的可放於冰箱冷藏。

○前述介紹的三種證型都可選用。

功效 黨參、黃耆可補中益氣，生薑能解表散寒，此藥茶有溫中散寒、補氣活血之功效。容易手腳冰冷、疲倦、肩頸僵硬不舒服者特別適用。

二、穴道按摩法

●按摩陽池穴

中醫認為「陽虛則外寒」，人體陽氣虛弱、氣血不足，不能溫暖肌肉以抵禦外來寒邪的侵襲，因而怕冷。

陽池穴可以快速暢通血液循環，平衡荷爾蒙分泌，暖和身體。其位置正好在手背部位，這個名字就意味著囤聚太陽的熱量，以激發陽氣，將熱量傳導到全身，緩解手腳冰冷症。另外，它也聯繫著經絡與重要的內臟器官，能夠調節內臟器官，因此對感冒、氣喘、胃腸病、腎功能失調等疾病都有幫助，稱得上是「萬能穴位」。

位置 陽池穴位於手背與手腕交界處的橫紋中。尋找的方法可以先將手背往上翹，第四指掌骨直上，在手腕上會出現幾道皺褶，在靠近手掌背那一側的皺褶上按壓，在中心處會找到一個壓痛點，這個點就是陽池穴。

操作方法 刺激陽池穴，要慢慢地進行，時間長，力度緩，雙手並用，先以一隻手指按壓另一隻手的陽池穴再交換。

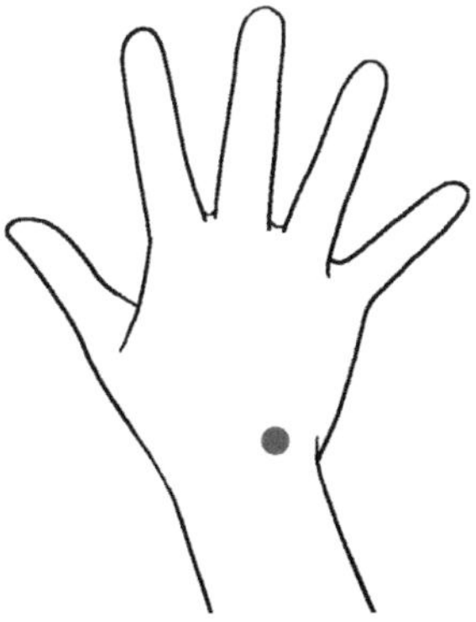

陽池穴

手背第四掌骨、無名指直上和腕橫紋交會處。

●按摩三陰交穴

三陰交是調理肝脾腎三經的交會穴。能夠預防泌尿生殖系統疾病、失眠、頭痛、下肢冰冷無力、高血壓。

位置 小腿內側，腳踝骨尖的最高點往上三寸（約四根手指橫著的寬度）。脛骨後緣靠近骨邊凹陷處。

操作方法

1 灸法：吹風機溫吹五至十分鐘。

2 按摩：使用點按、揉、擦、指推法。用拇指按對側穴位，其餘四指置於小腿骨前側，於肌肉凹陷處稍用力按揉五十至六十次。

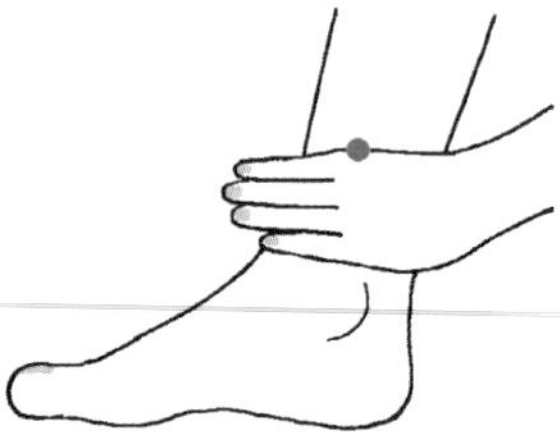

●墊腳

腳跟與人體的腎經關係密切，而墊腳跟實際上是刺激了腎經穴位。人過了三十歲後腎氣就變得虛弱，腎陽不足，往往有怕冷畏寒、足跟冷痛、下肢浮腫等症狀，經常墊腳跟就可以補助腎氣，是非常好的扶陽大法。

●泡腳

泡腳可以促進血液循環，讓四十度左右的熱水淹過腳踝，大約二十分鐘身體就會發熱。還可以在水中加入生薑或甘菊、羅勒、肉桂、迷迭香等精油入浴劑等，皆有同樣效果。

●揉搓手腳心

日常閒暇時，可以揉搓手腳心或者按摩穴位（腳底有湧泉穴、手心有勞宮穴），能夠達到手腳保暖的效果。例如，每天起床後和睡覺前搓按腳底湧泉穴，做到足部發熱為止。

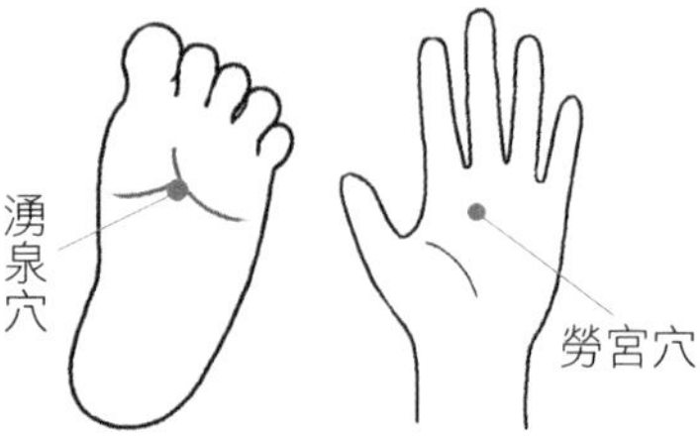

三、生活調養宜忌

○飲食

1多吃根莖類蔬菜和顏色較深的蔬菜水果，如蓮藕、芋頭、蘋果、南瓜、紅蘿蔔、菠菜等，有使身體變暖的效果。

2發酵過的茶比未發酵的綠茶更有溫暖身體的效果，如紅茶、烏龍茶、普洱茶等。而綠茶、咖啡則要少喝。

3紅糖、糙米、全穀類等未精製的食物含有較高的維生素及礦物質，宜多食用。

4生薑、香辛料、薑母鴨、桂圓茶、黑芝麻、甜湯圓等，可以讓身體暖和。生薑可促進血液循環及新陳代謝，具有發汗、驅寒的效果，建議就寢前將溫熱水配上一小匙生薑末，可以加上紅糖，迅速溫暖身體、幫助入眠。

5人參、黨參、當歸、丹參、肉桂、肉蓯蓉、乾薑、花椒、大棗、龍眼肉、山藥、枸杞、首烏等，用來泡茶、熬煮、入菜，可改善及預防手腳冰冷。

6牛肉，對脾胃虛弱者尤為適宜；羊肉，對虛寒症狀有一定療效；蝦肉，對冬季腎陽虛所致怕冷體虛、腰膝痠軟者最為適合。

7少吃冬瓜、西瓜、綠豆、蘿蔔等生冷、清熱、滑利之品。

○運動

《千金方》載稱：「凡有手冷足冷，打熱便休。」捶雙臂、拍雙腿便能夠促進四肢末梢血液循環。亦可每天早上用「比走路快、比跑步慢」的速度大步走個十至二十分鐘，邊走邊甩甩手。就算在室內也可以經常做簡易的運動，如下：

(1)轉動腳踝，向左和向右畫圓圈二至三分鐘。

(2)腳尖朝上拉緊腿部肌肉，腳趾反覆用力張開、縮緊至少三十下。

(3)坐在椅子約三分之一處，背挺直，一條腿先向前伸直，緩緩吐氣身體向前彎，感覺大腿內側肌肉拉緊，回復原狀再換腿做。

患者主訴

三十五歲的林小姐，長期手足呈對稱性寒冷感，每逢冬季時情況加重，即使增厚衣服仍未見好轉，不過，經揉搓或熱水浸泡可暫時緩解，但五分鐘後再度手腳冰冷。來門診時自述，月經經常延後，且經前乳房易脹痛，經血量少、顏色較淡，偶有血塊。右手腳比左手腳冷，手摸起來冰冷，但觸碰不會痛。

診療建議

觀察林小姐的臉面，氣色差、唇色發白，舌質淡、苔薄白，脈象弦。診斷其為「厥證陽虛血弱，寒凝氣滯」，應以「陰中求陽、行氣溫通」為治療方針。開立處方為**當歸四逆湯**、**四逆散**；另囑咐在家服用**暖身補氣茶**（做法參考第200頁）。

此外，採用**溫灸**：以督脈及膀胱經的背俞穴為主（腎俞穴、關元俞穴、命門穴），搭配腹部的中脘、關元穴。另以**三九貼**溫和調理虛寒體質、防手腳冰冷；並建議多**按摩陽池穴**、**三陰交穴**（做法參考第201至202頁）。治療兩、三個月餘後，林小姐症狀好轉，手足轉溫，且月經週期正常、經量增加，諸症大多消失。

醫學解析

在最冷、陰氣最盛的三九天，進行「三九貼」，藉由辛溫中藥刺激穴位，以增強人體正氣，提高免疫力，驅散體內寒邪，能夠有效控制和減少過敏疾病的發作，並可改善手腳冰冷。

溫灸源自中國，數千年前就被用來驅邪、防止傳染病，很適合寒氣較重的冬天，「火進入身體裡面帶來能量」，透過燒灼或煙薰的熱度刺激穴位，調整氣血運行，改善痠痛。由於操作簡單，幾乎人人可灸，「人人灸三里（指足三里穴）」為養生要項。中醫認為，寒氣還會影響腸胃功能，「虛寒的人直接給熱最快」，像冬天喝到冰涼的就拉肚子、胃痛胃脹、腸躁症等由虛寒引起的消化性疾病，溫灸能去除身體寒氣，因此所有虛性的寒證如腸胃疾病、疼痛、婦科問題等，都可使用。

貧血

貧血的人經常氣血雙虛

現代人因營養失衡、作息不正常，或個人體質因素容易貧血。貧血是指循環血液中紅血球之總量減少，一般以血紅素（Hb）或血容積（Hct）降低來判定。貧血常見原因有很多，包括紅血球的製造不足、破壞與流失等。

在中醫的觀點中，貧血並不等於血虛。雖然在中醫門診常說「欠血」，患者帶血液檢查結果來尋求幫助，不過，中醫並不特別治療貧血，但是藉由辨證治療血虛與其他的兼夾證，同樣可調理到貧血體質。

貧血的症狀有面色、皮膚蒼白或發黃，疲倦乏力、頭暈眼花、耳鳴，甚至常發生昏厥、記憶力衰退、心悸氣少、食慾不振、腹脹腹瀉、毛髮乾枯脫落、氣急心慌，還有噁心、嘔吐、浮腫及月經紊亂甚至閉經等。

九五％以上的貧血是因為鐵缺乏引起，稱為「缺鐵性貧血」，其他幾種貧血，如地中海性貧血、再生障礙性貧血、失血性貧血較為少見。現代女性貧血比率偏高，許多女性的血紅蛋白含量及紅血球數偏低，而且並不是只有孕婦容易得貧血，近幾年來發現，患者尤以青春少女為多。

本病的病因主要有先天不足和後天調養不當或疾病損傷等，中醫認為，缺鐵性貧血的發病，常常由飲食不節引起，主要是挑食或無規律，除此之外，起居、情志、勞倦等因素也有影響。病機與心、脾、肝、腎的功能失調、臟腑虛損密切相關。「心主血，肝藏血，脾統血，腎藏精」，脾為氣血生化之源，且血為氣之母，血虛後還會導致氣虛，所以貧血的人常常是氣血雙虛。治療上應以健脾、養心、滋肝、補腎、益氣生血、補益填精為主要原則。

有關貧血的中醫科學驗證，有研究是以血液透析中心的病患為對象，用遠紅外線照射血海穴（屬足太陰脾經穴位，有健脾胃、補氣血功效），比較分析實驗組和對照組的血紅素、血比容積差異性，發現用遠紅外線具有灸療的特性來照射血海穴，可以調控骨髓造血細胞因子的可能性。

貧血的常見證型

(1) 心脾兩虛型

症狀 思慮過度、憂愁煩惱，導致面色白或泛黃、頭昏失眠、心神不寧，易出汗、氣短且喘、食慾不佳、大便溏瀉、倦怠乏力，毛髮乾易脫落、指甲裂脆。舌質偏淡胖、舌苔薄白，脈象弱。

治則 補心益脾。

(2) 脾腎陽虛型

症狀 主要表現為面色臘黃或蒼白，手腳冰冷且怕冷，唇色、指甲偏淡白，心悸氣少，頭昏眩暈，大便偏稀軟。男生容易性功能障礙，女生容易月經不調。舌質淡或有齒痕，脈象細。

治則 溫補脾腎。

(3) 氣血虛證型

症狀 該證型以女性常見，多由於月經不調，如月經量過多、經期過長等，使得血液流失過多。患者精神狀況一般較差，短氣乏力、臉色蒼白的症狀比較明顯，伴有倦怠、心悸、失眠等。而病程稍長的女性患者，還會出現月經量少、色淡質稀，甚至閉經，但體檢時一般沒有明顯病變。舌質偏淡薄，脈象沉。

治則 益氣養血。

羅醫師的調理養生之方

一、中醫內服法

●當歸養血止暈茶

材料 黨參、當歸、枸杞、何首烏、山茱萸各十克，五味子五克

做法 將材料加水一千毫升，以中火煮開後，加紅糖適量，可於白天當茶水飲用。

使用須知

○上述一包藥可用同樣水量再回煮一次。一日一包，一週約服用二至五包。當日未服用完的可放於冰箱冷藏。

○前述介紹的三種證型都可選用。

○感冒咳嗽或高血壓者避免喝。

功效 由於出血過多或造血機能減退等原因以致貧血者，因血少不能供養頭部以致頭暈。方中的黨參補氣生血；當歸補血；何首烏、五味子主治補腎養血。其中，黨參有明顯提升紅血球數量的作用，山茱萸為治頭暈的名貴藥材，枸杞既補血又治頭暈，這三味藥是本方的重要組合。整體而言，此藥茶可益氣養血，對體質虛弱、貧血體質，容易頭暈欲倒的女性朋友有調理作用。

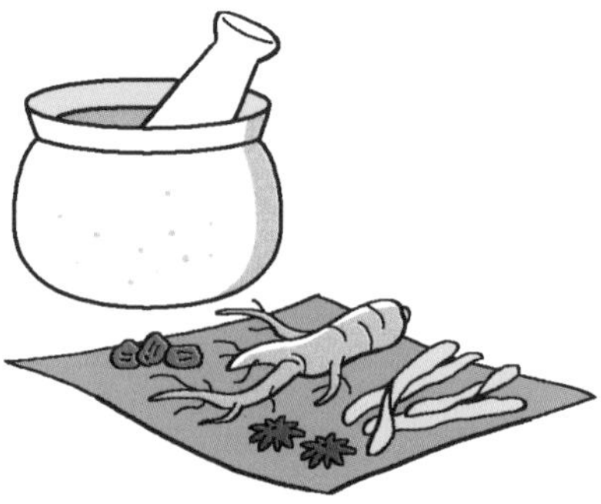

二、生活調養宜忌

1 鐵是製造紅血球細胞的主要原料，人若缺乏就容易罹患缺鐵性貧血，因此應從每日飲食中預防，可常吃富含鐵的食物。動物類中最佳的鐵質來源是肝臟（豬肝、雞肝、牛肝），其次則是牡蠣、貝類、瘦肉、雞、魚等。植物中鐵質的最佳來源是熟紫菜、芝麻、黃豆、黑木耳、毛豆等，其次如葡萄乾、紅棗、黑棗、菠菜、小松菜、全穀類等。吃櫻桃也是一種經濟實惠的補血方法。

2 研究證實，維生素C食物（如番茄、柑橘、奇異果、青椒等）可促進鐵的吸收。適量的添加維生素C能改善穀豆類抑制鐵質吸收，七十五毫克的維生素C可使鐵質吸收率上升三至四倍。

3 牛奶及乳製品中若未加強鐵質，並不是鐵質的良好食物來源。

4 不宜常食用茶、咖啡等食物，會干擾鐵的吸收。

5 適當多吃大棗、山藥、薏仁、蓮子、芡實等健脾益氣食物，以促進脾胃運化生血。但粗糧會影響鐵的吸收，須留意不能過量。

6 食用新鮮的蔬菜水果，避免空腹冰冷食用。

7 注意不宜過於偏食，容易導致造血原料缺失，造成紅血球生成障礙。

8 重視充足睡眠，避免精神疲勞及體力消耗過度。

有位四十歲的女性病患，一個多月來持續有頭暈乏力的症狀，且精神不振、氣短懶言，每逢活動後情況加重。面色、口唇、指甲皆蒼白，且怕冷、四肢不溫、食慾不佳，睡眠尚可，大小便正常。

觀察其舌質偏淡、舌苔薄白，脈沉弱，證屬「氣血虛弱、瘀血阻滯」，另外詢問病史，發現她近一年來月經不規律，常經來不止、量時多時少，偶爾會服用止血藥。經血液生化檢驗顯示，紅血球偏低、血紅素明顯不足（紅血球 300/cumm、血紅素 8.5g/dl、平均血球容積 70fl），西醫診斷為缺鐵性貧血；中醫診斷則為崩漏證，氣血虧虛證，治療宜補氣養血調經。

因此，我建議患者日常服用**當歸養血止暈茶**（做法參考第 208 頁），一週二至三帖。經濟許可的話，每週再加服用二、三塊**龜鹿二仙膠**，膠塊用水煮或電鍋蒸煮。連續看診治療二、三個月後，患者的頭暈神疲等情況均有好轉，且面色變紅潤、精神佳、食慾轉好，月經時間和經量都正常許多。

龜鹿二仙膠的主要藥材為龜板與鹿角，另加入枸杞、人參熬製而成，可改善慢性貧血。貧血的主要病理改變為骨髓造血幹細胞及造血微環境損傷，使造血的幹細胞退化，臨床主要表現為頭暈乏力、面色蒼白、心悸氣短、食慾變差、時有發熱及皮下出血等，屬中醫「虛勞、血證」範疇。所謂「血之源頭在乎腎」，《醫方考》的龜鹿二仙膠強調腎主骨生髓，主藏先後天之精，且精能生髓，髓能化血，精血同源，故腎虛為本病發生的根本。

帶下病（白帶異常）

由濕邪引起的白帶增多現象

俗話說「十女九帶」，帶下病是婦科門診最常見的疾病之一。症狀為陰部搔癢、分泌物多令人感到潮濕。春季是帶下病的高峰季，無常的氣候及潮濕的空氣適合病菌的繁殖。西醫認為白帶增多是生殖器官出了狀況，如罹患陰道炎、子宮頸炎、盆腔炎、子宮頸糜爛等等。

中西醫治療陰道炎產生的白帶，均有各自的特點，雖西藥的效果較為明顯，但是長期使用西藥治療，會容易產生耐藥性，導致病症一再復發，根治效果不明顯；中醫治療白帶速度較慢，但較為穩定。因此長遠來看，建議以西醫救急、中醫治本，兩者相輔相成。

從中醫觀點來看，本病是由於濕邪引起，有的兼有寒（寒濕盛），有的兼有熱（濕熱下注）。出現原因有分內和外，內因為體質的根本，脾腎虛弱不足、肝經鬱結等影響衝、任、督、帶諸脈的氣血運行；外因為環境變化的影響，如濕熱毒侵入、飲食不節制，影響任、帶二脈，使白帶增多，有色、味的變化。

白帶以濕熱型最為常見，治療以除濕止癢、清熱解毒為原則，中醫藥物具有療效可見、不良反應少、抗發炎和調整陰道免疫力等優勢。且中藥外用治療白帶的方法有很多，主要有中藥、薰蒸、薰洗、坐浴等，而其中的中藥坐浴，利用了泡浴水的溫熱之力及藥物本身的功效，促進藥物有效成分的吸收。

帶下病的常見證型

(1) 脾虛型

症狀 帶量多而清稀、色白無臭。脾胃功能不佳，易疲倦、食慾不佳、大便偏軟，吃寒涼食物後帶量增加。舌質偏淡苔膩，脈象弱。

治則 健脾益氣除濕。

(2) 腎陽虛型

症狀 帶量多而清稀如水、色白無味。小腹會有冷感，伴有腰膝無力、頻尿、怕冷、容易疲勞。舌淡，脈象遲。

治則 溫補腎陽收濇。

(3) 濕熱型

症狀 帶量多，質地黏膩且味道腥穢，顏色黃綠呈泡沫狀（滴蟲性陰道炎），或色白呈豆渣狀（黴菌性陰道炎），或白帶夾有血絲。陰部常有灼熱或搔癢感，月經不調、口苦易怒、小便黃。舌紅苔黃，脈象滑。

治則 清熱利濕固濇。

羅醫師的調理養生之方

一、中醫內服法

●止帶藥茶

材料 仙靈脾十五克，白朮、生白芍、車前子、蒼朮、陳皮、柴胡各十克，甘草五克

做法 將材料加水一千毫升，以中火煮開成藥茶後，可於白天當茶水飲用。

使用須知
○上述一包藥可用同樣水量再回煮一次。一日一包，一週約服用二至五包。當日未服用完的可放於冰箱冷藏。
○前述介紹的三種證型都可選用。

功效 白朮、蒼朮、陳皮可燥濕健脾；仙靈脾、車前子補腎利濕；白芍、柴胡能平肝緩急，全方補脾腎、疏肝解鬱、化濕止帶，對帶下病有很好的調理止帶功用。

二、中醫外治法

●中藥坐浴

對帶下病兼陰部搔癢疼痛者，可配合外洗坐浴方，以清熱止帶止癢。

材料 苦參根、蛇床子、地膚子各三十克，蒼朮、黃柏各二十克

做法 以水二千毫升，將所有藥材以中火煎煮三十分鐘水滾後，濾掉藥渣，取溫熱的藥液先薰洗外陰，待溫度適宜後再坐浴，每日一至兩次。一帖藥可煮二次。

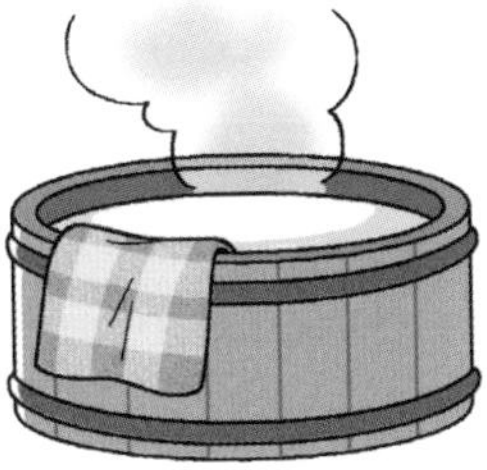

三、生活調養宜忌

○飲食

●宜食

1 飲食宜清淡，多吃易消化食品，如蔬菜、牛奶、豆漿和鵪鶉蛋等富含蛋白質及維生素的食物，或薏仁、紅豆、綠豆，以清熱利濕。

2 若患者體質為脾虛濕盛型，可多食用冬瓜湯、薏苡仁以及紅豆；如患者為腎虛型可多食用韭菜、肉桂；如患者為濕熱帶下型，可多食用蕨菜、馬齒莧等，以殺菌抗炎。

●忌食

1 任何冰品及涼飲。寒涼食物會阻礙脾胃的消化吸收，影響水分代謝，導致白帶增加。

2 水果類：

(1) 冷性水果：西瓜、哈密瓜、香瓜、水梨、葡萄柚、椰子、橘子、柿子、番茄等。

(2) 熱性水果：龍眼、荔枝、芒果、榴槤等。

3 蔬菜類：白蘿蔔、大白菜、苦瓜、黃瓜、絲瓜、蘆筍、竹筍等，尤其涼拌。

4 辛辣食物：辣椒、胡椒、花椒、八角、大蒜、蔥及沙茶醬等。

5 燥熱食物及煎炸食物：茴香、韭菜、肉桂、羊肉、炒花生及油炸物等。

6 刺激性食物：醃漬品、咖啡及咖哩等。

7 菸酒及含酒食物：人參酒、鹿茸酒等，食用後會加重炎症反應及充血情形。

8 甜膩的食物：糖果、奶油、蛋糕、肥豬肉、蛋黃，這些有助濕作用，會增加白帶的分泌。

9 補品：四物湯、八珍湯、十全大補湯、當歸、黃耆等中藥，皆屬於溫燥之品，會造成骨盆腔充血，使陰道發炎更嚴重。

○生活起居

1 養成良好的衛生習慣，保持局部清潔，勤換內褲。內褲單獨清洗，偶爾將內褲、毛巾、盆等用熱水燙洗。

2 不要穿過於緊身及不透氣的內褲，最好穿寬鬆棉質透氣的內褲。少用衛生護墊，因為加了一片護墊在內褲裡，會使得陰道的溫度提高，更容易滋生細菌，如果有使用要記得經常更換。

3 居住環境避免潮濕，保持乾燥清潔。

4 如廁後，用衛生紙由前往後擦拭。

5 月事來臨期間，要勤換衛生棉，避免房事。

6 注意不潔房事、流產。房事前要喝水和事後要排尿。

7 暫時不要泡澡、洗三溫暖或泡溫泉。清洗外陰，宜用溫水淋浴，不要用清潔液進行陰道內清洗。

8 患病期間不要游泳。可參加各種體育活動，多做骨盆運動、下腹部的運動，可以有效改善子宮的血液循環，對於女性經期的順暢或是正常的排卵都很有幫助。

9 注意休息，避免過度勞累，保持心情舒暢。

10 注意日常白帶的自我檢查：若出現白帶增多、有異味、不明原因的搔癢感等異常症狀，需至醫院檢查白帶內有無滴蟲、黴菌，必要時更應進一步檢查子宮頸、子宮及盆腔，或做子宮頸抹片。

四十三歲的張小姐，白帶過多情況已兩年，有白色黏稠分泌物且色帶微黃，外陰搔癢，帶下量多、如豆腐渣樣，有時小腹隱隱作痛，小便有時澀痛。經婦科檢查診斷為「黴菌性陰道炎」。

經問診時了解，張小姐的陰部會反覆發癢、灼熱感，月經色黑、量少、有瘀塊。平時工作較勞累，睡眠差，心煩易怒，動則腰疼。觀察其舌質偏紅、舌苔偏黃，脈象數。證屬「臟腑失調，濕熱下注而帶下穢濁」，中醫診斷為帶下病（濕濁下注，脾腎兩虛），以化濕利濁、調補脾腎為治療方向。

於門診時為患者進行針灸治療。請患者平躺，取婦科五穴、關元、氣海、中極、帶脈、制汗穴，用針刺瀉法十五至二十分鐘。針刺瀉法可以治療以濕熱型為主的帶下症，幫助減緩張小姐的症狀。

開立處方為**完帶湯**、**八味帶下方**。另囑咐患者回家後服用**止帶藥茶**（做法參考第212頁），以及搭配**中藥坐浴**（做法參考第213頁），一週進行三到五天。

張小姐採用上述療法二十八天後，白帶明顯減少，陰部搔癢情形亦減輕許多，抗生素塞劑使用次數亦減少許多。

月經不調

改善體質才是從根本解決問題

常聽女性朋友為生理週期不正常而苦惱，所謂月經不調是以月經的週期、經期、經量、經色、經質發生異常為特徵的疾病，源於內分泌失調。常見為月經提早或延遲、經量少或量多、月經不止、月經先後不定期、痛經、崩漏和閉經等。

中醫對治療月經病的歷史已久，早在《內經》中就有論述：「女子七歲，腎氣盛，齒更發長；二七而天癸至，任脈通，太沖脈盛，月事以時下，故有子……」月經不調的病因主要是寒熱濕邪侵襲、情緒失志、飲食未均衡和體質因素。病機則是臟腑功能失調、血氣不和，間接或直接地損傷沖任督帶脈，而引起性腺內分泌失調。中醫治療不僅是調節月經本身，還可以透過調節臟腑、經絡，達到改善體質的效果。

有關月經不調的臨床驗證，以針灸原發性痛經（非屬於器質病變性，如子宮內膜異位症、子宮肌瘤或感染等）患者，發現針灸止痛效果並不亞於止痛類藥物，其最主要取穴有三陰交穴、太衝穴、門金穴等。

而女性朋友經常以中藥四物湯來調理經痛，但服用前應先確認經痛是屬於原發性，亦即沒有子宮、卵巢、輸卵管等實質病變，因很多經痛是患有黏膜下肌瘤的女性的表象體徵，就完全不適合自行調配四物湯偏方來進補，以免造成下腹腔的子宮卵巢更是處於充血發炎的狀態。

月經不調的常見證型

(1)血寒凝滯型

症狀 月經量少，顏色深有血塊，小腹感覺冷痛，熱敷可減輕，怕冷且四肢冰冷。舌苔白，脈象緊。

治則 溫經通絡，暖宮散寒。

(2)肝血虧虛型

症狀 月經量少血色淡，小腹隱隱作痛，頭暈眼花心悸，臉色蒼白或蠟黃。舌質淡紅，脈象弱。

治則 補肝養血，益氣調經。

(3)肝氣鬱滯型

症狀 月經量少，顏色暗紅或有血塊，小腹脹痛或胸腹、兩肋、乳房脹痛。舌苔薄白，脈象弦。

治則 疏肝解鬱，調經止痛。

羅醫師的調理養生之方

一、中醫內服法

●疏肝調經茶

材料 柴胡、香附、白芍各八克，當歸、白朮各六克

做法 將材料搗碎後，使用濾袋裝起，以一千毫升的水煮開，代茶飲用。

使用須知
○於經期結束後十五日開始，隔日一杯，十五日為一療程。連用三個以上月經週期，直到症狀改善為止。
○前述介紹的三種證型皆可選用。

功效 當歸、白芍養血補血，柴胡、香附理氣活血，使氣行血行。此藥茶可調理因吃太多生冷食物，或者身體陽氣不足所致月經後期、月經過少、閉經、痛經等證。

二、中醫外治法

●三伏貼藥餅

三伏貼可以調理和改善原發性痛經，透過辛熱性中藥，振奮陽氣、調節免疫系統，改善痛經時的嚴重程度和發作頻率。各大中醫診所皆有提供三伏貼治療，若有需要可以就診諮詢。

材料 延胡索、細辛、白芥子、當歸等

使用方法 將藥物按比例磨成藥粉，用少量新鮮薑汁將藥粉調至丸狀。取關元、腎俞、子宮等五穴位，在夏季初、中、末伏的第一天各貼藥一次，每次貼敷二至四小時取下，共三次，一年為一個療程。

三、穴道按摩法

按摩應在經期前後進行，可自行操作或請家人協助。

操作方法

步驟1：身體呈仰臥姿勢，以右手先揉按腹部的氣海穴約五到十分鐘。

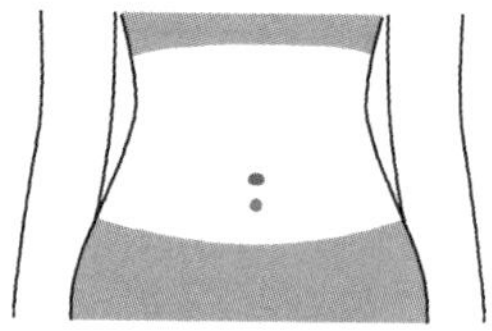

氣海穴
肚臍以下一點五寸（約兩指寬）的位置。

步驟2：以拇指指腹點按雙側下肢的三陰交穴，左右腳各按揉五到十分鐘。

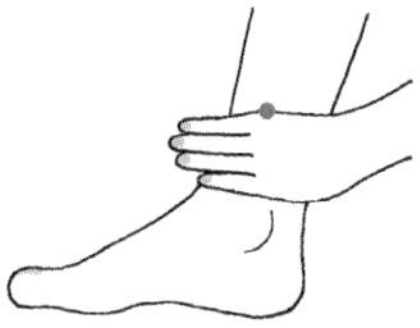

三陰交穴
在小腿內側，內踝尖上三寸（約四指寬），脛骨內側緣後方。

步驟3：然後以手掌按摩下腹部約一分鐘。

步驟4：身體改取俯臥姿勢，以兩手手掌在腰部上下往返反覆按摩兩分鐘。

步驟5：以雙手拇指指端點按腎俞穴、命門穴、八髎穴各十分鐘，以有痠脹感為度。

步驟6：最後以雙手五指同時按揉雙側腎俞穴各三次。

腎俞穴
有兩個點，位於下背第二腰椎下方（正面對應肚臍）的左右各一點五寸（約兩指寬）處。

命門穴
位於後背正中線上，第二腰椎下方（正面對應肚臍）。

八髎穴
上髎、次髎、中髎、下髎各一對，共八個穴位統稱「八髎」，八髎穴位於臀部上方的薦椎（骨盆正中央的骨骼，也是脊椎的一部分）。

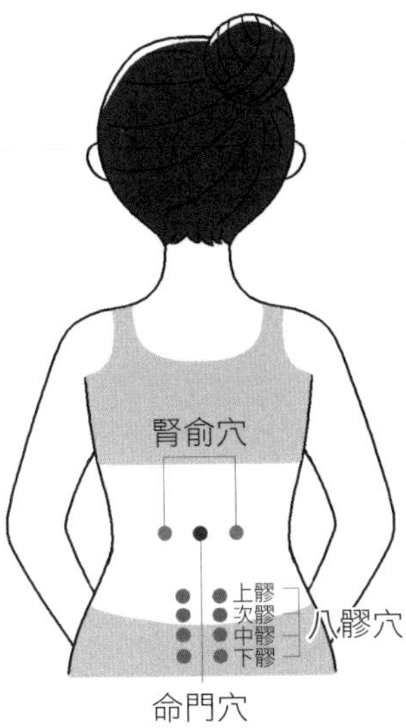

四、生活調養宜忌

通常情況下，月經不調的患者在月經期間以及行經前後，均會有腰骶部或下腹疼痛等，嚴重時會出現昏厥、面色蒼白、腹痛劇烈等。痛經的情形經常會持續一至二天或者數小時，而通常在血流暢通後就能夠緩解腹痛。該疾病常見的人群為青年女性，透過飲食調養等方式能夠達到防治的目的。

○飲食

1 在日常飲食中應該以清淡為主，能調節內分泌系統，預防月經不調、痛經的情況。

2 培養良好的飲食習慣，盡可能食用高蛋白、新鮮蔬果等食物，並給身體補充水分。

3 月經來的前幾天避免生冷類的飲食，此類食物會收縮輸卵管、刺激子宮，從根本上加重或者誘發痛經的情況，即中醫所謂「寒主收引」。

4 月經期間應該儘量食用山藥、香蕉、蜂蜜等容易消化的食物，可多吃黑木耳、藕汁等，以清熱涼血止血。

5 月經期間禁止食用刺激性、難消化的食物，例如烈性酒、生蒜、生蔥以及辣椒等。由於該種食物對內分泌系統有著較大的刺激，很容易造成患者發病。尤其血熱型月經失調、月經量多者，忌食辛辣、燥熱動火刺激品。

6 有痛經症狀的患者應該有多樣化的飲食習慣，避免偏食。

7 不要過度節食。研究顯示少女的脂肪至少占體重的一七%，才可發生月經初潮，體內脂肪至少達到體重的二二%，才能維持正常的月經週期。若過度節食，由於身體能量攝入不足，造成體內大量脂肪和蛋白質被耗用，致使雌激素合成障礙而明顯缺乏，會影響月經來潮，甚至經量稀少或閉經。

8 部分月經不調患者會有失血過多的情況，或平時氣血虛弱者，可適當補血。應該食用桂圓、菠菜、牛肉、羊肉、雞肉、豬肝、豆漿、雞蛋以及牛奶等補氣血的食物。

○其他

1 避免受寒，月經期間要避免冒雨、飲冷等，盡可能防止小腹出現受寒的情況。據研究，婦女經期受寒冷刺激，有可能使盆腔內的血管收縮，可引起月經過少，甚至停經。尤其虛寒型月經失調、月經過少者，忌食生冷、冰涼的食物。

2 防止不良情緒。精神壓抑、生悶氣或遭受重大精神刺激和心理創傷，都可能導致月經失調。這是因為月經是卵巢分泌激素，刺激子宮內膜後形成的，卵巢分泌激素又受腦下垂體和下視丘釋放激素控制，所以無論是卵巢、腦下垂體還是下視丘的功能發生異常，都會影響到月經。

3 有充足的睡眠以及休息，避免過度勞累和熬夜。防止生理規律被破壞，導致激素不足或分泌失衡等情況，導致其他疾病的發生。

4 應該經常運動，鍛鍊身體、改善體質。

5 月經不調的情況較為嚴重時，應該到醫院就診。倘若在二十四小時內持續出血，且有較大的出血量時，要立即到醫院採取積極治療進行控制。

二十出頭的陸小姐，近三個月來月經都推遲兩三週，月經週期為四十到五十天，月經量多、有小血塊，來時會腹痛、腰痠無力。十三歲初經。觀其有貧血貌，氣少乏力，舌淡苔薄，尺脈弱。診斷為月經不調，證屬「肝腎不足」，治當「補腎調經」。

針對陸小姐的情況，採用**腹針為主**、**艾灸為輔治療**，亦即中醫所謂的「針所不為，灸之所宜」。取主穴為中極、關元、中脘，次穴為氣門、外四滿，讓患者仰臥後施治：此外，做**藥餅穴位敷貼**（做法參考第217頁），並建議執行居家**穴道按摩**（做法參考第218頁）。而在內服用藥方面是採用**溫經湯**、**當歸芍藥散**；並搭配服用**疏肝調經茶**（做法參考第217頁）。經過二、三個月的調理，陸小姐的精神狀態好轉，腰痛減輕，月經適時而來。

腹針療法是透過刺激腹部腧穴和一些特定的穴位，來調節相關臟腑和經絡失衡，而達到治療全身疾病的目的。而艾灸透過灸法對經絡穴位的溫熱性刺激，具有溫通脾腎、壯元陽、散寒濕之功效，與腹針結合可調氣血、和脾胃、養肝腎，還可以調節內分泌。本法以中極、關元為主穴，因二穴有培腎固本、補氣回陽之功。中脘、關元為腹針之天地針，兩穴合用具有補脾腎之功用。氣門、外四滿為腹針治療月經不調的經外奇穴。

本案結合穴位敷貼和艾灸治療痛經，艾灸的溫熱效應可透過腧穴的作用、經絡的循行，作用於腹部，灸後可通調經脈、暢行氣血，解除病痛。

停經後出血

經斷復來可用補腎藥調理

停經多年又突然來潮，血流點滴不止，是不是代表回春？更年期的婦女卵巢功能會逐漸走向衰退，直到完全停經前，可能出現月經不規則的現象。而停經後出血則是指女性到了停經期，卵巢功能已完全萎縮，一年以上沒有正規的月經卻又出現陰道流血的異常現象。

停經後陰道出血量或多或少，淋漓點滴狀至大血塊都有，持續時間也或長或短，從一、兩天至數月不等，間隔期間不定，伴有貧血、頭暈無力、心慌等現象。婦女停經後，人生還有約三分之一的時間在停經期度過，時間相當長，因此，停經婦女應密切關注自己的身體狀況，保持足夠的警惕性，如有發現出血現象，要及時去醫院就診檢查。

引起婦女停經後出血的常見原因可能有：

- **癌症**：外陰癌、陰道癌、子宮頸癌、子宮體癌、輸卵管癌。
- **炎症**：陰道炎、子宮頸炎、宮體內膜炎。
- **腫瘤**：子宮肌瘤、卵巢良性腫瘤、尿道肉瘤。
- **損傷**：陰道損傷，如房事損傷等。
- **外物刺激**：子宮內避孕器引起的炎症刺激等。
- **全身疾病**：全身出血性疾病、卵巢軸分泌失調。
- **其他**：精神過度緊張、環境改變、過度勞累。

停經後出血若及早發現，通常是可以被治療的，若要快速止血會透過刮宮手術去除過度增生的子宮內膜，再對刮下來的組織檢驗，和進行身體疾病的治療。

若從中醫觀點來看，停經後出血稱之為「經斷復來」，因為腎氣虛，太衝脈衰退，故經水斷絕，若身體氣陰兩虛，邪氣內伏，就可能發病。此病在中醫治療上，會加強補腎中藥，現代藥理研究證明，多數補腎藥有類似雌激素作用，對婦女疾病的治療有良好的效果。

中醫補腎藥在臨床試驗中發現，服用龜鹿二仙膠可改善睡眠、關節疼痛、焦慮、憂鬱以及血管收縮等。另有期刊發表以加味逍遙散做小樣本的先驅試驗，發現在介入治療更年期症候群的功效上，與荷爾蒙藥物 Premelle 相當，也不會改變體內促濾泡成熟激素、雌激素的濃度。

停經後出血的常見證型

(1) 腎陽虛型

症狀 經期不固定，少量出血不斷，血色淡或暗紅，小腹寒冷，腰痠背痛。舌苔薄白，脈象弱。

治則 溫補腎陽。

(2) 腎陰虛型

症狀 月經週期短，出血量多，伴有頭暈耳鳴，腰腿痠痛，手腳掌心發熱，睡眠少夜夢多。舌質紅，脈象數。

治則 補腎養肝。

(3) 脾虛型

症狀 經期長，出血量多，血色淡紅，臉色蒼白浮腫，腹脹，大便稀，疲倦氣短。舌質淡、苔白膩，脈象虛。

治則 健脾攝血。

(4) 氣血兩虛型

症狀 月經週期長至二、三個月不等，出血量多，血色正常或淡紅，臉色蠟黃，伴有心悸氣短，頭暈目眩。舌質淡、苔薄白，脈象細。

治則 益氣養血。

羅醫師的調理養生之方

一、中醫內服法

●停經調血茶

材料 北沙參、女貞子、旱蓮草、黨參各十克，茯苓二十克，甘草三克

做法 將上述藥材加水一千毫升，以中火煮開成藥茶後，濾出藥液分裝，可於白天當茶水飲用。

使用須知

○上述一包藥可用同樣水量再回煮一次。一日一包，一週約服二至五包。未服用完的可冷藏。

○前述介紹的四種證型都可選用。

○女性在更年期四十五至五十歲期間，需要做婦科子宮檢查，以確定無婦科腫瘤風險，方可用中藥調理功能失調性子宮出血。

功效 女貞子、旱蓮草滋肝補腎，黨參、茯苓健脾去濕，以達到滋陰補血、收濇止血的作用。本方亦可減緩更年期產生的症候群。

二、生活調養宜忌

停經後出血的情況，大多出血時間長，可能引起貧血，因此要特別注意飲食調養：

一是多吃含蛋白質的食物，如雞蛋、牛奶和瘦肉、豆類等，因蛋白質是合成紅血球的重要成分之一。

二是多吃含鐵、銅的食物，如綠葉蔬菜、櫻桃、番茄、柑橘、桃子、鳳梨、紅棗等。這些食物還含有葉酸、維生素A、C等成分，葉酸能幫助造血，維生素A、C能促進鐵的吸收和利用。

由於精神、情緒的變化也會影響停經後出血，因此要儘量避免像是煩躁易怒、情緒憂鬱等表現。保持良好心態，可助心情放鬆。培養廣泛的興趣或是運動，也能減緩停經後出血的發生或減輕其嚴重程度。

更年期是身體老化的一個標誌，必須多補充營養食物、適當鍛鍊身體，同時要有充足的睡眠。

擔任家庭主婦的楊女士現年五十四歲，停經約三年，一個月以來經血淋漓未淨，且月經量有愈來愈多的趨勢。曾經多處就醫，做腹腔超音波檢查子宮、卵巢、輸卵管、生殖器等，結果顯示皆正常，西醫診斷為「停經後功能性子宮出血」，也在某醫院做刮宮手術但仍時而出血，故來尋求中醫治療。

楊女士的月經量多、顏色深紅、質地黏稠、血塊多，且小腹痛、食量少、口乾口苦、睡眠差。觀察其舌紅苔黃，脈象數。中醫辨證屬「實熱崩漏證」，熱盛於內，迫血妄行，故停經後又經血淋漓不淨，血色深紅，熱傷胃津故口乾，舌苔脈象均血熱之證，因此治療宜「清熱涼血、止血調經」。

開立的處方為**女科柏子仁丸**、**當歸六黃湯**。並**針灸**太衝、三陰交、內庭、太谿等脾肝腎三經穴位加強療效。連續服用上述藥方約三週後，經血量大減、出血天數減少。複診時，又見頭暈乏力，帶下量多、色黃稠，睡眠差，舌稍紅、苔薄黃，脈象弦。因此續用上方加黃耆、黨參，以加強補氣之效。病情癒後，近日複診已一年未再復發。

一般來說，女性在更年期停經前後，容易因雌性激素的不足產生潮熱盜汗、心悸失眠等現象，因楊女士有陰虛燥熱的問題，因此，方用女科柏子仁丸、當歸六黃湯，除了可調節情緒還能改善虛熱、補養腎陰腎陽，也能間接調理子宮卵巢於空巢期前後功能，而改善停經後出血。

不孕症

治療以補腎為根本

現今社會生活節奏快，生活上的壓力沉重，導致女性心理壓力大，產生內分泌系統紊亂的問題。且由於越來越多女性晚婚，高齡婦女的卵巢儲備功能較差，加上卵巢早衰的女性人數增多，繼而使排卵障礙性的不孕發生率逐年升高。除此之外，常見導致不孕的原因還有生殖構造異常。

排卵障礙：由於下視丘或腦下垂體的激素分泌異常，或卵巢功能異常，導致排卵減少或無法排卵，例如臨床上常見內分泌失調引起的排卵障礙、卵巢早衰等。

生殖構造異常：由於物理性的屏障影響精子的移動、精卵結合，或受精卵無法著床等，例如臨床上常見子宮頸黏液分泌異常、炎症引起的輸卵管阻塞、子宮結構異常等。

由於不孕症患者在中醫觀點，多有子宮虛寒，而影響子宮卵巢正常運作，所以治療應當從調經著手，中醫稱之為「調經種子」。中醫注重對個人身體的調理，採用中醫藥介入方式，能減少單純應用西藥而產生的荷爾蒙依賴性，同時避免可能的副作用。

大部分不孕患者為陽虛體質，特徵有手腳冰冷、對氣候轉變特別敏感、臉色蒼白、喜歡喝熱飲、怕冷耐熱，而造成此類特質的原因，通常是因居住環境較寒冷、喜好吃寒涼食物、快速瘦身、過勞或易怒損傷身體陽氣、夏季貪涼不注意腿腳與肩部的保暖等。

中醫學沒有「排卵障礙」的病名，一般歸屬於「月經失調」、「閉經」、「崩漏」、「不孕」

等範疇。中醫治療不孕是以補腎為根本來施治，治療以補腎活血為原則，內服藥方可以提高患者的排卵率、改善排卵期子宮內膜厚度等。而外用針灸療法可調節下視丘、腦下垂體、卵巢性腺軸，改善卵巢儲備功能；另穴位敷貼法透過緩和持久的局部穴位刺激，可起整體調節功效。以上療法都可有效提高卵巢反應性，在改善女性卵巢儲備功能、體內荷爾蒙水準等方面上，發揮著重要的作用。

根據衛生福利部於二〇一六年施行的中醫孕產計畫健保專案，輔助治療人工生殖之懷孕率，助孕成功率達二三點二七%，接受試管嬰兒的植入週期懷孕率為四二點五%，數據顯示不孕症患者接受中醫藥的輔助治療，有助於提升受孕率和保胎率。使用人工生殖或試管嬰兒，配合中醫藥及針灸，結合中西醫的聯合照護，可提高不孕症的臨床療效。

不孕症的常見證型

(1) 脾虛濕瘀型

症狀 下腹隱隱作痛且有墜脹感，生理期時會腰痠，勞累後症狀加重，白帶量稍多，全身疲倦無力，沒有食慾。舌質暗淡、有瘀點瘀斑、苔白或膩，脈象澀。

治則 **健脾化濕，活血祛瘀。**

(2) 寒濕瘀滯型

症狀 下腹冷痛且有墜脹感，熱敷可改善。經期不穩常延後，經血量少、經血顏色暗、夾帶血塊，白帶色白且清稀，手腳冰冷。舌淡、苔白膩，脈沉細或沉遲無力。

治則 **溫經散寒，活血通絡。**

(3) 氣滯血瘀型

症狀 月經週期不定，情緒憂鬱，生理期前後常有頭痛、脅肋及胸部發脹，經血顏色暗紫、帶有血塊。舌質暗或舌有瘀點、苔薄白，脈弦細。

治則 **行氣活血，化瘀通絡。**

羅醫師的調理養生之方

一、中醫內服法

●補肝益腎助孕茶

材料 當歸、黃耆、白朮、杜仲、香附、白芍、巴戟天、菟絲子、續斷各十克

做法 將材料加水一千毫升，以中火煮開成藥茶後，可於白天當茶水飲用。

使用須知

○上述一包藥可用同樣水量再回煮一次。一日一包，一週約服用二至五包。當日未服用完的可放於冰箱冷藏。

○前述介紹的三種證型都可選用。

功效 當歸、黃耆、白朮益氣養血；杜仲、續斷調補肝腎；香附、白芍行氣活血，全方具有滋補肝腎的作用，可以益氣養血、暖宮散寒，對排卵功能障礙所致的不孕症較有調理作用。

二、穴道按摩法

按摩和刺激肚臍周圍的穴位，可以有效改善體質、幫助排卵，對治療不孕症有輔助作用。調理子宮虛寒有幾個非常有效的穴位：

神闕穴：即肚臍位置，是人體任脈上的要穴。有調整子宮卵巢陰陽平衡的功能。

氣海穴：在肚臍下一點五寸（即兩指寬）的位置。具有溫陽益氣、化濕理氣的作用。

關元穴：在肚臍下三寸（即四指寬）的位置。對陽氣不足、虛弱怕冷等症狀有效。

以上三穴以單手拇指按摩，力道慢慢加重，由淺到深各三至五分鐘，需注意操作力道不宜過大。

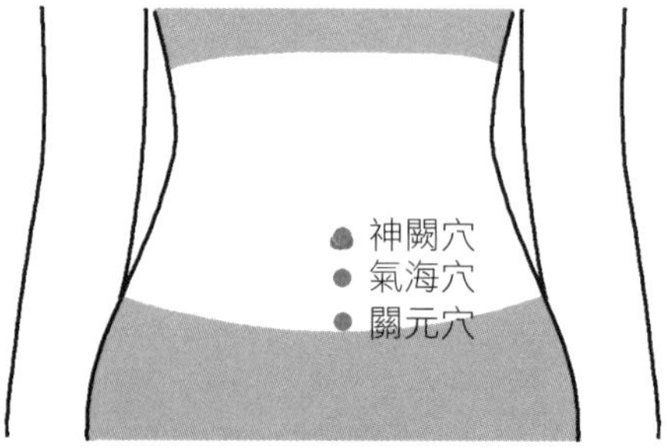

三、生活調養宜忌

情緒緊張會使荷爾蒙的分泌失調，因此備孕婦女應保持良好的心態，正向面對以求最佳狀態。

1 氣虛體質者可吃小米、紅豆、番薯、馬鈴薯、雞肉、雞蛋、豆腐、紅蘿蔔、香菇等，具有健脾益氣的作用。

2 可偶爾選用藥膳調補，但切忌過猶不及，以免產生「虛不受補」的現象，常用的補益類藥材有人參、黃耆、黨參、白朮等；另外，山藥、蓮子、龍眼肉、大棗皆有益氣養血、和胃健脾作用，對於改善體質有很好的幫助。

3 不宜食用過多生冷苦寒、辛辣燥熱、難以消化的食物，注意滋補過度會變成痰瘀體質，如肥肉、豬油、高澱粉、重口味的精製食物，會阻礙子宮卵巢周圍血流循環。

4 女性陰道內的環境一般呈弱酸性，千萬不要用蘇打水、鹼性液體沖洗女性的陰道，會改變陰道的酸鹼平衡，對受孕、陰道健康造成很大的影響。

5 上班族注意長期久坐除了導致血液循環不順，也會引發婦科疾病，嚴重時可能導致不孕症。

6 備孕婦女要強調充足的休息，不可熬夜，儘量安排每天午睡，規律生活，適度運動但不要太過劇烈；注意保暖，避免著涼。

患者主訴

三十歲的陳小姐結婚兩年至今尚未懷孕，來中醫就診前曾接受一次IVF（體外受精），是有成功取卵，但是胚胎無法著床，超音波、婦科檢查等各項檢查也未見異常。陳小姐自述平常月經就不規律，二、三個月或半年才來一次，經血顏色暗紅、量少而稠，常伴下腹痛，容易腹脹便秘，偶爾服用排卵藥的時候，月經才會按時來。平時輕微挑食、食慾不佳、喜歡喝冷飲，衣服穿得少，經常腳涼，容易身體疲累。

望診時見陳小姐的臉色蒼白，雙眼下眼皮暗沉，舌質淡紅、舌邊有齒痕，脈細澀。繼續詢問得知，陳小姐容易頭暈，經常淺眠多夢且手腳冰冷，下腹部有時悶脹，時有分泌物，久坐時會腰痠；個性上較內向，情緒也容易低落。綜合上述，診斷為「肝氣鬱結，胞宮寒凝」，治療宜疏肝解鬱、溫宮散寒。

診療建議

開立處方為**加味逍遙散**、**溫經湯**。同時做**穴位敷貼**：選擇神闕、關元、中極、三陰交穴，每週一次，持續六次，並醫囑在治療期間應注意保暖，避免風寒，若皮膚表面有潰破，就不適合使用敷貼療法。

另外囑咐陳小姐回家後煮**補肝益腎助孕茶**（做法參考第228頁），剩下的藥渣再於晚上加水煮成藥液，泡雙腳二十分鐘（熱度以不燙傷皮膚為主），連續十晚。和準備熱敷包放置於肚臍下方約略一至二小時，腹部肚臍正後方也可比照同樣方式進行熱敷，儘量一週做三至五次以上。也可以請家屬協助用中等力道**按摩下腹部**（做法參考第228頁），以舒適力道為宜。

患者服用調理中藥及在家進行腰腹部熱敷、輕輕按揉約六個月後，發現腸道蠕動改善，不容易脹氣、排便也比較順暢了，下腹部及腰部都有輕鬆溫熱感。精神上較開朗穩定，手腳冰冷、睡眠狀況也改善許多，臉色、嘴唇顏色也較為紅潤，且脈象趨於穩定。再度調理六個月後，月經週期等都非常穩定，排卵狀況也正常，最值得欣喜的是，患者成功受孕。

醫學解析

婦女不孕應先著重調經，以調和陰陽氣血、扶正祛邪為目的。本案患者工作時，常屬於精神高度緊張的狀態，導致腦下垂體性腺出現問題而引起內分泌失調，出現排卵障礙，加上平時穿著未注意容易受涼，致使子宮虛寒。

穴位敷貼療法是指將藥物貼敷於特定的穴位或患部，透過腧穴、經絡的作用，讓藥物發揮效用。神闕穴在中藥外治法中應用廣泛；三陰交為肝、脾、腎三經之交會穴，有調理氣血、行氣止痛、活血化瘀之功效；三陰交、關元穴也是針刺治療原發性痛經文獻記錄中最常用的穴位。諸穴相配，共奏通調衝任、暖宮散寒、調經助孕之效。由於此方法操作簡單、安全且無副作用，治療各科疾病都有良好的效果，故臨床應用廣泛。

習慣性流產

習慣性流產者以腎虛為主

近年來，因為多種因素影響，習慣性流產發生率不斷走高，造成許多女性朋友及家庭的沮喪打擊。習慣性流產相對於自然流產為次數而非週數上的區別，妊娠二十八週內胚胎不能繼續發育而流產的稱為「自然流產」，十二週以內流產者稱「早期流產」，十二至十八週之間的稱「晚期流產」；連續三次或以上的自然流產就叫「習慣性流產」。

造成自然流產的主因分為胚胎疾病和母體疾病兩方面：

胚胎疾病：多在懷孕後半期流產，為胚胎本身有缺損，發育到一定程度即死亡。

母體疾病：

(1)生殖器官異常，如子宮畸形、子宮肌瘤等。

(2)感染，如德國痳疹、淋病、梅毒、披衣菌等。

(3)情志內傷，如精神恐懼、情緒緊張等。

(4)急慢性疾病，如胃腸炎、尿路感染等。

(5)其他如黃體素、維生素E、K、C等缺乏。

流產屬中醫「胎漏」、「滑胎」範疇，引起的原因眾多，在中醫與西醫都有相對應的歸類（參考下頁表格）。中醫認為，「腎藏精，主生殖，胞絡者系於腎，腎氣以載胎，腎氣不固，封藏失職。」習慣性流產者多以腎虛、胎元不固為主，治療需以補腎益氣、養血固衝、止血安胎為主。

衛福部自二〇一六年支持中醫師針對有先兆流產傾向及有流產病史者，由中醫給予適當照護，以提升婦女受孕率及保胎率，研究發現原有滑胎病史之孕婦保胎成功率約為八十點四五%。

流產的原因

西醫		中醫
染色體和遺傳因素	↔	胎元不固
內分泌因素	↔	母體氣血虛弱，後天失養
感染因素	↔	血熱動胎
其他因素	↔	跌扑損傷、勞作過度、飲酒、藥物引起

習慣性流產的常見證型

(1) 腎虛不固型

症狀 懷孕期間陰道少量出血，血液清稀，顏色淡紅或深，腰痠腹痛，可伴有頭暈耳鳴，小便頻繁，尿失禁，多見於屢次人工流產的人。舌淡苔白，脈象細弱。

治則 **固腎安胎，佐以升提益氣。**

(2) 氣血虛弱型

症狀 懷孕期間陰道少量出血，血液清稀，顏色淡紅，腰腹脹痛，全身疲倦，臉色蠟黃，伴有心悸氣短。舌質淡、苔薄白，脈象沉細。

治則 **養血安胎，佐以益氣活血。**

(3) 血熱動胎型

症狀 懷孕後陰道會不正常出血，顏色鮮紅，有生殖系統感染病史，伴有下腹痛、心煩、口乾易渴，小便偏黃，大便容易乾結、排便不暢。舌紅、苔薄黃，脈象滑數。

治則 **清熱涼血解毒，滋陰安胎。**

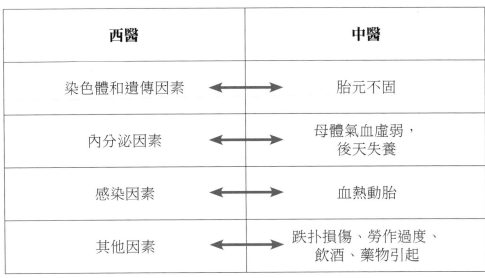

羅醫師的調理養生之方

一、中醫內服法

●覆盆子安胎茶

材料 覆盆子、白朮各十五克，黃耆、芍藥、陳皮、阿膠、桑寄生、當歸各十克

做法 除阿膠外，其他藥材加水一千毫升，以中火煮開成藥茶後，再加入阿膠煮至融化。可於白天當茶水飲用。

使用須知

○上述一包藥可用同樣水量再回煮一次。一日一包，一週約服用二至五包。當日未服用完的可放於冰箱冷藏。

○前述介紹的三種證型都可選用。

功效 黃耆、白朮可益氣健脾生血；阿膠、芍藥具有養血安胎的作用；並選用覆盆子、桑寄生、陳皮發揮補腎效果。經常飲用能幫助婦女清肝柔肝、調氣固胎，減少習慣性流產的發生。

二、穴道按摩法

透過輕柔按摩法刺激肚臍周圍的穴位，可以有效增強體質、改善骨盆腔內環境、增進子宮體和胚胎的血氧濃度，達到保胎優生的目的。調理容易流產之子宮虛寒體質，有幾個有效的穴位：

神闕穴：即肚臍位置，是人體任脈上的要穴。有調整子宮卵巢陰陽平衡的功能。

氣海穴：在肚臍下一點五寸（即兩指寬）的位置。有溫陽益氣、化濕理氣的作用。

關元穴：位於下腹部，肚臍下三寸（即四指寬）的位置。因為是靠近胎兒發育的地方，注意懷孕期間勿艾灸此處。

以上三穴以單手拇指按摩，力道慢慢加重，由淺到深各三至五分鐘，需注意操作力道不宜過大。基本上順序不拘。

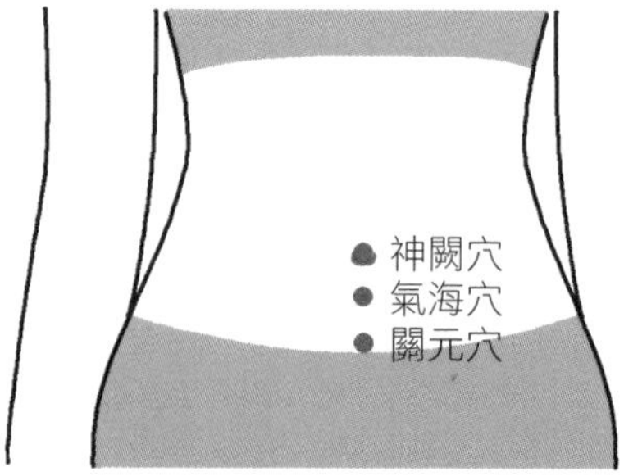

三、生活調養宜忌

有流產史的婦女應注意身體保養，懷孕前應先到婦產科檢查是否有婦科疾病，若受孕後出現流產徵兆，如陰道出血、下腹疼痛等更應及時就醫，避免憾事再次發生。

1 **生活起居規律**：懷孕期間可以適時地走出戶外參加一些活動；保證每日睡足八小時，若有時間應適時午睡，但要注意不貪睡；並養成定時排便的習慣。

2 **不可勞累、提重物、攀高處等**：儘量不要做勞累繁重的事，也避免身心處於極限狀態，可能會導致傷胎流產。

3 **注意個人衛生**：勤洗澡，但不宜泡澡、游泳。特別要注意陰部清潔，防止病菌感染。

4 **多更衣**：衣著應寬鬆舒適，鞋子以平底鞋為主，不宜繫腰帶。

5 **選擇富含各種維生素及微量元素的食品**：可幫助胚胎正常分化和發育。注意胃腸虛寒者，不應服用過多寒涼食品，如綠豆、白木耳、蓮藕等；體質陰虛火旺者，則應避羊牛肉、大蒜生薑等易上火食物。若無法取得含有某些微量元素的特定食物，可以詢問醫生服用適量的營養補充品或中藥。

6 **保持心情平穩**：有研究證明，孕婦中樞神經的精神狀態與自然流產有關，因此懷孕期間要避免各種刺激、緊張、煩悶、恐懼。

7 **房事謹慎**：習慣性流產者在懷孕三個月以內以及七個月以後都應嚴格禁止房事。

8 **定期做產前檢查**：一發現受孕成功就應定期進行產檢，以利醫生及時發現和處理異常情況，並可指導孕期保健。

9 **中藥輔助**：常用的安胎中藥有續斷、杜仲等。現代藥理藥效學研究顯示，續斷富含維生素E，可用於安胎；杜仲有鎮靜鎮痛和抑制子宮收縮的作用，且對胚胎發育、智力、遺傳無不良影響。

三十六歲的李小姐，三年前曾生育一胎，近期第二胎懷孕後，三個多月來未曾勞累工作，一直在家休息，但之後出現腰痠、腹痛、下腹脹墜感、陰道出血（血量多但無血塊）等症狀，有吃安胎藥和打安胎針，而上述症狀時輕時重，未曾消失。

在門診時，李小姐顯得滿面愁容、氣色差，且聲音低弱、下肢乏力、呼吸氣短。舌質淡胖、舌邊有齒印、舌苔薄白。中醫診斷為「胎漏證」，辨證為「氣血虛弱」，因此以補氣養血、止血安胎為治療方向。

處方用**保產無憂散**、**芎歸膠艾湯**；並且於腹部的關元、氣海、神闕穴進行**穴位敷貼**。此外，建議李小姐在家服用**覆盆子安胎茶**（做法參考第234頁），以及常做**腹部輕摩法**（做法參考第234頁）或熱敷。經調理三、四個月後，李小姐的面色變紅潤，說話較有力氣，動作也比較俐落。經超音波檢查懷孕三十二週，其胎兒發育正常，期間偶因感冒、孕吐繼續調理，四十週後平安生出寶寶，且母子均健康。

保產無憂散出自《傅青主女科．產後篇．補集》，被譽為安胎妙劑，治法以調氣血、保胎元為主，若於臨盆時服用有催生順產的效果，實為安胎順產之良方。

反覆尿路感染

治療以清熱利濕為首

更年期女性經常發生尿頻、尿急的現象，雖說用消炎藥就能好轉，但症狀總是反反覆覆。尿路感染是指尿液排出管道系統的炎症病變，包括尿道炎、膀胱炎、輸尿管炎和腎盂腎炎，除此之外，外尿路阻塞，和因創傷、手術或輻射引起的改變等，都有可能引起尿路感染。長期治療無效者，將導致慢性腎功能衰竭甚至尿毒症，是嚴重危害身體健康和生命安全的常見病。

尿路感染多是因細菌從尿道進入膀胱引起，女性由於自身生理結構特點，加上月經、妊娠等因素，較男性容易產生尿路感染。據資料顯示，女性的尿路感染發生率是男性的八到十倍，隨著年齡的增長，發病率亦逐漸增加，以生育年齡的已婚婦女最為多見，到七十歲時甚至高達百分之百。不過，近年來，患有尿路感染的男性人數也在急劇增多，現代男性因工作壓力和生活習慣，許多人在三十歲左右就開始有尿路感染的困擾。

根據中醫學理論，尿路感染以正氣不足為本，多與「下焦濕熱」有關，虛實夾雜，屬中醫「淋證」範疇。根據其反覆發作、遇勞即發的特點，又屬「勞淋」的類型，早在漢代張仲景就提出，「熱在下焦則尿血，亦令淋秘不通」；「傷於濕者，下先受之」，此病為濕邪傳之於腎與膀胱並於熱邪發病而形成的，可以說是「無濕不成淋」，治療以「清熱利濕，佐以補腎」為首。

一般來說，正常泌尿道對致病菌有清除、抑制作用，但久患泌尿系統疾病者缺乏抵抗力，以致慢性感染，正氣不足導致外邪乘虛而入，如《內經》所說，「正氣存內，邪不可干」，即所謂「邪之所湊，其氣必虛」。因此，充分調整人體陰陽的平衡，為尿路感染的重要治療目標。

提到提升免疫力，民眾普遍認為喝蔓越莓可以預防尿道的大腸桿菌感染，但根據臨床驗證，如果已經出現尿道炎症狀，喝再多蔓越莓汁也沒效，尤其是選擇含糖多的蔓越莓汁，會讓感染更嚴重，應趕緊就醫治療。平日保養可多選擇富含維生素C的奇異果、芭樂、柑橘類，能夠清肝降火、清熱利濕，尤其是多喝水以維持泌尿道結締組織健康。

反覆尿路感染的常見證型

在中醫門診，經常會有一些中老年婦女因反反覆覆的尿路感染而就診，其實患者前來時對大多數抗生素已經產生耐藥性，再使用只會苦寒傷胃、耗氣損陰，所以，根據辨證論治，會以「扶正祛邪」為原則，採取相應的治療方法。

(1) 脾腎氣虛型

症狀 尿頻、尿急、小便有時候會有澀滯感，伴有小腹悶脹，腰部痠痛，夜間尿多，大便稀軟，症狀時作時止。舌淡苔薄白，脈象沉。

治則 益氣健脾補腎，佐以利濕。

(2) 肝腎陰虛型

症狀 夜尿、頻尿，但小便量少且顏色偏黃，伴有頭暈耳鳴，嚴重時會頭痛，潮熱盜汗，口唇乾燥，腰部痠痛。舌質偏紅、苔薄黃或少苔，脈象細。

治則 滋肝補腎，佐以養陰清熱。

(3) 氣陰兩虛型

症狀 排尿無力、小便顏色偏黃濁澀滯，且一直感覺有尿意，但尿出不順暢，小腹悶脹，腰部痠痛，口乾但不欲飲，手腳掌心發熱，症狀反覆發作，病程長。舌尖紅、苔薄白，脈象弱。

治則 益氣養陰，佐以清熱利濕。

羅醫師的調理養生之方

一、中醫內服法

●尿道免疫調理茶

材料 金銀花、蒲公英、馬齒莧各十五克，淡竹葉十克，甘草六克

做法 將藥材放在保溫杯裡，用開水浸泡二十分鐘後即可服用，白天可代茶水飲之。

使用須知

○前述介紹的三種證型都可選用。

○伴有手腳心發熱的陰虛症狀者，可加生地十五克、丹皮十二克。

○伴有腰痛者，可加枸杞十五克。

○尿液檢查有少量白血球者，可加黃柏十二克、魚腥草三十克。

功效 金銀花、蒲公英清熱解毒；馬齒莧利水通淋；淡竹葉清熱利尿，全方清熱利濕、治淋止痛，可緩解尿急、尿熱、尿痛，預防尿路感染。

二、生活調養宜忌

○飲食

1 多吃新鮮的瓜果，如西瓜、冬瓜、黃瓜、苦瓜等，可以清熱利尿，對預防尿路感染很有幫助。

2 發作期以清淡、易消化的食物為主，可服用豆腐湯、綠豆湯、梨子等，以益氣解毒。

3 緩解期應多吃益腎滋補的食物，如瘦肉、魚蝦、木耳等，以增強體質。

4 少吃刺激性食物，如辣椒、生薑、蔥、蒜等，酒類也應避免。

5 少吃菠菜。因為菠菜中的草酸含量高，草酸和鈣結合可生成草酸鈣，也容易造成尿路結石。

○居家護理

●養成良好習慣

(1)多喝水，一般人每日至少攝入兩千毫升的水分，若為尿路感染患者應攝取至少三千毫升。每二、三小時排尿一次，避免憋尿。水的利尿作用，可以沖洗掉尿道中的細菌。

(2)注意個人衛生，勤洗澡、換內褲，選用透氣好、吸濕強的棉質內褲。

(3)大便後應該從陰部往肛門方向擦拭乾淨，避免細菌在尿道繁殖。

(4)注意房事可能導致尿路感染，事前雙方均應清洗全身，事後小便，利用尿液沖洗尿道，減少感染機會。

●注意勞逸結合

由於此病的發生與免疫力和精神有關，所以容易感染者平時應注意不要過度勞累和長期精神緊張。治療期間要注意臥床休息，中醫有「夜臥則血歸肝腎」的理論，發作時多補眠、多臥床能加速泌尿系統的血液循環，促進康復。

●藥物治療要積極

通常患者服用一、兩天的西藥之後，症狀就可減輕甚至感覺完全消失，但還應繼續治療一到兩週，尿檢連續兩到三次完全正常才算康復，切勿擅自停藥，容易轉為慢性或引起嚴重併發症，如敗血症、感染性休克等，還可能導致慢性腎功能衰竭。

另外，患有子宮頸炎、滴蟲性陰道炎、黴菌性陰道炎等婦科疾患的人要積極治療原發病。同時還要治療可能誘發尿路感染的慢性疾病，如糖尿病、尿路結石、甲狀腺腫大等。

反覆尿路感染患者可選擇中醫藥調理婦科和泌尿道免疫系統，是值得推廣方式之一。

患者主訴

五十三歲的黃女士有尿路感染病史十餘年，常於勞累或受涼後發作。經過進一步詢問，得知她平日都穿極貼身內褲。尿液常規檢查結果顯示無異常，超音波顯示也無泌尿道結石，西醫診斷為「下泌尿道（膀胱尿道）感染」。

黃女士平日易尿頻、尿急、尿痛，每次症狀趨緩後，時隔不久，又反覆出現同樣症狀，一開始服用抗生素時有好轉，但逐漸轉變為用多種抗生素治療效果都不好。發作時每日跑廁所十餘次，小便淋瀝，灼熱刺痛，甚至會有身體發熱，起床時眼瞼浮腫，腰痠無力，食慾不振，大便尚可。

近一週來，黃女士除了尿頻外，尿量變少，排尿後有未盡感，小腹微脹不舒服，全身不適。來中醫門診時，觀察其苔薄黃、舌紅，脈象數；體溫、血壓均正常，兩腎區叩擊無明顯疼痛，下肢無浮腫。診斷為「淋證」，下焦濕熱，治療宜清熱化濕、利水通淋。

診療建議

開立處方為**加味地膚子湯**，並施以**體針療法**：取合谷、照海、關元、膀胱俞、陰陵泉、三陰交、中極穴針灸。除了囑咐多飲開水，也建議患者平日服用**尿道免疫調理茶**（做法參考第239頁）。

複診時，患者表示尿急、尿痛減輕，不過尿頻依舊，因此繼續服用原藥方，兩週後諸症又漸消失，再連續服藥三週，每月皆複查尿液常規，三次均正常。繼以補腎健脾調理體質期望能根治，之後尿液培養連續採檢均為陰性（正常）。

醫學解析

地膚子湯最早出自《備急千金要方》，根據其記載，主治淋證、血尿、下焦熱結等小便問題。此病受外因影響大，導致患者於勞累或受涼後都容易發作，因此除了服藥之外更應注意居家環境，避免過於潮濕悶熱，會造成細菌易繁殖的環境，使得患者每遇免疫力下降時期，外邪便會趁虛而入。

因黃女士長期服藥的關係，大多數抗生素對她已經失去了效用，為了從根本上進行體質的調整，黃女士症狀消失後也不再掉以輕心而繼續服用，直到多次檢驗得到良好的結果才可以停藥。

女性因天生的生理結構因素，尿路感染機率極大，外陰部汗腺又特別豐富，很容易使下體長時間處於潮濕狀態，俗話說「流水不腐」，一定要注意及時補充水分、勤上廁所，避免尿液濃縮、排尿減少，沖洗細菌的作用降低。

貳之四

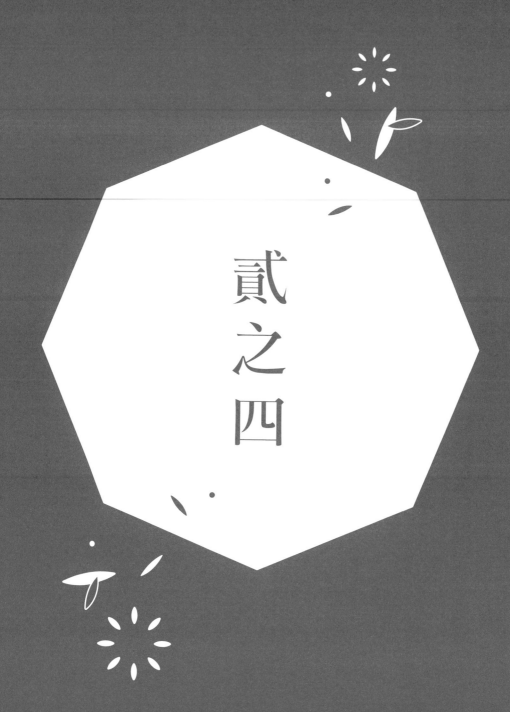

不能輕忽處理的
心血管與肝腎膽疾病

心血管疾病穩居臺灣十大死因的前三名，
高風險患者一不留意或怠忽用藥，恐引發危險。
本節說明與其相關的動脈硬化、高血壓、心律不整等症。
另外，在「肝、腎、膽」的養護上，
以肝炎、腎病變、膽結石三種常見病為例，
來說明保養、維護的方法。

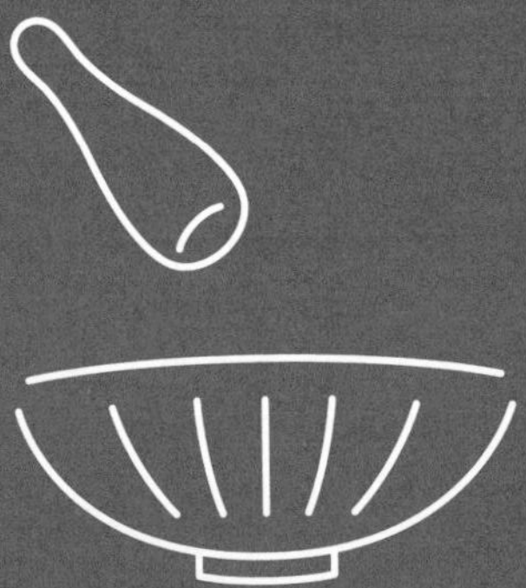

肥胖

痰濕過重而產生肥胖

肥胖是一種營養障礙性疾病，指體內脂肪（主要指三酸甘油酯）過多或脂肪組織與其他軟組織的比例過高。判斷一個人是否肥胖，應該從身體質量指數（BMI）來考量。BMI＝體重（公斤）除以身高（公尺）的平方，最理想的指數是二十二，一般建議維持在十八點五至二十四之間。

肥胖會造成許多身體新陳代謝的負擔，常見症狀有怕熱多汗、呼吸短促、容易疲勞等，常伴有頭暈頭痛、心悸、腹脹、下肢浮腫。且肥胖可併發其他多種常見病，如高血壓、糖尿病、脂肪肝、心血管疾病、骨關節病、靜脈曲張、睡眠呼吸暫停、女性會有多囊卵巢症候群。

中醫認為肥胖多與痰濕有關，萬病以「痰濕」為首，肥人多「痰」。黃帝內經《素問・奇病論》言：「必數食甘美而多肥也。」以及《素問・陰陽應象大論》云：「年四十，而陰氣自半也，起居衰也。年五十，體重，耳目不聰矣。」加上現代人多有久坐習慣，「久臥傷氣，久坐傷肉」，會導致脾氣虛弱、痰濕內停。且中醫認為「脾主肌肉」，脾臟能消化飲食，將養份輸送到全身，若正氣不足，會造成脂肪及痰濕瘀積於肌膚之中。或隨著年齡增長，新陳代謝變慢，腎陽氣不足造成氣滯血瘀，亦導致痰濕過重。因此肥胖是一種本虛標實、虛實兼雜的病證。

中醫運用多種方法治療肥胖，除了中藥調配還有針灸、推拿或食療等，另以穴位埋線的局部刺激加速燃脂、促進循環，在臨床試驗發現對體重、體脂肪率和腰圍等數值均有下降的效果。

肥胖的常見證型

(1) 脾虛痰濕型

症狀 偏虛胖水腫，容易頭昏頭脹且嗜睡，胸悶噁心，脹氣反胃，大便稀軟，手腳冰冷。舌體略顯胖大，舌邊有齒痕，舌苔白膩，脈象緩。

治則 健脾去濕，益氣活血。

(2) 腸胃燥熱型

症狀 雖胖但肌肉較結實，食慾特好、容易飢餓，口渴、喜歡冷飲，排便不順、大便乾硬。舌質偏鮮紅、舌苔易偏黃，脈象滑。

治則 清胃瀉熱，潤腸通便。

(3) 肝鬱氣滯型

症狀 常見於女性，因情緒壓力而吃多發胖，性情易波動，胸悶短氣，月經不規則。舌質偏紅、舌苔厚膩偏黃，脈象弦。

治則 疏肝理氣，行氣消滯。

肥胖體質的寒熱虛實症狀

虛胖	實胖
1 食量小，吃得少。 2 容易疲累。 3 手腳感覺腫脹，蹲下時小腿腫脹感強烈 4 與上半身比較，下半身更肥胖。 5 臉色蒼白帶青，講話虛弱無力。 6 全身怕冷，不易流汗。 7 尿液顏色清淡。 8 睡覺時經常做夢。	1 吃得多，且容易肚子餓。 2 容易便秘。 3 外表看上去比較壯實。 4 經常感到口乾舌燥，多濃痰、黃痰。 5 臉色紅潤。 6 小便的尿液較熱，顏色濃、濁、黃、深。 7 晚上睡覺時常會做噩夢。

陰性肥胖	陽性肥胖
1 下半身肥胖。 2 肌肉鬆軟。 3 痰多、水腫。 4 吃得少也不瘦。 5 基礎代謝率較差，體內的熱量容易蓄積無法釋放，手腳冰冷。 6 不易出汗。	1 全身肥胖。 2 肌肉結實。 3 容易出汗。 4 容易便秘。 5 血壓偏高。

羅醫師的調理養生之方

一、中醫內服法

●三子山楂茶

材料 枸杞子三十克，山楂六克，決明子、絞股藍、荷葉、菟絲子各十克，烏梅三粒

做法 將材料加水一千毫升，以中火煮開成藥茶後，可於白天當茶水飲用。

使用須知

○上述一包藥可用同樣水量再回煮一次。一日一包，一週約服用二至五包。當日未服用完的可放於冰箱冷藏。

○前述介紹的三種證型都可選用。

功效 枸杞、菟絲子滋肝補腎，絞股藍化痰去濕，決明子、山楂、荷葉潤腸通便、清熱活血，以上藥材合併使用可以對各種體質肥胖、排便不暢、活力差、血管有硬化傾向之患者，達到補養肝腎、消積通便的效用。

二、穴道按摩法

●腹部穴道按摩

經常按壓以下四個穴道，可幫助腸胃消化蠕動，減少腹部贅肉，活絡肚臍四周的經絡循環，每次花個五至十分鐘，每天做二到三次，就能輕鬆達到收腹瘦腰的效果。同時再搭配腹部核心肌群的鍛鍊，如仰臥起坐，以及雙腳運動如騎自行車、跑步、有氧運動等，定會達到加倍的效果。

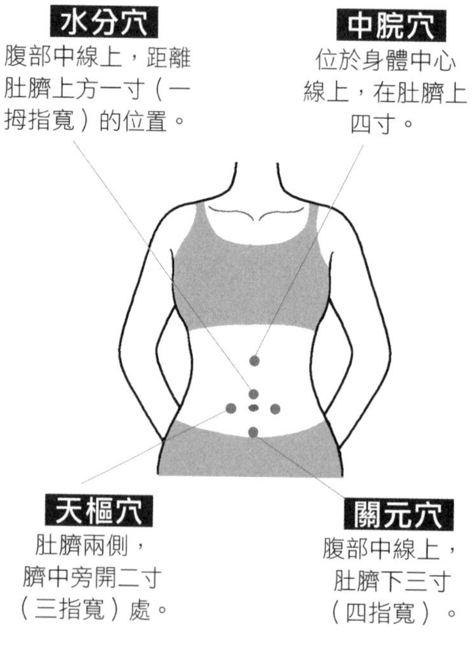

水分穴
腹部中線上，距離肚臍上方一寸（一拇指寬）的位置。
中脘穴
位於身體中心線上，在肚臍上四寸。
天樞穴
肚臍兩側，臍中旁開二寸（三指寬）處。
關元穴
腹部中線上，肚臍下三寸（四指寬）。

耳穴敷貼法

中醫認為「耳者，宗脈之所也」，透過王不留行籽對耳朵穴道給予刺激，可調控腸胃蠕動、減少飢餓感，間接達到抑制食慾的作用。

材料 王不留行籽、透氣膠布

做法 至中藥行或各大通路購買王不留行籽，自行參考以下穴位對準進行敷貼，或是請中醫師協助穴位尋找。每日可按五十至一百次，用食、拇指按壓會有痠痛麻木感。

使用須知

- 因穴道刺激有疲乏效應，身體習慣了會慢慢沒有效果，建議是「貼一週後休息一週再貼」，或是左耳、右耳輪流貼。
- 貼約兩三天後須取下更換，洗澡時不用拿掉，有過敏及搔癢感者需注意即時取下。

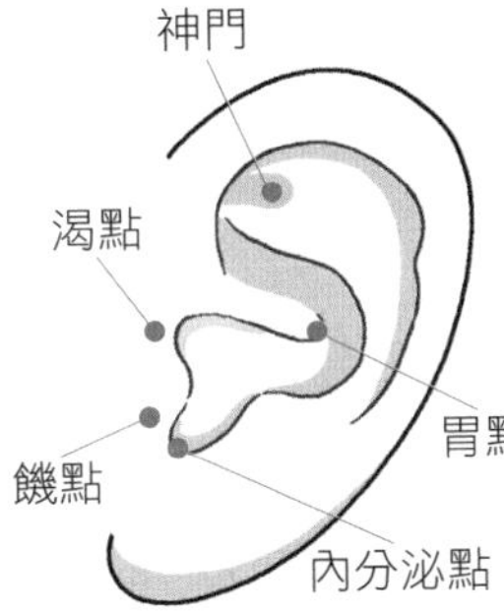

用穴位埋線減重瘦身

穴位埋線減重法是將羊腸線埋入腹部及下腹部的相關穴位（羊腸線對人體無害，會在人體內軟化、分解、液化而自然消失，為衛服部許可的中醫減重線材），來達到體重管理的作用。通常取中脘、天樞、大橫、氣海為主穴，一般埋線深度為零點五到一公分，一至二週治療一次，四次為一個療程，療程約兩個月。

穴位埋線是應用針灸原理的穴位刺激作用，來調節臟腑，使患者恢復身體平衡狀態、經絡通暢，並讓體內多餘的油脂痰濕加速代謝，能夠達到調整身體新陳代謝以及內分泌運作的目的，亦能促進腸胃的蠕動，使身體燃脂速率增加，亦可用於局部雕塑。

採行此方法時，需同時輔助飲食控制、運動強度增加。穴位埋線彌補傳統針灸留針時間短的缺點，能達到持續性的刺激，效果可維持兩週或更久。依過往案例來看，病患的復胖率低，成效不錯。

三、生活調養宜忌

許多肥胖的患者都有不良的飲食習慣，如嗜吃油炸、重口味、喝甜品、吃宵夜、吃飯速度過快等，加上懶於運動，活動量過低、長時間窩在一個地點，結果就如大家笑稱的「沙發馬鈴薯」，最終導致體重失衡。因此，肥胖者日常需注意以下幾點，可以幫助降低體重，重拾健康：

1 **均衡攝取五大類營養素：**碳水化合物、蛋白質、脂肪、維生素、礦物質各種營養素的攝取要均衡，吃對食物才能增肌減脂。且要攝取足夠量的水分（約體重四倍的水量）、膳食纖維，幫助代謝及促進排便。

2 **採用低熱量飲食：**飲食要製造熱量赤字（攝取的熱量低於每日應攝取的總熱量），建議患者諮詢醫師或營養師，正確的計算熱量，控制飲食，才能瘦得健康不復胖。

3 **不要隨意戒澱粉：**許多人以為減肥不能吃澱粉，其實正確的方式應該是「減醣」。每天應攝取適量澱粉主食，它可以抑制食慾。澱粉與脂肪的關係就像「火種」和「燃料」，擁有適量的澱粉（火種）時，能有效地幫助脂肪（燃料）燃燒，進而達到我們預期降低脂肪量、增加肌肉量的理想瘦身目標。但是要注意的是，這澱粉必須是未經加工的乾淨澱粉，如米飯、地瓜、馬鈴薯等，一餐大約可吃半碗飯的量，注意也不可淋上醬汁，通常澱粉可以吸附非常多的油脂，若是油炸酥脆的含油澱粉，含油量會高的驚人，減重時一定要避免。選擇好的澱粉（非精緻澱粉），如：糙米、小米、藜麥、蕎麥、大麥、全麥製成的麵包和義大利麵、多穀物麥片與大燕麥片等，也都是減重時非常合適的澱粉來源。

4 **多攝取蛋白質：**蛋白質是人體肌肉及內臟組織的成分，也是許多代謝酵素的成分。蛋白質主要存在於肉類、豆類、蛋、奶類。但是也要注意其含脂肪量，挑選肉類原則是原型非加工品、瘦肉、大塊肉，避免碎肉以降低吸油率。

5 **控制油脂量：**除了留意肉類本身的油脂，必須特別注意要減少烹調油量，一天控制在二到三茶匙量。不同的烹調方式其含油量不同，油量從少到多依序為一般水煮、水炒、蒸、煮、烤、燉滷。而壽司（去醬）油脂低、熱量少，但各式堅果、酪梨、魚卵及各式醬料沙拉的含油脂量高，則要避免。

6 **多吃富含纖維的蔬菜水果：**膳食纖維可分為水溶性及非水溶性兩類。水溶性的口感較軟可使大便柔軟，非水溶性的口感較硬、多渣增加排便量、可促進腸道蠕動。但水果含糖高，切忌過量，特別如芒果、龍眼、葡萄、櫻桃等。

7 **採低鹽低鈉飲食：**特別是避免額外攝取到過量的鈉，許多調味料、加工品都隱藏大量的鈉，如麵條、烏龍麵、貢丸、番茄醬、黑胡椒醬、蘑菇醬、綜合香料、氣泡水等，大家可以查看一下這些產品的營養標示。

8 **注意用餐時間：**用餐速度宜慢，以免攝取過多熱量。而現代人晚餐通常吃得晚且豐盛，飯後血脂攀升，胰島素便會將血脂轉化成脂肪貯存在腹部。人在入睡後血流速度降低，大量血脂容易沉積在血管壁上，也會造成動脈硬化等問題。建議晚飯至少四小時後再入睡。

9 **養成運動習慣：**俗話說「減肥七分吃三分動」，無論患病與否，都應適時的運動維持身體健康，包括有氧運動（如走路、慢跑、游泳、騎自行車）和增肌訓練，因為個體肌肉量關係到基礎代謝率，因此減「脂」不減肌肉才是持續瘦身、維持身材的關鍵。若是過於肥胖到難以運動的狀態，也可以嘗試在水中進行運動，透過水的浮力幫助減輕身體的負擔，待狀況改善後再逐步加強肌力訓練。

患者主訴

二十九歲的楊小姐，主訴從小看起來就肉感福態，因工作壓力關係，容易暴飲暴食，所以體重節節上升，平常也沒有運動的習慣。近兩年發現體重又增加了三到五公斤以上，覺得渾身不對勁，餐後都會特別想睡、精神不濟，嚴重影響了工作效率。所以想要藉由中醫介入調理改善現況。

門診望診時，發現楊小姐的腰圍、臀圍及手臂明顯外擴，身高雖然約略一百五十五公分，體重卻高達八十公斤，身體質量指數（ＢＭＩ）為三十三。而且楊小姐四肢略顯腫脹，尤其下肢按壓時略有凹陷感。舌質淡白、舌頭邊緣有齒印、舌苔厚膩，脈浮緩。問診時提到，有時會覺得頭暈目眩，餐後覺得肚子飽脹，易疲倦、沒氣力，下午的時候雙腳發脹，肩頸腰背容易痠痛。尤其近半年開始，月經週期紊亂，有時提早有時延遲，有時量多有時量少。

診療建議

經由中醫辨證，判斷楊小姐為「脾虛濕盛型」，治療宜健脾去濕、益氣活血。

開立處方為**六君子湯**、**補中益氣湯**，同時為患者進行**穴位埋線療程**及**王不留行籽耳穴敷貼**（做法參考第249頁）。並囑患者回去後，按壓耳穴的王不留行籽，每次餐前半小時按壓耳穴二到三分鐘，有灼熱感為宜。

另外，請患者平常煎煮**三子山楂茶**（做法參考第248頁）服用。在日常飲食上，需改變飲食習慣，減少高鹽、高糖、高油的飲食，多攝取高蛋白質、高纖食物。並且留意多喝水、多運動，維持規律作息，每天量體重，記錄、拍照攝取熱量變化。

楊小姐後來複診時，表示身體變得比較輕鬆，不會頭暈頭脹，且四肢腫脹無力的症狀改善，精神也不再容易疲憊、提不起勁。每週量體重時，發現體重有下降零點五至一公斤，一個月下來已下降三公斤左右。其中患者最有感的療程是王不留行籽按壓耳穴飢餓點，患者表示真的有抑制食慾的效果，也限制自己晚上不攝取高熱量食物，運動習慣以及生理時鐘也在持續調整中。

醫學解析

患者病症應是經絡水道不通、不能及時排出，即中醫所謂「水困脾陽，積濕不化」，所以應先利水消腫，中醫古籍《黃帝內經》有提到：「肥者令人內熱。」脾胃是後天之本，氣血生化之源，氣行則血行，所以調整腸胃免疫系統，使消化機能正常，新陳代謝便會趨於穩定。

治療方法中的穴位埋線，是以羊腸線針對肥胖者的神經及內分泌來調整腸胃消化吸收功能，可抑制過多的熱量攝取與儲存，且羊腸線可促進身體局部組織的新陳代謝，加速體脂肪的燃燒，可發揮健脾益氣、疏通經絡、調和氣血陰陽的作用。

動脈硬化

與「血脂異常」息息相關

動脈硬化是指原本富有彈性的動脈血管，逐漸變得僵硬，使血管內部沉積各種物質，導致血管阻塞、狹窄，血液流通不順暢的疾病。大多數動脈硬化到四十五歲以後呈現高發的態勢，但此病並不是只有中老年人才會罹患，事實上一般在青壯年時期就已經開始發展但未察覺，以致突然中風、心肌梗塞發作時，往往讓人措手不及。

常見動脈硬化併發的疾病有冠狀動脈性心臟病，如急性心肌梗塞、心絞痛、冠狀動脈阻塞及腦中風。「高脂血症」是引發動脈硬化的一大要因，與高血糖症、高血壓症併稱「三高」，若無故感到頭暈頭痛、失眠、胸悶、記憶力下降、注意力不集中或四肢沉重痲木，都是高脂血症的前兆，需盡速就醫檢查。此病通常出現在年齡稍長、體態偏胖、不經常運動的中老年人，但近年來因飲食習慣改變，患病年齡層有下降的趨勢。

高脂血症在中醫觀念裡視作「痰濕」，與心、脾、肝、腎四臟有關，中醫經典《素問》有言：「食氣入胃，濁氣歸心，淫精於脈。」可見食物入胃後，會反映在身體的五臟六腑及血脈。

而動脈硬化在中醫典籍中並無病名，但有類似記載，如《素問．陰陽應象大論》：「年五十，體重、耳目不聰明矣。」以及《素問．玉機真臟論》：「春脈太過則令人素忘，忽忽眩冒而巔疾。」現代中醫將動脈硬化歸在年老體虛、肝腎陰虧、氣血運行不暢為主，本病主要是「本虛標實」，治療以補腎益精、平肝潛陽、健脾化濕為首。

中醫認為動脈硬化最終歸屬「血瘀」範疇，治療宜益氣活血，常用黃耆補氣以活血化瘀，改善動脈硬化，且根據現代藥理學顯示，黃耆具有擴張血管、降血壓、增強心肌收縮力的作用。另中醫師更會常以中藥三七和丹參的活血化瘀作用，以降低冠狀動脈阻塞、腦血管阻塞、周邊動脈硬化的風險，縮小缺血範圍以及避免組織缺血缺氧。

動脈硬化的常見證型

(1) 腎精不足型

症狀 易健忘、頭暈耳鳴、疲倦無力，伴有失眠多夢、四肢無力。偏陰虛者易五心煩熱，舌質紅，脈象數；偏陽虛者四肢不溫、形寒怕冷，舌質淡，脈象沉。

治則 補腎益智，填精益髓。偏陰虛者：補腎滋陰；偏陽虛者：補腎助陽。

(2) 肝陽上亢型

症狀 眩暈耳鳴、眼睛發脹、疲勞或動怒會頭暈、頭痛加劇，腰膝痠軟、口苦口乾。舌質淡紅、舌苔黃，脈象弦。

治則 平肝潛陽，滋養肝腎。

(3) 氣血虧虛型

症狀 常易眩暈，動則加重，腰膝痠軟、行走無力、面色蒼白、肢體麻木、唇甲發白、睡眠不足。舌質淡，脈象細。

治則 補養氣血，活血通絡。

(4) 痰濁壅阻型

症狀 患者體型肥胖，主要症狀為頭痛眩暈，伴有耳鳴、眼睛發脹、胸悶痰多、噁心反胃，覺得四肢、身體沉重無力、消化不良。舌質淡、舌頭整體胖大、舌邊有齒痕、舌苔白膩，脈象滑。

治則 燥濕化痰，健脾和胃。

羅醫師的調理養生之方

一、中醫內服法

●絞股藍何首烏丹參山楂飲

材料 絞股藍、何首烏、丹參各十五克，山楂十克

做法 將材料加水一千毫升，以中火煮開成藥茶，去渣後可調入蜂蜜。每日一劑，代茶飲用。

使用須知

○上述一包藥可用同樣水量再回煮一次。一日一包，一週約服用二至五包。當日未服用完的可放於冰箱冷藏。

○前述介紹的四種證型都可選用。

功效 絞股藍富含絞股藍皂苷，民間稱不老長壽藥草，可降壓降脂。何首烏亦可降血脂。全方具有滋陰潤燥、補益五臟、通經活絡的功效，特別適用於肝腎陰虛或兼絡脈瘀滯證型的動脈硬化、高血壓、慢性肝炎。

二、生活調養宜忌

○飲食

年過三十歲後，基礎代謝率逐年下降，血液中膽固醇的含量則逐年增加。因此，人到中年後，血脂往往偏高，加上現代人高油高脂的飲食，引發了肥胖、高血脂症、糖尿病等，大大提升動脈硬化和冠心病的發病率。

1 **少量多餐**：有研究調查六十至六十四歲的老人，發現若總熱量相同，每天吃兩餐的人和每天吃五餐的人，會多百分之三十的心血管疾病發生率，可推斷空腹時間較長，體內脂肪積聚的可能性增加，因此建議患者少量多餐，每餐最多七分飽。

2 **晚餐時間規律正常**：晚飯時間過遲，並且進食難消化的食物，會加速膽固醇在動脈壁上的沉積，促使動脈硬化的發生。

3 **少吃精緻澱粉**：在稻麥的麩皮裡含有多種維生

素及纖維素，多吃粗糧能增加膽固醇的排泄，相對的，若食物被加工得太精細導致纖維素被破壞，會因為不容易產生飽足感而過量進食，衍生血管硬化、高血壓發病率增高的問題。

4 **限制高脂肪、高膽固醇飲食**：過度食用富含膽固醇的食物，如豬肉、豬肝、皮蛋、魚卵、蟹黃、奶油等，可能會引起血脂升高。

5 **避免高糖飲食**：糖分攝入過剩會使肝臟合成脂質的作用增強，轉化為三酸甘油酯使血脂含量增高，冠狀動脈發生血栓的機會也就增多。

6 **多食可降血脂、抗動脈硬化的天然食物**：許多人不喜歡的大蒜、洋蔥等重味食物，以及紅麴、菌菇類、海帶、黑木耳、紫菜等，都有降血脂作用。

7 **改變做菜方式**：做菜儘量以蒸、煮、涼拌為主，少放油、少吃煎炸食品，並減少食鹽的攝入。

8 **食用不飽和脂肪酸**：主要來源為多種植物油和魚類、豆類、瘦肉等，特別是深海魚油中富含多元不飽和脂肪酸，除了能降血脂，還有降低血黏度、抗血栓、預防心肌梗塞的功效。

○居家護理

1 建議大家四、五十歲之後，可以詢問醫師適當吃一些養生補品，輔助預防動脈硬化。

2 患有高血壓、糖尿病等慢性疾病者為動脈硬化的高危險群，必須持續控制血壓、血糖、血脂，防止病情惡化。

3 心臟病患者要避免吃得過飽、大量飲酒、過度勞累、精神緊張、情緒波動、突然的寒冷刺激等，這些都是導致併發症或反覆發作的因素。

4 養成運動習慣，以「運動３３３」為原則（每週至少運動三次，每次至少三十分鐘，根據自身體能，每次運動後的心跳速率接近每分鐘一百三十次左右、即最大心跳率的百分之六十），例如會流汗的有氧運動，會用到大肌肉群的運動、快走、爬山、慢跑、游泳、騎自行車、跳韻律舞都很適合。

5 要有足夠睡眠時間，降低工作壓力，避免過度勞累，並隨時保持樂觀、愉快的情緒。

一名五十多歲、身形福態的女性患者，主訴平時易頭暈目眩，且半個多月來胸悶乏力。症狀包含頭暈頭痛、視物旋轉、耳鳴、腰膝痠軟、胸悶心悸、神疲乏力、健忘、夜睡不安、噁心欲嘔，便祕腹脹，舌質紅、舌體胖、邊有瘀斑苔少、舌底脈絡曲張明顯，脈象澀。詢問知平日食慾特好，喜重口味，不特別挑食。先前測量血脂為總膽固醇 350mg/dl，三酸甘油脂 280mg/dl；西醫診斷為高脂血症，西藥降脂藥持續服用；中醫診斷為眩暈證，證屬「氣虛血滯，脈絡瘀阻」。

我對此患者的治療以活血化瘀、內瀉熱結、化痰消脂為方向。開立處方為**大柴胡湯**、**桂枝茯苓丸**。另醫囑西藥降脂藥仍不能停，和每天飲用**絞股藍何首烏丹參山楂飲**（做法參考第 256 頁），且注意飲食的搭配，堅持適度的運動，並保持樂觀心情。經過八個多月的調理，頭暈耳鳴、反胃噁心症狀改善，患者血脂也趨於正常。

老年人高脂血症的發病機制常是肝腎陰虛、痰濁瘀血停留，還伴隨著其他疾病，因此往往治療難度較大、療程較長。本證屬脾腎虧虛，痰濕內蘊。因患者平素嗜食肥甘厚味，損傷脾胃，脾失健運，痰濕內生，故見乏力倦怠；痰濁瘀而化熱，熱擾心神，故口乾、睡眠欠佳。因此用丹參以清熱平肝、化瘀去濕；絞股藍以補虛損、安五臟。現代藥理學研究也證實，絞股藍具有降脂、降壓、減肥和提高免疫功能的作用，而山楂還能消積化滯。其不同提取物對各種高血脂症有明確的降脂作用。

心律不整

調理宜益氣養血、活血化瘀

「砰砰、砰砰砰……」心律不整是以心跳不規則或心跳次數過度增快、減慢為主症的心臟疾病。一般民眾經常會混淆「心律不整」和「心悸」差別，心悸是一種感覺、症狀，指的是不正常的感覺到心臟的跳動；心律不整則是一種疾病，而心律不整疾病最常見的症狀就是心悸。

當發生心律不整時，會有心悸或頭痛、昏厥、胸痛、呼吸急促等症狀。常併發心肌梗塞、冠心病、高血壓心臟病，是心血管疾病常見的臨床表現。西醫認為心律不整發生的病因複雜，原因包括心房顫動、心室纖維顫動、心房撲動、心房跳動過速等。其中心房顫動是最常見的心律不整病因，因血液容易形成血栓，發生腦中風的風險增加五倍，且恢復慢、也易再次中風，絕不可輕忽。

西醫對心律不整的治療，是以藥物療法及侵入性的治療（包括：心導管電燒術、裝置人工心律調節器、植入型的心室去顫器）為主。

從中醫觀點來看，心律不整屬「心悸」範疇，在中醫經典《黃帝內經》中已有類似記載，如「心澹澹大動」、「心下鼓」及「心怵惕」等。心悸是指氣血陰陽虧虛，或痰飲瘀血阻滯，致心脈不暢、心神不寧，引起心中急劇跳動、驚慌不安、不能自主。其病位主要在心，與肝、脾、肺、腎關係密切，治療以益氣養血、活血化瘀為主。

中醫治療心律不整的方法之一為艾灸，選擇部位為人體背俞穴等靠近心臟的部位，研究顯示能發揮養心血、通心絡、寧心神的效果，改善心臟病和心肌梗塞患者發生心律不整的機會。

心律不整的常見證型

(1) 心虛膽怯型

症狀 主要症狀為心悸，容易驚恐、心煩不安，睡眠品質不佳、淺眠多夢。舌苔薄白，脈象虛。

治則 養心安神，鎮靜定志。

(2) 心血不足型

症狀 主要症狀為心慌，呼吸氣短，臉色黯淡，容易倦怠、四肢無力。舌質淡紅，脈象細。

治則 補養心血，益氣安神。

(3) 陰虛火旺型

症狀 主要症狀為心悸，容易心煩，伴有淺眠多夢，頭暈耳鳴，手腳掌心發熱，腰膝痠軟。舌質紅、少或無苔，脈象數。

治則 滋陰清火，養心安神。

(4) 心陽不振型

症狀 主要症狀為心悸，容易感到心慌不安、胸悶、呼吸不順，全身發冷，臉色蒼白。舌淡白，脈象沉。

治則 溫補心陽，安神定悸。

(5) 水飲凌心型

症狀 主要症狀為心悸心慌、眩暈耳鳴、胸悶氣憋，伴有腹脹，嘔吐，全身發冷，下肢浮腫，小便量少，口渴但不想喝水。苔白滑，脈象弦。

治則 振奮心陽，化氣行水。

羅醫師的調理養生之方

一、中醫內服法

●復律茶

材料 西洋參、三七、黃耆、丹參各九克，桂枝、柴胡、鬱金各十克

做法 將全部材料加水一千毫升，以中火煮開成藥茶後，可於白天當茶水飲用。

使用須知

○上述一包藥可用同樣水量再回煮一次。一日一包，一週約服用二至五包。當日未服用完的可放於冰箱冷藏。

○前述介紹的五種證型都可選用。

功效 三七有活血祛瘀止痛功效；丹參可以擴張血管、增加血流量，還可以降低血液中的膽固醇；黃耆能調節血壓；桂枝能改善心悸。全方清心補心、擴張血脈，對許多心血管疾病的患者都能起到很好的保健作用。

二、穴道按摩法

●練十指功

十指功對於各種因心臟病或神經功能紊亂引起的頭暈、胸悶、心慌等症狀有改善作用。

做法 用一隻手的食指、中指緊夾另一隻手的小拇指兩側，由手指根部向指尖拉拔，操作力道適中，以感到指尖有溫熱、脹、麻的感覺為宜，再依次對每一根手指進行一次，兩手交替進行。建議早晚各做一次，每次約五分鐘。

功效 手足是十二經脈、末梢神經分佈密集區，拉拔手指可以調氣行血、寬胸理氣，改善血液循環，特別是小拇指上有手少陰心經，中指上有厥陰心包經，按摩這兩個經絡對心臟很有好處，若再配合按勞宮穴（半握拳，中指、無名指之間近掌心處）和內關穴（位在前臂掌側正中，腕橫紋上二寸）效果更好。

● 穴位按摩

按摩選用以下六個穴位，可以寧心安神，對於心煩、心慌、心悸、胸悶有輔助療效。配合細長勻深的腹式呼吸功法更為有效。

做法 深呼吸三十秒至一分鐘後，用食指、中指、無名指按揉前臂的神門、內關、間使、郄門穴，再按小腿的三陰交穴，每穴操作一到兩分鐘，力量適中，以無不適感為主。胸口膻中穴可按摩三到五分鐘，注意頭不前傾，以免眩暈不適。

間使穴
腕橫紋上三寸（四指寬），掌長肌腱與橈側腕屈肌腱之間。

郄門穴
腕橫紋上五寸，掌長肌腱與橈側腕屈肌腱之間。

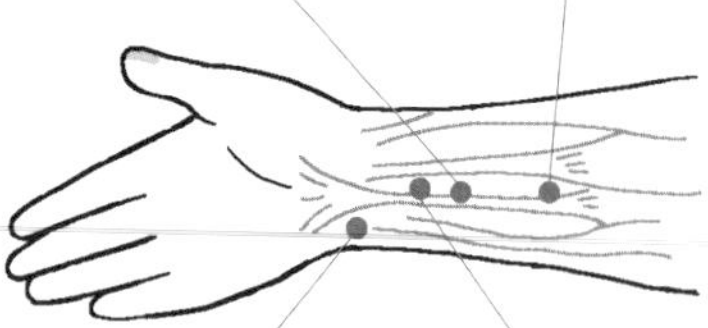

神門穴
腕橫紋尺側端（靠小指那側）凹陷中，豌豆骨凹陷處。

內關穴
腕橫紋上二寸（三指寬），掌長肌腱與橈側腕屈肌腱之間。

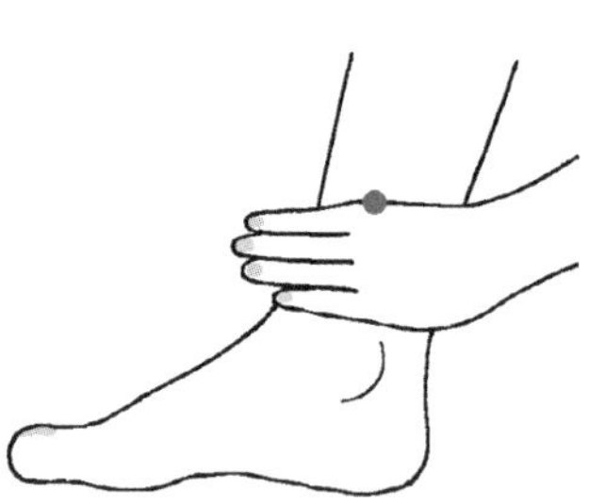

三陰交穴
位於小腿內踝尖往上四指寬的凹陷處。

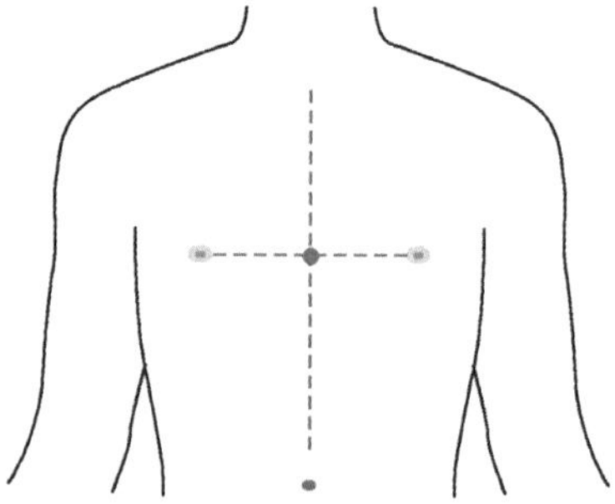

膻中穴
前正中線，兩乳頭之間，平第四肋間隙。

三、生活調養宜忌

1 患者患病後容易由於活動變少、攝取熱量變多，體重容易增加，除了造成體態的不佳外，容易引起心臟負荷，因此患者應減少攝取動物性脂肪和膽固醇含量高的食物，如肥肉、動物內臟、蛋黃、魚卵等。

2 儘量清淡飲食，餐餐七分飽，因為過於飽餐可誘發心肌梗塞。

3 為避免胃脹導致橫膈肌抬高，應少量多餐，減輕心臟負擔。

4 避免食用過多的鈉（食鹽），造成高血壓或心力衰竭。

5 多吃含維生素E的食物、植物蛋白（豆類和豆製品）、植物油。

6 保持排便通暢，大便時勿過於用力，可能會加重病情。

7 含鎂的食物對缺血性心肌有保護作用，有助於降低心肌梗塞的發病率，常見食物如海藻類、黑木耳、海參、髮菜、豆類、香菇。

8 身體含血鉀量過高會影響心肌的興奮性、傳導性，易發生心律不整，因此應少吃些含鉀豐富的食物，如奇異果、酪梨、柳橙、菠菜、葡萄乾、香蕉等。

患者主訴

五十二歲的王女士形體偏肥胖，兩年前被診斷出患有「冠狀動脈粥狀硬化性心臟病」。經常感覺心悸，心跳會突然不規則跳動，跳一跳會停一下，每週發作多次，因此很擔心心臟會不會突然就不跳了。也常頭暈。數月前又無明顯誘因出現心悸胸悶、心慌氣短、乏力倦怠、頭暈反覆發作，並伴有怕冷、下肢浮腫等情形。

某日因勞累過度、心悸加重，結果坐臥不安、不能入睡，同時伴頭暈肢沉、咳嗽氣喘痰多、痰黏色白。先前到醫院檢查：心臟功能性早搏每分鐘大於五次；心電圖為P波時而消失，QRS波群正常；心跳速率為每分鐘七十八次。西醫診斷為心律不整（室性早搏）。

診療建議

我診察其舌體胖大、苔白膩，脈象滑，並綜合上述情形，診斷為胸痹、心悸，辨證屬「氣陰兩虛，心血瘀阻」，宜益氣養陰、活血化瘀。開立的處方為**生脈飲**、**血府逐瘀湯**。並輪流運用**穴位敷貼**、**耳穴壓貼法**以及**腹針治療**。另外，囑咐王女士在家服用**復律茶**（做法參考第261頁）和每天練練**十指功**（做法參考第261頁）。

調理兩、三個月後，王女士自覺頭暈心悸減輕，乏力氣短的情形明顯減緩，食慾大增，胸悶、氣急、失眠等症狀基本消失，心慌減輕，體力恢復正常，複查心電圖也在正常範圍。雖偶爾還有心室早搏，但不明顯且很快消失，目前仍不定期服用中藥調理。

醫學解析

中醫認為，心律不整的發生主要是由於氣陰兩虛，導致心絡的絡脈瘀阻所致。利用「腹針療法」，透過腹部的穴位：中脘、下脘、關元、氣海穴，以商曲穴（左）、下脘穴（下）為始，並輔以關元穴旁（左）、氣海穴旁（左）入心，可以調節心、腎臟腑經絡功能，鎮心寧神而發揮療效。

「穴位敷貼治療」分別敷貼在膻中、乳根、步廊、食竇穴位上，敷貼三到四小時，能有效預防心臟病的發生，改善左心室收縮功能，可減少胸悶、心慌、氣急、心悸等症狀發生，目前在臨床運用時未發現不良反應。

「耳穴壓貼法」貼於耳穴心點，可以活血化瘀、直接增強心臟的功能。耳穴之心點為心臟反應點，按《靈樞・口問》篇說：「心者，五臟六腑之所主也……」又說：「耳者，宗脈之所聚也。」耳為經脈所集聚之處，耳穴刺激能促使經絡恢復氣血運行。取神門穴可鎮靜安神，是治療心律不整的經驗穴；交感穴有滋陰潛陽的功效，可調整自律神經；內分泌穴能夠調整內分泌系統；皮質下穴可以平衡與抑制興奮，調整心律不整引起神經衰弱，有顯著的輔助療效。

高血壓

病位在肝與腎，關乎陰陽失調

「我都有按時吃降壓藥，為什麼還是頭昏眼花、手腳發麻？」高血壓是中老年人的常見病和多發病，對健康有很大的威脅。根據醫學標準，高血壓一般是指收縮壓超過一百四十毫米汞柱、舒張壓超過九十毫米汞柱，常見於中老年、肥胖、長期精神壓力大或有家族遺傳病史的人。

高血壓又分為「原發性高血壓」和「續發性高血壓」。大多數患者為原發性，與遺傳基因相關，此類患者只要注意飲食、養成良好的生活習慣、保持適量運動，通常都能有效控制住病情；而續發性是指服用藥物、動脈狹窄、內分泌異常及腎臟病等疾病所造成的，通常會隨病症痊癒而消失。現代醫學對高血壓的病因病理還沒有統一的解釋，普遍認為，主要與血管血流動力學改變、中樞神經失調、鈉離子轉運功能障礙等因素有關。其常見症狀有頭痛、頭暈、耳鳴、心悸、注意力不集中、容易煩躁，通常續發性高血壓的症狀較輕微。

高血壓疾病屬於中醫「眩暈」範疇，多由情志、飲食和內傷虛損，引起肝腎陰虧虛、氣血紊亂、肝陽上亢、痰濕中阻。辨證常因長期服用降壓藥後容易以虛證為主，而實者多責之於「肝」，虛者多責之於「脾腎」。偏於實者，多由素體陽盛、肝氣偏激、氣血逆亂。偏於虛者，多因年高體衰，脾氣不足、腎精虧虛，以致陰陽失衡。如舒張壓較高的病人，一般認為是腎陰比較虛，因為肝、腎同源，而表現為高血壓。

一般的高血壓患者在前期階段並無顯著的症狀，因此容易不自覺導致病情惡化。若能早期發現罹病，除以西藥常規用藥，還可以結合中醫護理，進行體質調養，使病情受到更好的控制。常見高血壓中醫療法，如穴位敷貼、針灸、中藥足浴、食療等舒經通絡的方式，可以幫助高血壓的控制，預防心臟病發作和中風風險。

根據以上中醫觀點，高血壓有二個本質：一是阻塞、二是能量不足，若是因臟腑的血液供應不足，要加大心臟輸出壓力，以送出足夠血液給臟腑使用，此時若只單純降壓，反而不利身體的自我調節。在醫學中心有研究臺灣原發性高血壓患者的中醫體質概況，發現在接受藥物治療下，仍無法回復到正常收縮壓數值內的受測者，以陽虛質（七五％）與氣虛質（六〇％）為最多，這和心臟的左心室肥厚和受損程度有關。所以，高血壓若由中醫慢慢的調理，是有機會被治療好的。

高血壓的常見證型

(1) 肝火亢盛型

症狀 頭脹頭痛，口乾舌燥，胸悶心煩，四肢麻木，面紅易怒。舌質偏紅，脈象弦。

治則 清肝降火。

(2) 陰虛陽亢型

症狀 眩暈頭痛，氣短心悸，多夢失眠，腰痠腳弱，疲倦嗜睡。舌苔偏少，脈象細。

治則 滋陰潛陽。

(3) 痰濕壅盛型

症狀 眩暈頭痛，有時頭部沉重，胸悶心悸，通常形體發胖，容易疲倦，睡眠時間長。舌苔偏厚膩，脈象緩。

治則 化痰去濕。

(4) 陰陽兩虛型

症狀 眩暈頭痛，四肢冰冷，容易腳軟，胸悶心悸，經常難以入睡，或睡眠時間短，耳鳴口乾。舌質紅或淡胖，脈象細。

治則 養陰補陽。

羅醫師的調理養生之方

一、中醫內服法

● 滋補肝腎茶

材料 山茱萸、桑葉各十二克，牡丹皮、黃芩、天麻、菊花、夏枯草各十克，決明子（打碎）十五克、鉤藤十五克

做法 將鉤藤以外的所有材料加水一千毫升，以中火煮開後再放入鉤藤，續煎煮成藥茶（鉤藤煎煮時間不超過十五分鐘）。可於白天當茶水飲用。

使用須知

○上述一包藥可用同樣水量再回煮一次。一日一包，一週約服用二至五包。當日未服用完的可放於冰箱冷藏。

○前述介紹的四種證型都可選用。

功效 山茱萸滋肝補腎，決明子潤腸通便，牡丹皮、黃芩、菊花、天麻、鉤藤、夏枯草平肝潛陽。

服用西藥高血壓藥物控制時，仍有頭暈目眩、健忘煩熱、口乾舌燥、疲倦嗜睡、肢體麻木、腰膝痠軟等陰虛陽亢或虛性體質的患者，可以搭配使用此藥茶。

二、中醫外治法

● 中藥足浴

中藥足浴可以達到平肝潛陽、清熱安神的止暈助眠功效。

材料 桑葉、竹葉、當歸、菊花、益母草各三十克

做法 準備一盆約一千五百毫升的水，將上述藥材用大火煮開兩次後，過濾掉藥渣，將藥液放入浴盆中，並倒入適量溫水使溫度降至三十八至四十度，泡腳二十至三十分鐘，每日一次，每次一劑。

頭痛頭暈藥枕

以中藥製作枕頭可以改善高血壓引起的頭暈脹痛，達到助眠安神的作用。在入睡時，皮膚毛孔會擴張，藥物成分配合頸部生理弧度，這時在頭頸部皮膚溫熱的作用下，能放鬆肩頸僵硬肌肉，以此達到輔助療效。

材料 菊花三百克，川芎五百克，白芷、牡丹皮各兩百五十克

做法 將上述藥材曬乾，裝入棉質枕袋內，縫好袋口，睡覺時當作枕頭使用。每個藥枕可用一至三週。通常一個月就會起效。

功效 高血壓輕症的病機大多是肝陽上亢或陽亢兼陰虛，所以治療以平肝降火為主。此藥方中菊花平肝潛陽；牡丹皮可清肝火、散瘀；川芎化瘀；白芷除頭痛。全方可散瘀、止痛、安神、降火，具有降血壓、改善循環，緩解高血壓患者頭暈、頭痛的症狀。

艾灸調理高血壓

高血壓的調養也可以選用「艾灸法」，取艾條灸某些特定穴道。因為高血壓的常見證型為肝陽上亢，因此要引陽下行，重點將擺在瀉火、腳上的穴位，如足三里穴、太衝穴、湧泉穴。

通常會從頭到腳慢慢往下灸，首先灸上肢的曲池穴，接著灸腳上的湧泉穴和太衝穴，把陽氣往下引，可以減輕頭暈頭痛，太衝穴是肝經的原穴，可以讓肝火下行。

另外，若是痰濕壅盛型的高血壓疾病患者，艾灸時可以取健脾化痰的穴位，有中脘穴和豐隆穴。中脘穴位於腹部中央；豐隆穴位於小腿骨外側中央、小腿骨外側約兩指寬的地方，足陽明胃經上，可以化痰濕。

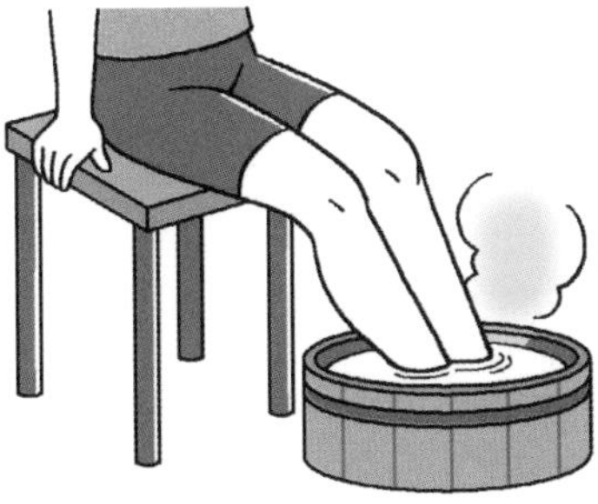

三、生活調養宜忌

有時候會聽到別人說「他有高血壓，不要惹他生氣」，這樣的說法並不是沒有原因，情緒緊張、急躁容易引起血壓升高，因此，平日生活應保持愉悅的心情，養成良好、規律的生活習慣，充足睡眠，可以維持血壓穩定。注意要點如下：

○飲食

1 **控制熱量和體重**：肥胖是導致高血壓的危險因素，建議減肥以控制血壓，口訣「七分吃、三分動」，首要任務為控制進食熱量，過胖的人以每週降低零點五到一公斤最為適宜。

2 **限鹽**：流行病學研究證實，食鹽攝入量與高血壓的發病呈正比，因此飲食要注意少油少鹽，少吃醬菜等醃漬食品。

3 **食療輔助降血壓**：可幫助降血壓的食物如黃豆製品、大蒜、洋蔥、海帶、山楂、玉米、黑木耳、蘋果、牛奶、魚類、菊花、荷葉等，平日適量食用，能降低腦血管意外和冠心病的死亡率。

4 **多吃富含維生素C的食物**：臨床數據顯示，在老年高血壓病患者中，體內維生素C含量高者，其血壓相對來講較穩定。應適當多吃新鮮蔬果。

5 **保證鈣、鉀、鎂的攝取充足**：適量鉀可降低血壓、鈣與鎂能調控血壓，這些物質皆會影響血壓的高低，要注意攝取足夠蔬果雜糧。而含鈣多的食物，如奶製品、豆腐、黑芝麻、深綠色蔬菜等；含鉀多的食物，如馬鈴薯、地瓜、南瓜、綠花椰菜、番茄、草莓、柳橙、香蕉、葡萄乾等；含鎂多的食物，如糙米、黃豆、全麥麵粉製品等。地中海飲食就是值得推薦的血壓調控飲食法。

○運動

高血壓患者不宜進行高強度的運動，會有心血管發作的風險，但在醫生指導下還是可以適當地進行鍛鍊，例如快走、騎單車、慢跑。如經濟條件尚可，可以購買能隨時測心律的裝置如智能手錶，於運動時配戴。

建議午後到戶外散步。德國某研究表示，中午吃飽飯可以到戶外走走、曬曬太陽，因紫外線照射可使身體產生維生素D，其與鈣相互影響，具有控制動脈血壓的作用，幫助血壓下降。

五十一歲的陳先生有高血壓病史五年。近日來因勞累而血壓不穩定，血壓在140-159/90-109mmHg，服用降壓藥控制的效果有時也不明顯。自述一個月前開始出現頭昏、煩躁易怒、失眠。門診時見陳先生呈眩暈、疲倦乏力、面色微紅等症狀，且易口乾、嘴裡有苦味，大便稍乾，舌質紅、少苔，脈象弦。辨證為「肝腎陰虛、肝陽上亢型」。

開立處方為**鉤藤散**、**柴胡加龍骨牡蠣湯**。並搭配針刺或**穴位敷貼法**：選湧泉、雙側足三里、三陰交、太衝、行間、合谷、太谿、腎俞、肝俞穴；另囑咐患者觀察敷貼後全身和局部情況，敷藥後若出現皮疹、水泡等過敏現象時，須及時停用。此外建議日常服用**滋補肝腎茶**（做法參考第268頁），以及做**頭痛頭暈藥枕外治法**（做法參考第269頁）和**中藥足浴保健**（做法參考第268頁）。

治療三個月後，患者血壓較容易控制在正常範圍內，囑其配合西醫師減少降壓藥的用量，平時合理飲食、適當運動、勞逸結合，繼續使用降壓枕和降壓足浴。再經三個月後，除了控制住血壓，眩暈、疲倦乏力、煩躁易怒、失眠等症狀已明顯消失。

高血壓在中醫理論中與陰陽失調有關，其病位在肝與腎，主要屬陰虛陽亢，因此治療是藉由調節患者的陰陽盛衰和經氣運行來控制血壓。中醫學認為「久病入絡」、「久病致瘀」，此案例因病史已五年，用穴位敷貼療法期盼能讓藥效刺激穴位，敷貼於降火要穴，經過經絡傳達至肝腎臟象，改善陰陽氣血平衡。

肝病

養肝對人體至關重要

肝臟可以製造人體所需的營養素及代謝有毒物質。長期勞累、酗酒、暴飲暴食等會造成肝的負擔，進而轉為慢性肝損傷、肝炎，脂肪肝也是慢性肝炎的一種，最後有機會發展成肝癌。

在全國十大死因中，慢性肝病及肝硬化榜上有名。肝功能出現問題通常發生在四十歲以上的中年人，因為此時多為事業頂峰期，普遍存在長期疲勞、緊張和不良的生活習慣。而電視上常聽到的「爆肝」於醫學上並不存在，實際上是過勞或心血管疾病造成的猝死。肝病多為慢性，因此建議到一定年紀時需定期至醫院做常規健康檢查，避免錯失了及早發現及治療的機會。

肝與許多器官有所連結，依中醫理論，肝主藏血、主筋、主疏泄，肝開竅於目，可見肝在身體中擁有許多功用。

肝主藏血、肝主筋：肝有貯藏血液和調節血流量的作用，若藏血不足可引起頭暈眼花、肢體麻木、筋骨拘攣、月經量少等症。

肝主疏泄：肝氣關係著全身，肝性喜條達而惡憂鬱，若氣機不調、精神不暢，會引起情緒、精神方面異常。

肝開竅於目：肝的經脈與眼睛相連，因此肝的好壞會直接反映在眼睛視力、眼白顏色上。

肝炎屬於中醫「肝胃病」、「脇痛」、「癥瘕」、「積聚」及「黃疸」範疇。肝細胞持續發炎反應超過六個月以上就可稱為慢性肝炎，常見的症狀有：疲倦、食慾不振、噁心嘔吐、發燒及右上腹疼痛、黃疸、眼白發黃等。《黃帝內經》云：「肝病者，兩脅下痛引少腹……」《靈樞．標本病傳論》：「肝病者，目眩，脅支滿。」可見早期典籍就有對肝炎的記載。

根據美國加州大學及多所國外大學最新研究顯示，傳統養肝藥方對「肝炎、肝硬化、肝癌」這肝病三部曲，有抑制病毒、改善肝臟纖維化的作用。如肝功能發炎指數（GOT／GPT）偏高者，可用白花蛇舌草、半枝蓮、板藍根等中藥；總膽紅素偏高者，可加上茵陳、鬱金、金錢草等利膽中藥。而國家中醫藥研究所發現中草藥「倒地蜈蚣」（又稱：錫蘭七指蕨）能降低脂肪肝的實證研究，並獲得專利申請。

肝炎的常見證型

(1) 濕熱阻脾型

症狀 臉色蠟黃，胸悶，食慾不振、噁心、不喜歡油膩食物，腹部肝臟區域會有不適感，小便短黃、大便稀軟不順暢。舌苔黃膩，脈象滑。

治則 **清熱解毒，利濕退黃。**

(2) 脾虛濕盛型

症狀 多為慢性肝炎患者。病程久，黃疸不明顯，胸腹有悶脹感，疲倦無力、身體沉重，臉色蠟黃，食慾不振、噁心，不太口渴，大便稀軟。舌淡或胖、苔白滑、舌苔薄白，脈象濡。

治則 **疏肝解鬱，健脾化濕。**

(3) 氣滯血瘀型

症狀 多為肝癌、肝硬化患者。臉色黯淡，眼睛黃濁，食慾不振，脅肋至上腹悶脹，便秘、小便偏茶褐色深黃。舌下青筋怒張、舌質紫暗或有瘀斑，脈象澀。

治則 **活血化瘀，軟堅散結。**

羅醫師的調理養生之方

一、中醫內服法

●保肝養肝藥茶

材料 北茵陳、夏枯草、甘草、菊花、人蔘葉各十克

做法 將材料加水一千毫升，以中火煮開成藥茶後，可於白天當茶水飲用。

使用須知

○上述一包藥可用同樣水量再回煮一次。一日一包，一週約服用二至五包。當日未服用完的可放於冰箱冷藏。

○前述介紹的三種證型都可選用。

功效 全方能清熱涼血、止渴利尿，具有增加肝臟解毒功能的作用。對肝火旺盛、口苦、口乾、口臭、疲勞倦怠、飲食不振、頭痛宿醉等有緩解功效。

二、穴道按摩法

●健腿舒筋護肝法

所謂「肝主筋」，舒筋活絡有助強化肝臟。

做法 從內腳踝上緣，沿著小腿內側一路到大腿中線拍打按摩，用拳頭對肌肉施加壓力，最後停在鼠蹊部，兩腿交替，一邊拍打約十分鐘，力量稍重，以有痠痛感為宜。

●臥姿養肝法

唾液在體內化生為精氣，有養肝護肝功效。所以此方法可順應自然發生之氣，春天時應早睡早起，多做呼吸吐納。對老年人津液不足、口乾舌燥、皮膚乾燥者均有作用。

做法 平躺於床上，將舌頭抵著上顎，眼睛和嘴巴緊閉，縮唇漱口樣三十次，使口水逐漸增多，待滿口津液時緩慢咽下。每天於睡前做一次。

三、生活調養宜忌

1 **平時注意飲食規律**：經常暴飲暴食或飢餓，都會引起肝功能問題，或導致膽汁分泌異常。

2 **確保飲食均衡**：多吃含蛋白質、維生素、無機鹽和纖維的食物，如豆腐、瘦肉、雞蛋、鴨肉、海帶、香菇、黑木耳等。優質蛋白飲食能保護肝細胞，促進其修復、再生。

3 **每日少量多次飲用白開水**：一天總量約兩千毫升為宜。若真不愛喝水，也可以部分用綠茶、綠豆湯、酸梅湯替代，以促進血液循環，利於肝臟代謝。

4 **選擇甘涼而非寒涼食品**：除了可以消暑解暑外，還能清熱涼血，常見食物如黃瓜、冬瓜、苦瓜、竹筍、豆芽、銀耳、水梨等。但要注意食物衛生，因以上食物的食用方式多為蒸煮或涼拌。

5 **少吃油炸、高脂食物**：避免造成脂肪肝，煮菜儘量選用植物油。

6 **適當多吃富含甲硫胺酸的食物**：如小米、蕎麥、芝麻、菠菜、干貝、淡菜等，促進體內磷脂合成，協助肝內脂肪的代謝。

7 **吃有降脂功能的食物**：若已患有脂肪肝，建議吃一些具有降脂功能的食物，幫助肝細胞內的脂肪消耗，如蔬果、紅麴、優酪乳、大蒜、洋蔥、香菇等。

8 **多走出戶外**：運動好處多多，可以加速新陳代謝，使肝有足量的氧和營養供應，對全身都有很好的作用。

9 **保持心情愉悅、少生氣**：中醫認為「肝喜條達」，好的精神狀態可以讓氣血暢通，而長期暴怒、憂鬱會使腎上腺素分泌異常，氣滯血瘀，影響肝細胞的再生及代謝能力，不利於肝病恢復。

10 **好好休息，好好養病**：人若長期處於疲勞狀態，免疫力會下降，若原本就患病更容易使病情惡化，因此要注意合宜分配勞動和休息的時間。

11 **觀察蛛絲馬跡，定期做肝臟檢查**：平日應注意若突然出現皮膚和眼睛發黃、皮下紅痣、排尿變少變黃、牙齒和鼻腔出血、全身無力、食慾不振等，要及時就醫，切勿輕忽。

患者主訴

三十七歲的曾小姐是上班族，母親十年前得肝癌過世。近年工作勞累，常感頭暈、精神疲乏、食慾不振，西醫確診為B型肝炎，經治療後痊癒，肝發炎指數、肝區超音波檢查均未見異常，但仍經常感覺疲勞、嗜睡、口乾、煩躁、體力不濟、睡眠品質差，因此至中醫就診調養身體。

我觀察曾小姐的主要症狀結合其自述：臉色蠟黃，右脅下隱隱悶脹，口苦噁心，大便軟但排便須用力，小便色黃，舌苔乾淨、舌值偏紅，脈細數。辨證為「肝陰不足，肝鬱氣滯」，在治療方針上宜清熱化瘀、養陰疏肝解鬱。

診療建議

開立處方為**加味逍遙散**、**茵陳蒿湯**，並做**穴位敷貼**於腹部（期門、日月、神闕穴）四小時後取下；另囑患者回家後服用**保肝養肝藥茶**（做法參考第274頁），並勤做**健腿舒筋護肝法**、**臥姿養肝法**（做法參考第274頁）。

治療三個月後複診，曾小姐自覺疲勞嗜睡、口乾、煩躁、體力不濟、睡眠品質差等不適症狀大多消失。根據患者狀況繼續服藥三個月加減調整處方，現今覺得體力精神俱佳，能夠正常工作和生活了。

醫學解析

茵陳蒿湯創立於《金匱要略》：「見肝之病，知肝傳脾，當先實脾。」具有保肝護肝、活血化瘀，以及調整免疫功能的作用。而逍遙散為《太平惠民和劑局方》中的治肝名方，方中的柴胡可疏肝解鬱；當歸、白芍養血柔肝；茯苓、白朮健脾去濕；炙甘草補中益氣，全方可治療肝鬱血虛、脾失健運。針對此病例以加減方調整，酌加丹皮、梔子，清肝鬱之熱。

穴位敷貼療法是將藥物貼敷於穴位，經皮膚在經絡中傳遞直達肝病之處，此次選擇足厥陰肝經、足少陽膽經之募穴，以期門、日月二穴為主穴，加上神闕穴，能夠調節臟腑，達到養肝治病和調養的效果。

尿毒症／洗腎

尿毒患者的調理宜益腎補血

腎臟具有代謝水分、排出毒素、調解電解質、維持體內外環境平衡等功能。體內的有害物質多經腎臟隨尿液排出體外，而「尿毒」是腎臟不能排除體內代謝時產生的毒素，而導致的身體中毒。腎功能異常除了會有尿毒問題外，也會有身體電解質失衡、噁心、口黏、食慾差、便秘或軟便不成形等脾胃功能紊亂現象。

尿毒屬中醫「水腫」、「關格」等範疇。因濕濁毒邪留戀不退，蘊結於中，瀰漫三焦，水液代謝失常而發病。

臺灣每年約有近十萬人接受洗腎，有著「洗腎王國」的稱號，洗腎人口密度為全球之冠，每年治療費用達五百多億元。洗腎牽涉到多種腎病，患者往往都是因為尿毒症而必須洗腎。洗腎是用血液透析方式，替代換腎，但是治療後病人還是存在著許多併發症，如視網膜病變、神經病變等，且年紀越大，洗腎風險越高。

糖尿病為臺灣人洗腎的主因之一，根據調查，平均每五名洗腎患者中就有一人罹患糖尿病。在中醫學上將「糖尿病腎病變」歸於「尿濁」、「消渴」、「水腫」，其發病機制主要以氣陰兩虛為本，在治療時以補益脾腎、益氣養陰為主，配合活血化瘀。常見中醫藥方如六味地黃丸，可緩解糖尿病患者的頭暈、口乾症狀。

許多人都有一個疑慮，家裡的長輩或自身有腎功能相關疾病，這樣還可以吃中藥嗎？為了讓腎病患者的生活品質提升，改善水腫、疼痛、失眠等症狀，現在許多醫院對於洗腎患者走向中西醫共同會診的趨勢。根據二〇一五年國際腎臟醫學期刊《Kidney International》發表研究，經過十年多的健保數據研究顯示，正確服用中醫師處方科學中藥，可以降低洗腎風險；研究中更發現，未服用中藥患者的洗腎死亡率甚至比有服用患者高出四成，因此多家醫院也慢慢跟進在臨床上導入中西醫合作療法，不過，未來仍需更多相關臨床研究來佐證中藥對腎臟病患者的實質助益。

洗腎的常見證型

患者洗腎後按臨床主要表現與體質，可分為以下三型：

(1) 腎陽虛衰型

症狀 尿少或幾乎不尿，腰部以下微腫，怕冷且四肢冰冷，男性會有性功能障礙。舌質淡胖，脈沉遲無力。

治則 補腎溫陽。

(2) 脾胃氣衰型

症狀 吃東西後容易脹氣難以消化，精神疲憊全身無力，頭暈，大便不成形。舌胖邊有齒印、苔膩，脈象細。

治則 健脾養胃。

(3) 瘀血內阻型

症狀 疲倦嗜睡，全身容易痠痛，臉色發黑，頭痛心悸，皮膚粗糙脫屑，皮膚瘀點瘀斑，下肢容易水腫。唇舌瘀黯或有瘀點，脈象澀。

治則 活血化瘀。

羅醫師的調理養生之方

一、中醫內服法

●益腎補血茶

材料 黃耆三十克，黨參、丹參、仙靈脾各二十克，何首烏、枸杞各十五克，白朮、大黃各十克

做法 將材料加水一千毫升，以中火煮開成藥茶後，可於白天當茶水飲用。

使用須知

○上述一包藥可用同樣水量再回煮一次。一日一包，一週約服用二至五包。當日未服用完的可放於冰箱冷藏。

○前述介紹的三種證型都可選用。

功效 尿毒患者均有不同程度的貧血，主要是由於紅血球生成素（EPO）缺乏或產生相對不足，服用益腎補血茶，能改善貧血及營養狀態，有機會增加紅血球生成量。

二、生活調養宜忌

洗腎患者的飲食調整很重要，主要內容有：

●適量蛋白質飲食

洗腎時身體裡的多種蛋白質會有不同程度的丟失，因此患者須注意多補充蛋白質，建議食物如魚、瘦肉、牛奶、雞蛋等動物蛋白，可喝一些魚湯補充營養、利水消腫。但第四、第五期腎臟病患者，建議不要攝取超過每公斤體重零點六克的蛋白質。且要注意的是植物蛋白如花生、豆類，含有較多非必需氨基酸，反而會增加腎臟負擔，因此在飲食時要選擇正確的蛋白質來源。

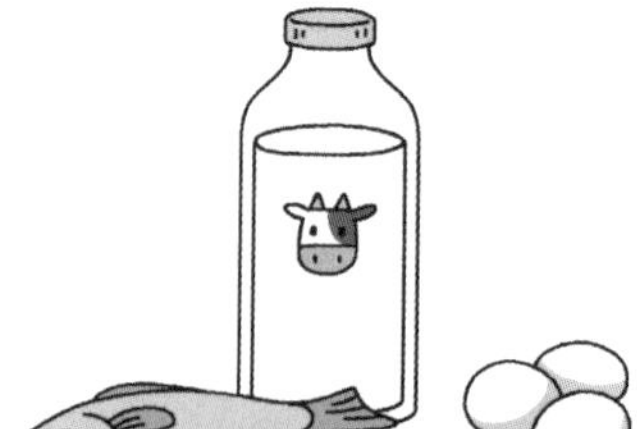

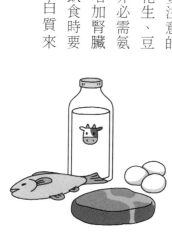

● 少鹽低鈉飲食

食鹽的成分是氯化鈉，當鈉的攝入增加，患者會感到口渴，容易過度飲水，造成體內水和鈉滯留，而引起高血壓、心力衰竭、肺水腫等。並且少食高鉀水果，如哈密瓜、香蕉、奇異果、番茄、芭樂、釋迦等。可適當食用一些具有利水作用的食物，如冬瓜、玉米鬚可利小便、止渴，取冬瓜皮、玉米鬚煮成茶水，具有消水腫作用，但第四、第五期腎臟病患者則不宜過量食用。

● 低磷飲食

腎臟為控制磷的重要器官，當腎功能異常時，磷量失衡，會出現「高磷血症」，血液中的磷升高會造成血鈣降低，進而使副甲狀腺功能亢進，最終導致骨質疏鬆和腎性骨病。因此，洗腎患者應避免食用高磷食物，如全麥類及其製品、燕麥、乾果類及其製品、巧克力、內臟類、蛋黃、肉類加工食品、冷凍食品等。

患者主訴

六十五歲的林先生，因糖尿病導致慢性腎功能不全而患有尿毒症已七年多，一直以來都定期進行血液透析治療，而在每回洗腎後，時常覺得胃口特差、神疲乏力、頭暈。

診察時，其症狀包含疲倦乏力、胸悶憋喘、腹部脹滿、下肢水腫、腰膝痠軟。舌胖邊有齒印、苔膩，脈細弱。體重持續增加至七十五公斤。林先生自述大便乾，小便每日約三百到六百毫升，尿液清澈有泡沫。過去血液生化檢查，西醫診斷為腎功能腎衰竭、慢性腎炎。

診療建議

中醫診斷為水腫（脾腎虛衰，濕濁內阻）。此為洗腎後脾胃氣衰，應保護胃氣，因此開立處方：**參苓白朮散**、**濟生腎氣丸**。

另外施予**針灸**療法，二組交替：

第一組：中脘、足三里、血海、地機、天樞、支溝、太谿、白環俞、腎俞、膏肓俞、陰陵泉、中極。

第二組：脾俞、風池、胃俞、脾俞、志室、三陰交、湧泉、肺俞、肝俞、豐隆、膈俞、三焦俞、復溜。

（若是不敢針刺的人可選用艾灸，選穴：懸樞、命門、雙腎俞、雙脾俞，採用溫灸，每穴灸十五分鐘，每日一次。）

另用中藥**穴位敷貼**於雙腎俞及關元穴，達和營活血、溫陽利水之功。並醫囑林先生，因貧血體質，在家可服用**益腎補血茶**（做法參考第280頁）和按摩上述穴位。

服藥和針灸調理約六個月後，林先生的虛胖體重下降至六十五公斤，水腫逐漸減輕，而疲勞倦怠乏力、胃口不佳、腰膝痠軟等臨床症狀亦有明顯改善，血液、尿液腎功能指數數值均明顯改善，而尿蛋白、白血球也在邊緣值範圍，之後持續應用中藥針灸調理洗腎期間的身體不適症狀。

醫學解析

以中藥穴位敷貼法治療慢性腎病，是在西醫常規治療基礎上，採用中藥外敷介入治療，除可避免藥物肝腎代謝而加重腎臟負荷、減輕腎損傷外，還不經過胃腸道吸收，能避免對胃腸刺激而加重消化道症狀。

而以溫灸治療慢性腎衰竭，可改善脾腎陽虛病人證候，達到保腎護腎目的。艾灸具有調整經絡臟腑功能，從而達到防病治病的作用，具有通腑泄濁、祛瘀生新之功。

總之，中醫藥能改善尿毒洗腎患者的症狀、體徵，保護殘餘腎功能，減少透析併發症，並能幫助提高患者的生活品質。

膽結石

常吃厚味油膩食物而釀濕生熱

「醫師，我有膽結石，雖然還不用動手術，但有沒有什麼中藥可以調理？」

膽結石發病率隨著生活水準的提高，以及飲食結構等因素的改變，呈逐年上升趨勢。患者多為中年女性、肥胖者，而女性比男性容易患有膽結石的可能原因為，雌激素會促進膽汁內的膽固醇濃縮。

在醫學上可分成「肝內膽管結石」（位在肝臟裡面的膽管有結石）以及「肝外膽管結石」（在肝臟外面的膽囊及總膽管發生結石）兩種。膽結石形成的最主要原因是膽汁成分改變，膽汁主要是由膽鹽與膽固醇組成，當膽鹽過少或膽固醇過多時，兩者失衡會使膽固醇處於過飽和狀態，使膽汁中過多的膽固醇沉澱而形成膽結石。

膽結石的症狀有：右上腹脹、隱痛、噁心、討厭油膩食物、口乾口苦、大便乾，以及消化不良。有的人則會有右肩胛下、右脅下等處脹痛，右上腹及胃部輕壓會疼痛。膽囊炎、膽結石病人多在剛吃飽、勞累、著涼或生氣、夜間睡眠或翻動姿勢時發生膽絞痛，疼痛位置於中上腹或右上腹部。

由於膽囊結石的疼痛與胃病相似，常被誤診為胃病，造成延誤治療，發展成為慢性膽囊炎性病變，或是其他病症，使得許多人以胃病治療多年也不見好轉。

現代人由於飲食口味西化，常在不知不覺攝取了高熱量、高膽固醇食品，這些厚味、油膩食物，釀濕生熱，造就了膽結石罹患率攀升。中醫學對膽結石並沒有專題記載，但散見於「膽心痛」、「脅痛」、「肝氣痛黃」等範疇。其病因病機主要是由於飲食不節、情志失調，外感病邪以致肝膽鬱滯、濕熱蘊結，日久成石。

中醫對膽結石的治療為輔助概念，結石反覆產生的機率仍然會很高，因此建議採中西醫合作方式，在西醫進行藥物溶石、手術或超音波追踪檢查等方式，將膽結石先取出體外，再採用中醫內服中藥、食療進行調養。要注意勿隨意相信網路上的偏方，如網路訊息說喝蘋果醋、椰子油能溶解結石，這些方法可能加重結石產生，造成身體不適及病情加重的反效果，得不償失。

膽結石的常見證型

中醫根據膽結石臨床症狀不同，大致可分濕熱、氣痛類型：

(1) 濕熱型

症狀 發病急，右上腹劇痛，噁心嘔吐，食慾不振，口渴，發燒，怕冷，全身及眼白呈現橘黃色。小便黃濁或量少，便秘，糞便灰白色。舌苔黃膩或白膩，脈象弦滑或洪數。

治則 **清熱利濕，疏肝利膽。**

(2) 氣痛型

症狀 右上腹短暫的或輕度的隱鈍痛、伴有打嗝，反覆發作，口苦咽乾，噁心嘔吐，食慾不振，上腹部輕度或明顯壓痛，小便黃。舌苔薄白或淨，脈象弦或弦滑。

治則 **疏肝理氣，利膽止痛。**

羅醫師的調理養生之方

一、中醫內服法

●利膽排石茶

材料 茵陳、金錢草、蒲公英、鬱金、枳殼、大黃、白芍各十克，連翹十五克，甘草六克

做法 將材料加水一千毫升，先用大火煮開，再用小火慢煮十分鐘成藥茶後即可飲用。

使用須知

○上述一包藥可用同樣水量再回煮一次。一日一包，一週約服用二至五包。當日未服用完的可放於冰箱冷藏。

○前述介紹的兩種證型都可選用。

功效 茵陳蒿、金錢草主疏肝利膽；蒲公英、鬱金、大黃、連翹通腑瀉熱、清熱利濕、行氣止痛。全方可清熱利濕和行氣排石，有擴張人體肝內膽管的作用，同時還可輔助膽汁的排出功能，促進人體的血液循環，膽汁流通而不淤積，有機會達成消積排石的目的。同時搭配適當進食減脂餐，也可加速膽汁的分泌與排泄，減少膽汁的濃縮與結石風險。

二、生活調養宜忌

常聽到別人說愛吃肉、飲酒、肥胖、不愛吃早餐的人容易患膽結石，除此之外，減肥的人、素食者、吸菸、缺乏體能鍛鍊、緊張心理壓力大的人都很容易得膽結石。

因此，要預防或避免膽結石復發，生活上可從以下幾點做起：

(1) 保持良好的心情，治療過程避免情緒起伏。早期發現，趕緊積極治療。

(2) 多做有氧運動，控制體重，使血液中的膽固醇減少。

(3)注意不要吃燥熱、刺激性強的調味品，如辣椒、胡椒、芥末等要避免。

(4)飲食應該定時定量、少量多餐、勿暴飲暴食。飲食內容以「低糖、低脂、高纖維」為主，並多攝取維生素。

●低脂、低糖

減肥是預防和治療膽結石的重要方針，油膩的飲食、過多的糖分會刺激膽囊的收縮，引起不適。因此限制脂肪的攝取，可以減輕或消除多數患者疼痛不適的症狀。

特別要注意飽和脂肪的攝取量，飽和脂肪會促進體內膽固醇的合成，加重膽結石問題，所以烹調時避免使用椰子油、棕櫚油，另外像是豬牛油、蛋黃、蝦膏蟹膏、動物內臟、魚卵、奶油類等高膽固醇的食物，也應該少吃。

●高纖維

纖維質可以在腸道內吸附膽酸（膽汁的主要成分）並隨糞便排泄，因此宜多吃含有纖維質的食物。但若膽結石已經造成不適，則要避免會造成脹氣的食物，如乾豆類、洋蔥、番薯、蘿蔔、芹菜、韭菜、竹筍及大蒜等。

●維生素

研究報告顯示，維生素A、E對於預防和治療膽結石有幫助。此外，維生素C可以保護維生素E不被破壞，女性若缺乏維他命C，較易患上膽囊方面的疾病。

橘子的維生素C含量很高，可以抑制膽固醇在肝內轉化為膽汁酸，使膽固醇的濃度下降，而橘皮中含有促進食物通過胃腸道的抗氧化物，能使膽固醇更快地隨糞便排出體外，減少膽固醇的吸收。另外像是紅棗、草莓、枇杷、柿子等，也是維生素C含量較高的食物，可以適時補充。

四十多歲的陸女士來門診時告知右脅脹痛，且半年多來食慾不佳。上腹部時有疼痛感並向右肩背放射，伴有噁心、口苦、腹脹、胃酸逆流等，且症狀隨情緒加重，不喜歡油膩食物，偶有後背疼痛，大便乾，二到四天排便一次。舌紅、苔黃膩，脈沉弦。過去超音波顯示有膽囊炎、膽結石（零點二公分）。長期口服膽鹽製劑控制。

根據症、舌、脈，認為該病屬「肝鬱氣滯」，治療以疏肝理氣、通腑排石為主。開立處方為**大柴胡湯**、**茵陳五苓散**。並且囑咐患者回家後煮**利膽排石茶**（做法參考第286頁）服用。經過三個月調理，陸女士右脅及上腹脹痛明顯減輕，反酸、口苦消失，飲食量增加，大便稀，排便情形改為一到二日一次。再經過幾個月，患者右脅及上腹脹滿的症狀基本已完全消失，且無背痛，飲食、大便均正常。同樣醫囑定期西醫回診，做超音波影像追蹤。

本案例的「通腑排石法」適用於氣滯證，以疏肝理氣、通腑排石為治療原則。對臨床上以肝鬱氣滯為主，右脅脹痛且疼痛程度隨情緒變化，甚至出現滿腹脹痛、便秘、噁心嘔吐等症狀，舌紅苔黃膩、脈象弦滑等症，可疏肝利膽，化石止痛。從此病案可以看出，大部分膽結石的病因病機均不外乎為飲食失節、情志失調、濕熱之邪蘊結肝膽、阻礙肝膽疏泄功能。

貳之五

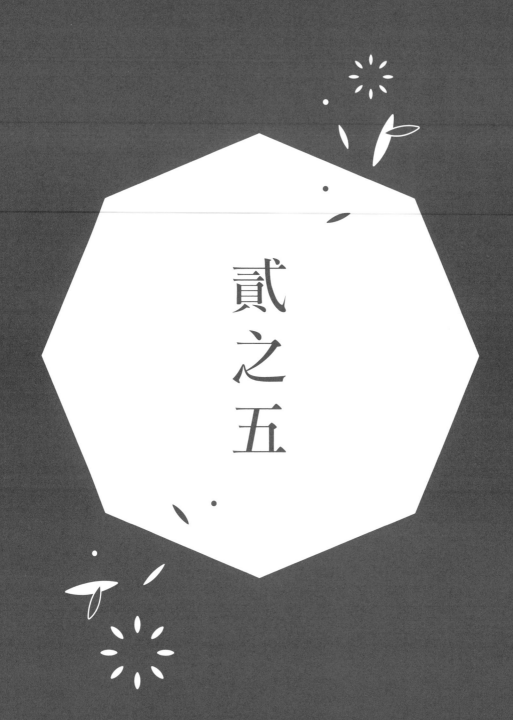

現代人常有的
神經與內分泌疾病

現今社會節奏快速，人的精神容易緊繃，
而導致神經失調或內分泌失調，
引起自律神經失調、手汗症、失眠等，
也會引發情緒上的疾病如躁鬱症。
中醫認為，「心主神志，肝主疏泄」，
從兩者進行調理，對此類病症有改善作用。

自律神經失調

情緒失調傷及臟腑而引起

有許多人雖然身體什麼症狀都有，但去醫院做檢查卻查不出什麼毛病，遂成為醫院的常客，從門診看到急診，或從腸胃科看到神經科，健保卡一直蓋，依然無法獲得改善。這就是典型的自律神經失調。

自律神經，是指「交感神經」和「副交感神經」，是兩種沒辦法由思考意念來控制的神經，這些神經幫助身體自動進行許多生理功能。而自律神經失調，泛指一個人感覺全身都不舒服，它並不是醫學正式名稱，俗稱為神經衰弱。

自律神經失調的常見表現為疲倦、口渴、頭暈頭痛、腸胃問題、肌肉僵硬緊繃、胸悶、失眠、呼吸困難、心跳感、伴隨著憂鬱焦慮，症狀非常多元。

患者也可屬局部自律神經失調，無嚴重毛病，服藥後便會好轉。從神經科的角度來看，自律神經失調為某些疾病的潛在因素，若有長期出現以上問題都應盡速就醫，找出真正的病因並對症下藥。目前醫療上檢測自律神經是否有問題，最常見的方式是測量心率變異性。常聽到的HRV就是「心率變異（heart rate variability）」的簡稱，是利用心跳速度的變化作為指標，間接了解自律神經的狀態，可以幫助治療自律神經失調症。

中醫沒有自律神經失調的對應病名，但在中醫古籍《金匱要略》中有類似的描述，如「梅核氣」、「臟躁」、「虛勞」、「驚悸」等。中醫認為本病多半是長期壓力、情緒失調，臟腑受過度變動所傷，傳統中醫認為「怒傷肝、喜傷心、憂思傷脾、悲傷肺、恐驚傷腎」，而臟器受損後會交互帶來不良影響，所以中醫是以陰陽失調說明此病。自律神經失調的關鍵為「心」，心主血脈、神志，若以中醫臟象來看，則取「肝」，肝主疏泄，具有調節情志作用，雖然心為君、肝為臣，但中醫學說的肝病證候最符合自律神經失調，且會影響到其他臟器的現象。

中醫面對患者會先透過「望聞問切」做診斷，從中醫學看來，情志不舒會造成氣血不調，如此一來，氣血就不能滋養腦及五官九竅，因此治療此病以「理氣養血，疏肝解鬱」為主。針對情志、氣血、體力進行針灸、中藥、心情疏導治療等綜合療法，可取得良好的效果。而西醫治療，多半是給予抗焦慮劑及抗憂鬱劑為主。

談到針灸治療自律神經系統疾病的科學驗證，如以功能性磁振造影（fMRI）研究顯示，針灸確實能誘發腦內止痛類神經傳導物質如腦內啡、多巴胺的合成及釋放，以調整自律神經系統所支配組織器官的興奮和抑制相互作用。

自律神經失調的常見證型

(1) 陰虛陽亢證

症狀 臉紅口乾、心煩燥熱、易失眠作夢、頭暈頭痛、健忘耳鳴。舌質偏紅、舌苔少，脈象細。

治則 滋陰降火，養心安神。

(2) 氣虛陽虛證

症狀 疲勞無力、食慾減退、腹脹腹瀉、臉色蒼白、頭昏眼花、全身怕冷。患者通常是老年或有貧血的人。舌質偏白、舌苔厚，脈象虛。

治則 補心養脾，益氣扶陽。

(3) 肝鬱氣滯證

症狀 情緒焦慮、煩躁易怒，伴有耳鳴、頭暈、頭痛、頭脹、難入睡且易作夢、口乾口苦、便秘。舌質淡紅、舌苔薄白，脈象弦。

治則 疏肝瀉熱，佐以安神。

羅醫師的調理養生之方

一、中醫內服法

●健腦安神茶

材料 酸棗仁、合歡花、石菖蒲、蓮子、桂圓、枸杞、黃精各十克

做法 將材料加水一千毫升，以中火煮開成藥茶後，可於白天當茶水飲用。

使用須知

○上述一包藥可用同樣水量再回煮一次。一日一包，一週約服用二至五包。當日未服用完的可放於冰箱冷藏。

○上述介紹的三種證型皆可選用。

功效 方中的酸棗仁、合歡花養肝血安神；石菖蒲開通心竅、聰耳目；蓮子、桂圓、枸杞、黃精滋補肝腎、益精聰腦。頭腦清晰、心靜神安則精力旺盛。

二、中醫外治法

●紅豆藥枕

藥枕會隨著個人的頸部曲度而凹陷調整，讓頸部得到最舒適的放鬆角度，同時，隨著頭部於睡眠中在藥枕外滾動，可對頭部及頸部穴位持續按摩，從而使全身經絡疏通、氣血流暢、臟腑安和。加上局部的按摩使頭皮血管放鬆，改善頭皮供血，對安神定志起到保健作用。

材料 紅豆、決明子、菊花各三百克

做法 將三種材料曝曬成乾燥狀態，混合均勻後，放入吸汗性較好的純棉布袋內，製成藥枕。

使用須知 藥枕需保持乾燥，應每隔一至二週拿到戶外曝曬，避免發霉。每週清洗布袋，每月更換藥材。

功效 以上三味中藥有清肝明目、清熱除煩、活血通絡和鎮靜安神的功效。

三、穴道按摩法

患者依據不同的症狀，可以按揉不同的部位來進行緩解。

容易頭暈頭痛者：可以操作鳴天鼓，對減輕頭昏頭痛有效。

做法 將兩手掌心蓋住耳朵，食指放中指上，然後讓食指滑下，輕輕敲擊腦後（風池穴附近）三十次，可以聽到類似擊鼓的聲音。

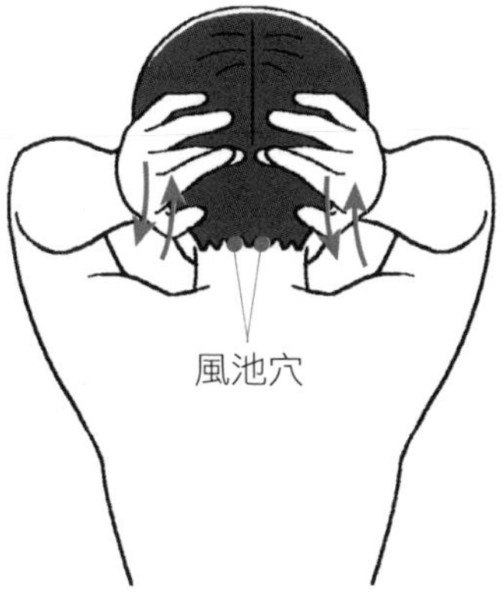

容易失眠心悸者：可於臨睡前擦湧泉穴，有助於改善失眠、心悸。

做法 單腳抬高彎曲到另一腿上，先將兩手搓熱，用一手中間三指摩擦另一側足心，至足心發熱停止，然後換邊操作一次，來回共四次。

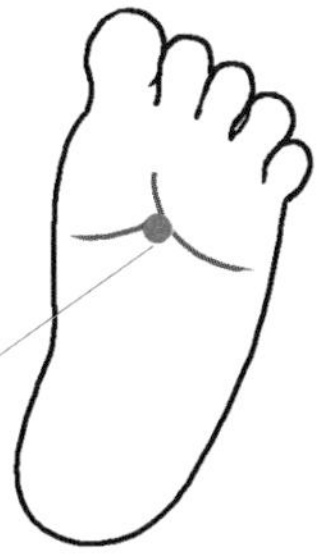

四、生活調養宜忌

1 屬於急躁易怒、失眠多夢的患者，可選用具有清肝瀉火作用的食物，如菠菜、冬瓜、苦瓜、竹筍、蓮藕、水梨、綠豆等。

2 缺乏鋅、銅是導致自律神經失調的原因之一，因此建議補充一些牡蠣、鮭魚，其含鋅量豐富，或其它貝殼類、瘦肉、乳製品、蘋果、核桃也可以；而含銅量較多的食物有淡菜、碗豆、玉米等。

3 自律神經失調患者應避免甚至是禁食會讓神經興奮的刺激性食物，如咖啡、茶、菸酒等；辛辣食物也應少吃，如蔥、蒜、辣椒、韭菜、薑。

4 三餐要定時定量，選擇營養又易於消化的食物，避免生冷類。

5 保持生活規律。自律神經失調患者常因症狀發作而生活漸漸變得一團糟，因此建議讓生活保有一定的步調，才可以樂觀面對所有困難。

6 患者每日應進行較長距離的散步（二至三公里），有助於減輕神經失調，如頭痛、太陽穴跳動等症狀，和調整大腦過度興奮過程，而運動能讓精神振作、心情舒暢、轉移注意力。

7 適度的冷水刺激有助於增強體質，因此，神經衰弱患者可於天氣較好的時候沖冷水，但要注意循序漸進，先從溫水開始嘗試慢慢將溫度調低，而且時間不超過二十分鐘。

8 休息才能走更長遠的路，自律神經失調常見於用腦過度、未得到適當休息的人，長期讓大腦處於過度興奮狀態，容易物極必反而產生疲勞倦怠，因此要注意適時的休息，偶爾放鬆，不要讓腦袋過度運作。

9 參加一些適合自身的文藝、社交活動，維持樂觀、穩定情緒，對於改善睡眠和預防自律神經失調是有幫助的。

四十五歲的張女士一年來下肢發涼但手掌心熱，睡眠差、容易醒且難入眠，晨起會有暈眩甚至頭痛、心情緊張。經詢問自訴因長期家中煩心事多、壓力過大，曾去做相關精神科檢查，無器官性病變。近日腰部痠痛發涼，又出現胸悶、心悸，於夜間或稍有情緒波動即發病，舌乾紅無苔，口唇偏紅色如櫻桃色，脈象數。西醫診斷為自律神經失調；中醫診斷為鬱證（腎陰虧虛、心火亢盛型），治宜滋陰降火、交通心腎、理氣解鬱。

開立處方為**黃連阿膠湯**、**杞菊地黃丸**；另以**耳穴敷貼中藥王不留行籽**做穴位壓貼：取神門、心、腎、皮質下、內分泌、交感等穴。此外建議日常服用**健腦安神茶**（做法參考第294頁），和睡覺時躺**紅豆藥枕**（做法參考第294頁），並不定時做**穴位按摩**，如按摩太陽穴、操作鳴天鼓或擦湧泉穴（做法參考第295頁）。張女士複診時表示下肢已無異常感覺，掌心胸口無熱燙感，睡眠品質改善，比較不會暈眩和頭痛，情緒舒緩很多。

中醫學認為自律神經失調多因七情所傷（如憂慮或精神過度緊張）或因勞逸失調、病後失養導致。此案例於本症按中醫學說屬於「心腎不交」，心主血脈指包含血液系統，而心主神明則指與神經系統和免疫系統有關，故中醫多用養心補腎之劑，所謂養心補腎，實際上也是安定大腦皮層之穩定性及間接增加末梢血液循環。而黃連阿膠湯出於中醫典籍《傷寒論》，治療病後餘熱未清、陰血已傷、心煩失眠等症，目前應用於心煩不能入睡有很好調理作用。

甲狀腺功能低下

表現為乏力、畏寒、臉色蒼白

甲狀腺功能低下症是指甲狀腺激素作用不足或缺乏而引起的全身性低代謝症候群，各年齡層均可能發病，患者以女性居多。在臺灣，最常見的原因為慢性自體免疫甲狀腺炎（即橋本氏甲狀腺炎），其次為甲狀腺切除術後和經過放射碘治療的病人。其典型症狀為怕冷且很少流汗、全身無力想睡覺、臉色蒼白、浮腫、皮膚乾燥、記憶力減退，嚴重者會有精神失常、心率慢、血壓低、食慾不佳、腸胃脹氣、便秘、男性陽痿、女性月經過多、閉經等現象。

此病的早期治療非常重要，如果沒有及時接受治療，身體會出現貧血、高膽固醇、高血脂等問題，時間一久將影響心臟、血管的健康，甚至有些患者還會爆發甲狀腺危症，導致全身黏液水腫而昏迷，有喪命可能。

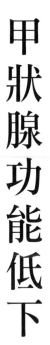

中醫辨證本病的體質要點為「脾腎陽虛」，病患會出現怕冷、疲乏、記憶力減退、表現遲鈍、便秘、體重增加、水腫、皮膚乾燥粗厚，這種情形屬於中醫的「虛勞」、「水腫」、「痰飲」等範疇。中醫的特色在於免疫調節，治療原則以溫陽益氣（脾腎雙補）為主，常選用黨參、黃耆、茯苓、山藥、肉桂等藥材。透過溫熱的中藥給身體足夠動量，搭配生活作息改善，有機會將留在身體多餘的水濕痰飲代謝廢物排出去。

病情較輕者，可採用單純中藥治療，病情較重者，則建議採用中西合治。目前西醫治療本病的方法，是以口服補充甲狀腺素為主，病人在短時間內症狀就會得到明顯改善，但大部分患者仍需要終生服用。由於該病是全身性代謝功能減低性疾病，常造成身體多處系統損害，另外，有些患有心血管疾病的老年患者，對甲狀腺素類藥物會有副作用，因此透過中西醫結合的方法，將甲狀腺素用量減到最低，不僅能減緩病人的不良反應，又能充分發揮藥物的療效，患者可得到很好的改善。

甲狀腺功能低下的常見證型

根據病情的發展及臨床表現會有些許的不同，最常見的共通點為：怕冷、衣服穿得多，男性陽痿或夢遺；女性白帶量多、不易懷孕。

(1) 腎陽虛型

症狀 面色蒼白，腰膝痠軟，小便量多，頻尿夜尿次數多，多有下肢水腫。舌淡苔白，尺脈沉細或沉遲。

治則 補腎溫陽。

(2) 脾腎陽虛型

症狀 四肢冰冷，臉色蒼白，身材削瘦，神情疲憊，腸胃脹痛，拉肚子，腰痠，小便次數多或不順，眼睛或兩腳水腫。舌質淡胖、邊有齒痕，脈沉遲無力。

治則 溫補脾腎。

(3) 心腎陽虛型

症狀 四肢冰冷，嘴唇、指甲顏色青紫，自覺心跳跳動不斷，小便量少，身體水腫，身體疲憊想睡覺。舌質淡暗或青紫、苔白滑，脈沉微。

治則 強心溫腎。

(4) 陰陽兩虛型

症狀 身體疲憊想睡覺，腰膝痠軟，小便量多，頻尿夜尿，口乾咽乾，但喜歡喝熱水，眩暈耳鳴。舌質淡紅、舌體胖大、舌苔薄白，尺脈弱。

治則 滋陰補陽。

羅醫師的調理養生之方

一、中醫內服法

●甲減茶

材料 肉蓯蓉、土茯苓、乾地黃各二十克，仙靈脾、桂枝、丹皮、澤瀉、山茱萸、山藥、白朮、黨參各十五克，甘草、乾薑各十克

做法 將所有材料加水一千毫升，以中火煮開成藥茶後，可於白天當茶水飲用。

使用須知

○上述一包藥可用同樣水量再回煮一次。一日一包，一週約服用二至五包。當日未服用完的可放於冰箱冷藏。

○前述介紹的四種證型都可選用。或請臨床中醫師依個體化體質調整。

功效 肉蓯蓉、仙靈脾、山茱萸、桂枝可滋肝補腎、溫通心陽；山藥、丹皮、澤瀉、白朮、黨參、乾薑、甘草具有溫中健脾、去濕的效果。全方對因甲狀腺功能低下產生的疲倦、嗜睡、食慾不振、虛胖、水腫等代謝功能低下症狀有輔助調理作用。

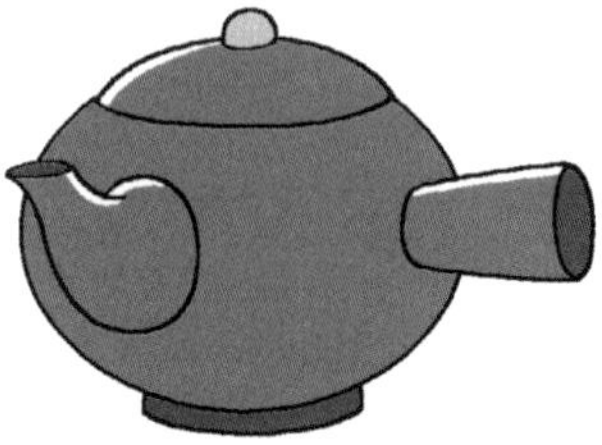

二、生活調養宜忌

● 補充適量的碘

碘是甲狀腺素的合成原料，缺碘可導致促甲狀腺激素分泌增多，使甲狀腺增生肥大，發生甲狀腺機能低下的臨床症狀。而一般自然環境中飲食結構易導致人體攝入碘不足，加上人體本身儲碘能力有限等因素，容易造成碘缺乏。

患者的飲食可適量選用含碘高的食物，許多天然的海洋食物富含碘，如海帶、紫菜、海菜等，而最簡單且常見的補碘食品便是食鹽，對消除甲狀腺腫有確實的效用，但是碘具有受熱極易揮發的特性，因此，碘鹽不宜在陽光下曝曬，烹調時也不宜過早放入。

● 注意導致甲狀腺腫的食品

某些植物性食物中含有致甲狀腺腫的成分，如甘藍、花椰菜等十字花科植物，以及竹筍、蘿蔔、大蒜、黃豆、洋蔥，這些食物必須煮熟後再吃，以免其中的物質影響甲狀腺激素的合成，而引起暫時性甲狀腺功能減退。

● 供給適量的熱能和蛋白質

甲狀腺功能低下患者的基礎代謝率低，熱能消耗較一般人少，因此，飲食需注意熱量攝入，否則會導致肥胖。同時也要注意蛋白質的補充，在蛋白質不足的條件下，甲狀腺功能會有低下趨勢，因此，飲食中要及時補充蛋白質，以改善病情，患者的每日蛋白質攝取量至少為每公斤體重攝取一公克蛋白質，可選用蛋類、乳品類、肉類、魚類及豆類等食物。

● 限制脂肪和膽固醇

甲狀腺功能低下患者常有高脂血症，飲食應適度降低脂肪的攝入，少吃五花肉等高脂肪的食物。另外，甲狀腺功能低下時，血漿膽固醇合成排出較慢，導致濃度升高，故應限制富含膽固醇的食物，如動物內臟、蛋黃、奶油等。

四十歲的陳小姐，來門診時主訴近兩個月來莫名出現全身乏力、怕冷、嗜睡、食慾不佳、腸胃脹氣、精神不濟、腰部痠痛、眼瞼及下肢腫脹、體重增加、出汗少、記憶力減退、夜間小便頻繁量多、大便泥狀不成形（一天排便兩次）等症狀，舌質淡紅、舌苔薄白、舌邊齒痕，脈象緩。過去曾到醫院就診，診斷為自律神經功能失調、慢性淺表性胃炎，經中西醫藥物治療都未見好轉。

我再細詢其原委發現，患者長期患甲狀腺亢進，近日經放射性碘131治療後出現這些不適症狀。請患者抽血測定甲狀腺荷爾蒙：三碘甲狀腺素（T3）值為0.45ng/dl，四碘甲狀腺素（T4）值為3.5μg/dl，及甲狀腺刺激素（TSH）值為10.5 uIU/ml。西醫診斷為續發性甲狀腺功能減退；中醫診斷為虛勞（脾腎陽虛、濕濁內盛）。

因此，我建議陳小姐繼續服用甲狀腺素口服合成（T4），並同時服中藥**參苓白朮散**和**濟生腎氣丸加減**。另外，在家煮**甲減茶**（做法參考第300頁）於平日服用。經連續治療六個月，陳小姐怕冷、嗜睡、食慾不佳、顏面四肢腫脹等情況皆明顯好轉，體重也下降三公斤，無其他不適，FT4、TSH均正常，半個月前已停服甲狀腺素。再繼續調理三個月，精神疲勞亦大幅改善。以中西醫結合方式治療甲狀腺功能減退，採用西藥補充甲狀腺素，結合中醫辨證施治促進甲狀腺功能的恢復，其症狀緩解明顯優於單純的西藥介入，既可減少甲狀腺素藥物的用量，也減少可能副作用的發生。

失眠

失眠起於心、肝的氣血失衡

每個人每天約有三分之一的時間都是在睡眠中度過，睡眠是身體恢復機能和調整新陳代謝的重要環節，根據臺灣睡眠醫學會的最新調查，約有百分之十的人深受睡眠障礙所苦，尤其是六十五歲以上的老年人，平均每四人就有一人有睡眠障礙困擾。現代人因受工作壓力大及生活作息不規律的影響，常有失眠的困擾，尤其又以女性較男性嚴重。

所謂的失眠，是指患者對自己的睡眠時間或睡眠品質不甚滿意的一種主觀體驗，可以表現為入睡困難、多夢早醒、睡眠中易醒、醒後難再入睡、睡眠時間明顯減少等睡眠品質下降的多種表現。

長期的失眠會嚴重影響生活及工作品質，這種危害是多方面的，包括注意力不集中、五官手腳的應變性減弱、容易頭昏頭脹等，如此一來容易導致情緒的波動如憂鬱、躁鬱症的發作，根據觀察，在長期失眠者中，容易患有焦慮和憂鬱的比例居高不下。此外，若兒童睡眠品質不好更會影響生長發育，還有多項文獻研究指出，長期睡眠障礙會造成心腦血管疾病的產生，和免疫力下降如感冒、甚至癌症的風險增加。

中醫稱失眠為「不寐」、「不得臥」和「目不眠」等，失眠一症，主要是由於心、肝、脾胃、腎臟腑陰陽失調、氣血不和。大腦在中醫歸屬於心，心主神明，為君主之官，是五臟六腑的統領，所以心氣的充足與否，影響著我們的意識思維及情緒變化。此外，中醫也認為失眠和肝的氣血盛衰有關連，所謂肝主疏泄和藏血，疏泄正常則肝氣不鬱，體內氣機能夠平衡，睡覺清醒能有動靜之別，而睡覺時血歸於肝，肝血充盈才能有一夜好眠。綜合而論，失眠常因情緒起伏、飲食飢飽不當、勞逸失度而造成氣血陰陽失衡。

長期失眠會使身體處於一個慢性發炎狀態，情緒、記憶力、免疫力等都會下降，通常採取重鎮安神和寧心安神兩大治則，「補其不足，瀉其有餘，調其虛實」。實證中醫學研究指出，以百會、四神聰、神門為穴位傳統針刺後，可影響腦內褪黑激素濃度，有效改善睡眠品質。

失眠的常見證型

中醫診療常是以個體化的體質差異作為診斷治療的依據，在睡眠障礙患者中，以下三型多半混雜呈現，因此臨床中醫師會依據混和型體質做處方搭配用藥。

(1) 心脾兩虛型

症狀 不易入睡、淺眠多夢。容易有貧血體質，如臉色蒼白無血色、四肢無力，月經容易量少、延遲或點滴不盡。舌質偏淡、舌苔偏薄白。常見於貧血體質又思慮過度的女性朋友。

治則 補益心脾，養血安神。

(2) 陰虛火旺型

症狀 容易失眠多夢、頭暈心悸、耳鳴健忘、口乾口渴、手足心發熱感。舌質偏紅、舌苔偏少甚至無苔。常見於更年期月經紊亂的女性朋友。

治則 滋陰養血，清心安神。

(3) 痰熱內擾型

症狀 難以入睡、頭昏頭重、痰多胸悶、噁心反胃、心煩口苦，舌苔厚膩有時帶黃色。常見於失眠同時伴有腸胃消化機能障礙的人。

治則 化痰清熱，寧心安神。

羅醫師的調理養生之方

一、中醫內服法

●酸棗安眠茶

材料 酸棗仁二十克，麥冬十克，蓮子心三克

做法 將材料加水一千毫升，以中火煮開成藥茶後，可於白天當茶水飲用。可以加入少量紅棗、蜂蜜或冰糖調整口味。

使用須知

○上述一包藥可用同樣水量再回煮一次。一日一包，一週約服用二至五包。當日未服用完的可放於冰箱冷藏。

○前述介紹的三種證型都可選用。

○經常容易拉肚子的人、在哺乳期的女性、孕婦和兒童青少年等不宜服用。

功效 此方性味甘酸。酸棗仁安五臟，可養肝、寧心、安神，依現代藥理研究內含有生物鹼和黃酮等多種成分，具有鎮靜、助眠作用，酸棗仁能提升睡眠質量並且緩解頭痛眩暈等現象。配合麥冬、蓮子清心養心，可以幫助緩解心火旺盛而產生的睡眠障礙，尤其適用於夏季。

●桂圓蓮子瘦肉湯

材料 桂圓肉十克，蓮子三十克，紅棗二十克，瘦肉一百五十克

做法 豬肉先汆燙、切成適口大小。將所有材料放入鍋中，加入適量水煮滾燉成湯，可加適量麻油調味。

功效 桂圓有補血安神的功效，適用於虛寒性的睡眠障礙，如貧血虛弱、身形消瘦、倦怠乏力、月經稀少或延遲等症狀。

二、中醫外治法

●當歸玫瑰足浴

根據古代俗語：「寒從腳下起。」秋冬天冷容易失眠的朋友可以試試泡腳，當雙腳的血液循環好，自然能改善睡眠品質。同時以中醫理論來說，人體有十二條經脈，六條足三陰經與六條足三陽經都會經過兩腳掌，所以透過足浴的熱力和藥力，可以通調經脈、調節五臟六腑機能。另有研究顯示，消化不良的失眠患者、中風後的失眠患者，運用足浴能明顯改善睡眠品質。

材料 當歸十克，玫瑰花十克

做法 將材料加水一千毫升，以中火煮開後，待降至三十八度左右，用來浸泡雙腳。每日一至兩次，於睡前更佳，每次浸泡約半小時。

注意事項 若有糖尿病傷口、皮膚濕疹和過敏者較不適用。

功效 使用當歸、玫瑰花製成的泡劑有鎮定安神的作用。

●紅豆藥枕

藥枕是將中藥裝入枕頭大小的布袋之中製成，在睡覺時枕頭會隨著個人的頸部曲度凹陷調整，讓頭部得到最舒適的放鬆角度。此外，人的頭頸處經絡網羅密布，若有好的睡姿便有助於寧心安神、活血通絡，也會增加在睡眠時腦部血氧循環，如此可緩解肩頸部的僵硬疲勞。

材料 紅豆三百克，決明子三百克，菊花三百克

做法 將以上三種材料曝曬乾燥後混合均勻，放入吸汗性較好的純棉布袋內，製成藥枕。

使用須知 藥枕需保持乾燥，應於每隔一至二週拿到戶外曝曬，避免發霉。每週清洗布袋，每月更換藥材。

功效 以上三味中藥有清肝明目、清熱除煩、活血通絡和鎮靜安神的功效。

三、穴道按摩法

以下每個穴位都建議可用指掐、揉按來刺激，每個穴位點各約二到五分鐘，力道以有輕微痠脹感為宜。

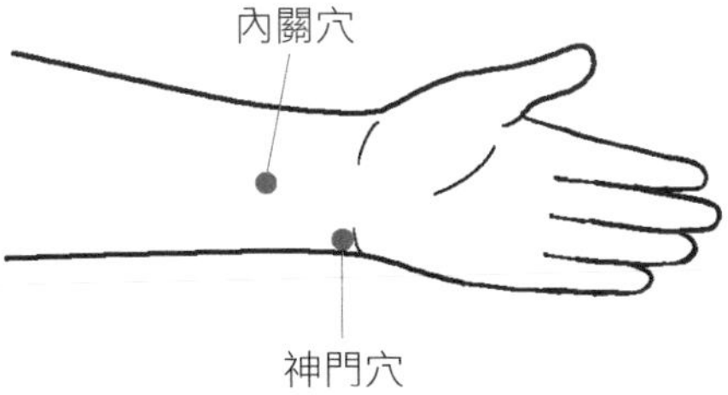

內關穴

手腕橫紋正中、中指直上的三橫指處（中醫所謂二寸），每晚睡前用食指及中指按摩。

神門穴

手腕部掌側小指直上和腕橫紋交接凹陷處，每晚睡前用食指及中指按摩。

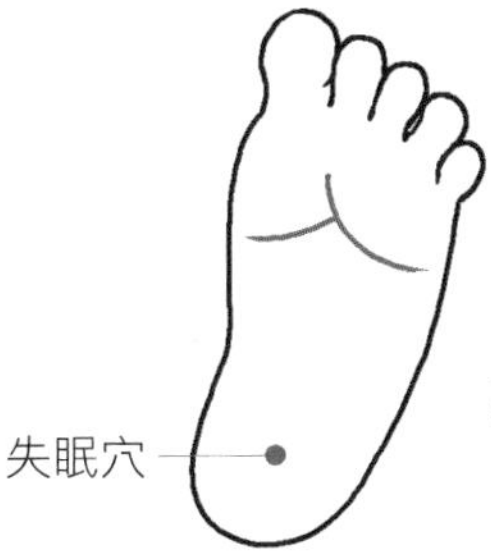

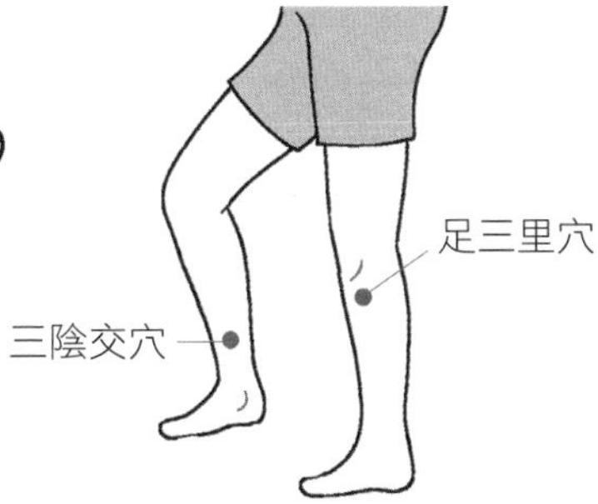

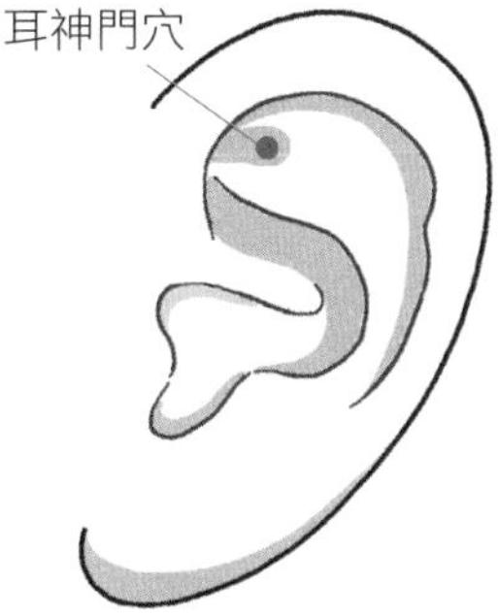

失眠穴

又稱為百敲穴，位於腳跟正下方，按摩時可用拳頭輕輕敲擊約五十至一百下左右，即可幫助入睡。

足三里穴

位於膝蓋外側往下約四指寬（中醫所謂三寸）的凹陷處。

三陰交穴

位於小腿內踝尖往上四指寬的凹陷處。

耳神門穴

位於耳朵上方三角窩凹陷處。每日頭昏腦脹或晚上擔心不易入眠時，可放鬆躺於床上，輕按揉此穴二至五分鐘，有調暢身心、安神鎮定的作用。

四、生活調養宜忌

○飲食

晚餐宜清淡量少，不宜過飽。尤其很多年輕人喜歡睡前吃鹹酥雞、滷味等重口味宵夜，裡面含的油脂、鈉鹽，常會影響深層睡眠的次數。

避免在晚餐後喝濃茶或咖啡影響睡眠，喝茶的時間儘量在上午。在茶葉的選擇上，最好選用紅茶，因為它是發酵茶，其性質溫和，引起興奮的作用較弱，而且還有溫胃健脾的功效，能幫助消化。

睡前喝一杯溫鮮奶，可助人入睡，尤其對老年人更為適合。除此之外，推薦適當食用以下食材，具有改善睡眠品質的作用。

●蜂蜜

蜂蜜具有補中益氣、安五臟、和百藥、解百毒的功效。而從現代營養來看，蜂蜜中所含的葡萄糖、維生素以及鈣、磷等物質，能夠調節神經系統功能，對神經衰弱的失眠有輔助療效。建議睡前約取蜂蜜二十克（約二至三湯匙），用溫水沖飲即可。另外注意，蜂蜜中含糖量較高，有糖尿病的患者不宜服用。

●蓮子

蓮子性平味甘澀，入心、脾、腎經，有補益心氣、健脾止瀉、補腎固精的作用，能調理心腎不交所造成的陰虛火旺型失眠。可於睡前使用少量糖水煮蓮子服用。

●白木耳

白木耳有滋陰生津、益氣和血、潤肺止咳的作用，也適合陰虛火旺的失眠者服食。

●百合

百合入肺經，性微寒，能清心除煩、益肺養陰、寧心安神。可適用於感冒發燒後、身體虛弱未完全康復所造成的失眠多夢、精神恍惚等。可以取百合三十克，用清水浸泡半天去苦味，加小米一百克、冰糖少量和水適量，共煮成稀飯，二至三天服用一次。

○運動

1 有睡眠障礙的朋友可多曬太陽，增加人體褪黑激素的形成幫助睡眠，尤其中老年人屬陽氣不足引起的失眠，建議於非正中午時（如清晨或傍晚）多曬太陽，約十五至二十分鐘，順便配合手腳放鬆伸展運動，也有助於改善睡眠品質。

2 在睡覺前可以進行「腹式呼吸法」，以緩慢的呼氣和吸氣交替，各保持五至十秒鐘，但不要出力，如此可緩解睡前的緊繃焦慮。

3 常說腹部是第二個大腦，透過腹部的放鬆運動，可以達到鎮靜助眠的作用。睡前平躺在床上，意識集中肚臍下方的關元穴（肚臍下方四指幅處，中醫所謂三寸）。以兩手疊掌，順時鐘繞臍揉腹約一百次，再逆時鐘按揉約一百次。

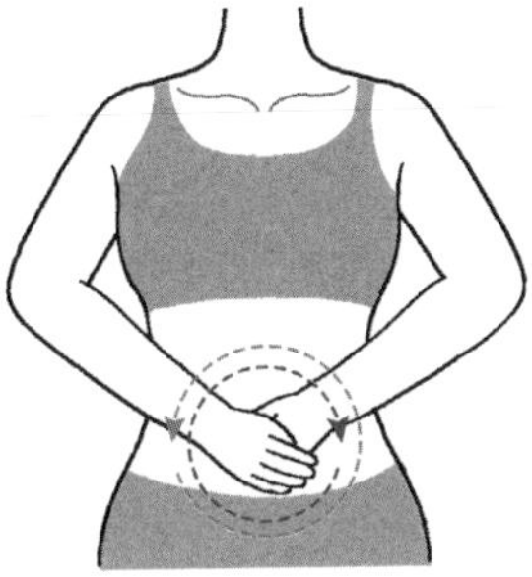

○其他

1 中醫有所謂的肝臟經絡循行的時間，「肝藏血，夜臥血歸肝」，中醫認為最好的睡眠時間是晚上九點至十一點為宜。

2 應該注意每日生活規律，調整自己最好的生理時鐘，也避免睡前受影音的刺激，現代人常常於睡前滑手機，那會干擾睡眠品質。

3 睡覺的起始姿勢不用刻意強迫左側臥或右側臥等睡姿，這也會干擾睡眠。

患者主訴

林小姐今年三十歲，因照顧身體微恙的父母，生活作息受到了影響，近半年來失眠嚴重，一週約有三至五天難以入睡，總要在床上翻來覆去一、二個小時才能睡著，導致白天無精打采、煩躁易怒，以及經期紊亂，有時提前或延後，即使拿了鎮靜劑或安眠藥，仍常感覺淺眠多夢、似夢似醒，白天倦怠疲勞，也影響了人際關係和工作品質。

門診時，林小姐的眼神顯露疲憊，臉色蒼白略蠟黃，身形單薄消瘦。而舌色略顯鮮紅，舌苔黃且厚膩。林小姐表示早上起床時常感覺口乾口苦，容易有頭昏腦脹、胸悶煩躁、噁心反胃、食慾減退、四肢無力等症狀。我判斷她的失眠是因「痰熱擾心，肝胃不和」而引起，調理應以「清熱化痰，寧心安神」為原則。

診療建議

開立處方為**酸棗仁湯**、**溫膽湯**，並請患者服用**酸棗安眠茶**（做法參考第305頁），同時建議自行製作**紅豆藥枕**（做法參考第306頁）當作枕頭使用，再有空閒之餘還可以做**當歸玫瑰足浴**（做法參考第306頁），讓全身在睡眠前與睡眠時都可以處於較舒適的狀態。同時提醒中西藥的服用須間隔一至二小時，且西藥的鎮靜劑及安眠藥要配合醫師繼續使用，並與其討論逐量減少，以免產生西藥戒斷症候群，使得入睡更困難。

兩週後林小姐回診時自述，漸漸有深層睡眠的感覺，不再明顯感覺到淺眠多夢的問題，睡眠時間變長，白天的精神自然好多了。同時，原本連帶產生的頭昏煩躁、胸悶不適等都有顯著的改善，月經也有按時報到。接著同方加減續服一兩個月，患者的睡眠品質持續改善。在每回門診時，我還是鼓勵她多強化體質，如保持運動、飲食均衡和適當的情緒舒壓。

之後林小姐表示不再經常需要使用安眠藥及鎮靜劑來幫助睡眠，她也提到有服用安眠茶及做足浴的日子會比其他天好睡許多，而藥枕也使她的肩頸痠痛有所改善。再服三個月，林小姐已大致完全康復，連體態也一併變好，整個人狀態和第一次就診時判若兩人。

醫學解析

在中醫古籍《傷寒論》中：「虛勞虛煩不得眠，酸棗仁湯主之」，可見酸棗仁湯為治療失眠名方。現代人常因情緒壓力、生活步調改變，易造成自律神經失調，身體便反映出且因體力衰退、容易操勞心煩而發生的睡眠障礙。

另外，此案例同時伴有食慾減退、噁心反胃、倦怠無力等腸胃症狀，必須先調整腸胃機能，才能明顯改善睡眠品質，所以開立溫膽湯，除了鎮靜安眠外，更有調整膽胃失和、痰濁內擾的效用。

手汗症

陰陽失調導致汗症發生

出汗是正常的人體新陳代謝，但過度出汗就可能是「多汗症」。多汗是因為某部位的交感神經控制異常，導致汗腺不受外界溫度影響出現分泌亢進，此為「原發性多汗症」；或是因為身體疾病（如內分泌失調等）造成出汗增加，此種稱為「繼發性多汗症」。原發性多汗症以雙手等局部多汗為主，而繼發性多汗則會出現全身性多汗。

多汗症的種類又可按照起因分為疾病性和功能性失調兩種：

疾病性：多與內分泌失調有關，如甲狀腺亢進、懷孕、糖尿病以及一些遺傳性疾病等。

功能性：大多與精神因素有關，如緊張、激動、憤怒、驚恐及焦慮等，為交感神經失調所致。

「手汗症」屬於局部性多汗症的一種，出汗的部位包括手掌、腋窩和足底，而其他部位無汗或汗出不明顯，輕度者手掌濕潤，重度者手掌可分泌出汗珠，甚至呈點滴狀。症狀在情緒緊張或夏天氣溫升高時特別明顯，雖不至於造成生命威脅，但還是或多或少對生活造成困擾。

手汗症是一種難治癒的疾病，可以內服西藥，抑制全身的汗腺分泌，缺點是副作用大；或是外擦藥膏、用藥水浸泡，雖然有效但效果短暫；胸交感神經切斷術也是治療方法之一，但手術併發症多，導致不少人會選擇放棄治療或乾脆不就醫。然而嚴重者還是建議積極治療，因手汗症患者，在天氣乾燥的時候手會乾裂，或出現濕疹，或出現汗皰疹。

手汗症不分男女，但在東方人的體質中較常見，患者往往自孩童時期起就出現多汗症狀，許多人因此避免與別人握手，進而可能影響到人際交往，也容易產生焦慮情緒，根據統計顯示，約有一半的患者自信心不足，四成有挫折感。

中醫古籍《素問．陰陽別論篇》曰：「陽加于陰謂之汗。」顯示出汗是陰陽相互作用的結果，若陰陽失調會導致病理性汗出，而常見的失調原因有五種：病後體虛、感冒受寒、思慮過度、情志不舒、嗜食辛辣。手汗患者可根據病因體質，藉由藥膳來改善病情。或以針灸調節汗腺神經反應，常選用穴位為內關、神門、合谷、復溜、足三里穴，這些具調節收斂汗液效果，手汗症患者平時不妨多按摩這些穴位，有保健及舒緩症狀功效。

手汗症的常見證型

中醫一般可將手汗症分為虛證和實證兩種，虛證即「陰虛內熱」，實證即「脾胃濕熱蘊阻」。

(1) 陰虛內熱型

症狀 兩手心汗多、掌心濕潤、點滴而下，胸悶煩躁、口乾舌燥、手腳掌心熱、失眠多夢、大便乾結。舌質紅，脈象數。

治則 滋陰清熱。

(2) 實熱內阻型

症狀 患者通常暴飲暴食，常吃辛辣刺激的食物或飲酒，除手汗多之外，還伴有口苦口臭、小便黃濁。舌苔黃而厚膩，脈象滑。

治則 清熱化濕。

羅醫師的調理養生之方

一、中醫內服法

●養心止汗湯

材料 龍骨、黃耆、牡蠣、浮小麥各三十克，柏子仁、酸棗仁、茯神各二十克，麥冬十五克，生白芍十克，炙甘草、五味子各六克

做法 將材料加水一千毫升，以中火煮開成藥茶後，濾出藥液，可於白天當茶水飲用。

使用須知

○上述一包藥可用同樣水量再回煮一次。一日一包，一週約服二至五包。未服用完的可冷藏。

○建議先諮詢中醫師依個人體質進行加減方調整後再服用。

○服後臥床休息以安神靜養半小時。

○以上介紹的兩種證型皆可選用。

功效 牡蠣、浮小麥、生白芍三藥均為止汗專藥，黃耆益氣固表、斂陰止汗，浮小麥可止陰虛發熱，柏子仁、五味子能治自汗盜汗，酸棗仁、茯神可寧心安神，全方具有養心除熱、養胃止汗的功效，是治療多汗疾病的良藥。

二、中醫外治法

●止汗水薰洗手心

材料 甘草六十克，黃耆、白礬（注意僅能外用）各三十克，大黃、五倍子各十五克，烏梅十克

做法 將藥材以乾淨棉質布包好，加水一千毫升浸泡三十分鐘後煎煮三十分鐘。將藥渣濾出，待藥液降溫至三十八至四十度後薰洗患手，每次十至二十分鐘。每日一至兩次，每劑可用兩日，五劑藥為一個療程。

功效 甘草、大黃祛濕止汗，烏梅、五倍子收澀斂汗，黃耆益氣固表止汗，白礬燥濕止汗，全方有收斂固攝止汗的功效。（以上中藥材須諮詢中醫師依個人體質調劑使用）

三、穴道按摩法

穴道按摩可緩解因緊張情緒所引起的手汗，取的穴位有內關穴、神門穴，可重力按摩，每個穴位按摩五秒停兩秒，各按摩五分鐘。

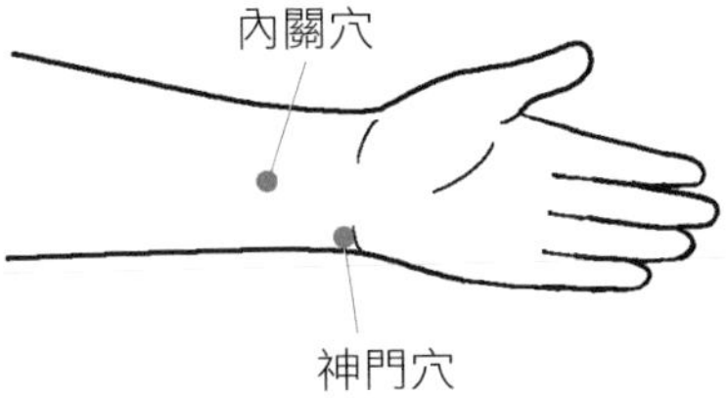

內關穴
手腕內側橫紋中點向上三指寬（中醫所謂二寸）的距離。

神門穴
手腕關節內側，近小指端筋外側。

四、生活調養宜忌

手汗症多屬先天疾病，無法預防，後天只能達到一定程度的治療及緩解，雖說能做的事情有限，但它的嚴重程度和情緒有關，因此患者應保持平穩的心情，避免激動及緊張，可有效減少手汗的產生。

另外，濕熱體質者應少吃辛辣的食物，氣虛者應少吃冰冷的食物。足部多汗的人應勤換鞋，穿透氣的鞋子，減少腳汗的產生。

二十一歲的陳同學是典型的多汗症患者，自述一動就滿身是汗，近年來病情加重，大汗淋漓如注，每天要換兩、三套衣服。而且汗出後手腳冰冷、全身無力，夜晚盜汗明顯，常因全身濕透而清醒，睡眠不穩定且多夢，因此白天倍感疲倦無力。曾經到西醫做X光檢查、結核菌素試驗及甲狀腺功能檢查等生化檢測，均未發現結核病或甲狀腺功能亢進等病變。西醫診斷為多汗症。

此外，陳同學平常畏寒怕風，食慾尚可，大便不成形，查其舌質暗淡、舌邊有齒痕，舌根苔膩、脈沉滑無力。中醫診斷為汗證，證屬「衛陽不固，心脾兩虛，陰虛陽亢，迫液外溢」。因此治療以調和陰陽、補益心脾為方向。

開立處方為**桂枝加龍骨牡蠣湯**、**玉屏風散**；並且施行**針灸**處方，取穴位在合谷（左）、復溜（右）、足三里（左）、間使（右）。另外醫囑陳同學日常服用**養心止汗湯**（做法參考第314頁），和以**止汗水薰洗手心**方式（做法參考第314頁）輔助療效，以及常**按摩內關穴**、**神門穴**（做法參考第315頁）。並且提醒應加強護理，勤換衣服、棉被，並隨時用舒適乾淨的布擦乾身體，保持皮膚乾燥。經過三、四個月調理，陳同學盜汗改善，白天自汗亦減。

中醫學認為，自汗是由於氣虛不固、陰陽失調、腠理不固，而致汗液外泄失常的病證，透過針灸處方的合谷、復溜、足三里穴調整自主神經功能紊亂，即為止汗良方。

躁鬱症

因氣血鬱滯、情志不舒而發病

躁鬱症是一種常見的情感心理因素障礙，通常是因腦中傳遞的介質受干擾，導致患者從一個情感極端（憂鬱）轉換到另一個（躁鬱），反覆交替、循環、混合。該病與其他精神疾病一樣，無法通過驗血或腦部掃描的指標做出診斷，只能基於症狀、發病過程和家族史等綜合判定。

臺灣民眾出現憂鬱症狀的比例高於世界平均，但許多人真正罹患的其實是躁鬱症，由於第二型躁鬱症的躁症輕微，患者大多時候都身陷憂鬱情緒裡而誤以為是憂鬱症。若是躁鬱症患者，在「躁期」會出現以下症狀：

- 情緒高昂。
- 過度的樂觀但自信減少。
- 對睡眠的需求少而且不會感到疲倦。
- 自我意識膨脹且會妄想。
- 說話速度快，衝動易分心、判斷力差。
- 嚴重時可能有幻覺。

造成躁鬱症的原因並不明確，精神壓力、腦部病變、飲食習慣皆有可能。根據美國神經病學會的研究發現，每天喝四罐可樂的人，躁鬱症發病率比一般人增加三〇%；英國另外一項調查發現，現代上班族正飽受「電腦躁鬱症」的折磨，許多人在電腦出現問題的時候，會感到精神緊張、口乾舌燥，並且做出破口大罵、情緒激動，甚至把滑鼠或鍵盤拋出窗外的舉動。這其實是神經官能症的一種，患者會有煩躁、鬱悶、頭痛、失眠、心悸等症狀，且都市人的患病比率有提高的趨勢。

無論是憂鬱症或躁鬱症，凡跟情緒有關的，在中醫上屬於《金匱要略》中統稱的「百合病」。中醫對躁鬱症的詳述如經典著作《丹溪心法・六鬱》中提到：「氣血沖和，萬病不生，一有怫鬱，諸病生焉，故人身諸病，多生於鬱。」意思是說，氣血鬱滯、情緒無法抒發，是導致躁鬱的主因。

因本病的發生多為憂愁思慮、情志鬱結，治療以甘潤滋補、養心健脾為主。中醫認為躁鬱症是一種精氣過於亢進的病症，可藉由中藥或針灸先降低亢進程度，逐步瀉火，而後找出有異常變化的臟腑處來治本，便能使精氣安定，改善狂躁現象。更重要的是，心病還需心藥醫，透過家人的陪伴、心理疏導，找出心理問題的源頭，面對癥結問題之所在，患者心結一打開，這些中西藥物輔助療法才更有積極的治療意義。

躁鬱症的常見證型

(1) 肝氣鬱結型

症狀 心情低落、時而躁鬱、時而恍惚、沉默寡言、悲觀且容易落淚，疲倦無力，胸部悶痛，腹脹，食慾不振。舌質紅、舌苔薄白，脈象弦。

治則 疏肝理氣。

(2) 痰氣鬱結型

症狀 感覺喉嚨中有東西梗阻，但吞不下也吐不出，胸悶喘氣，噁心反胃。舌苔厚膩、舌質偏白，脈象偏滑。

治則 利氣化痰。

(3) 氣鬱化火型

症狀 精神躁鬱、急躁易怒、情緒容易激動，伴有眩暈心悸、失眠、胸悶肋脹、口苦、喉嚨乾。舌苔黃舌紅，脈象多滑。

治則 清肝瀉火。

羅醫師的調理養生之方

一、中醫內服法

●合歡解憂安神茶

材料 合歡皮、百合、紅棗各十克，浮小麥、烏梅、甘草各三克，酸棗仁九克

做法 將材料加水一千毫升，以中火煮開成藥茶後，可於白天當茶水飲用。

使用須知

○上述一包藥可用同樣水量再回煮一次。一日一包，一週約服用二至五包。當日未服用完的可放於冰箱冷藏。

○以上介紹的三種證型皆可選用。

功效 合歡皮、酸棗仁、百合均可清心、解鬱、安神，全方適於情志不遂、易怒躁鬱、煩躁失眠、心神不寧和腸胃功能紊亂等症狀。

二、穴道按摩法

穴位按摩的作用是「通其經脈，調其血氣」，也就是透過激發經氣，來調整身體失衡的陰陽氣血，從而達到治病的目的。穴位按摩能調節人體的免疫機能、提高自然的抗病能力，常選擇醒腦開竅、疏通氣血的穴位，再根據具體辨證以疏理肝經、調理心脾或補益脾腎等穴位輔助。

主穴取百會、印堂（與神庭、四神聰交替）、內關、太衝，使用拇指、食指按摩以上穴位，建議可用指掐、揉、按來刺激，每個穴位按摩約二至五分鐘，力道適中，以有輕微痠脹感為宜。（穴位查找請見下頁）

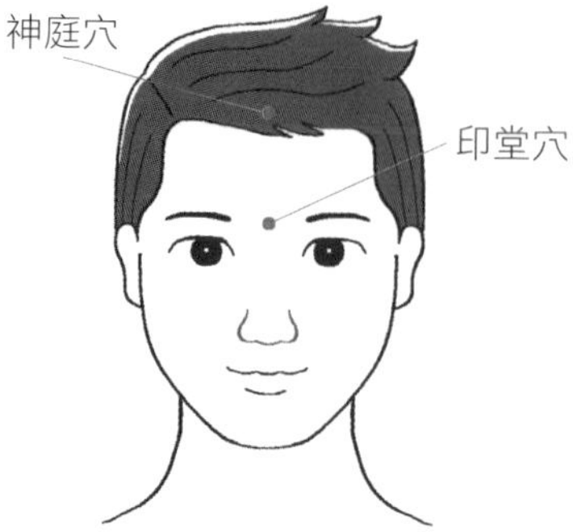

印堂穴

兩眉之間連線中點，
可提神醒腦。

神庭穴

位於頭部，當前髮際正中直上零點五寸（約一小指指幅寬），可治療精神不振、思維反應遲鈍等。

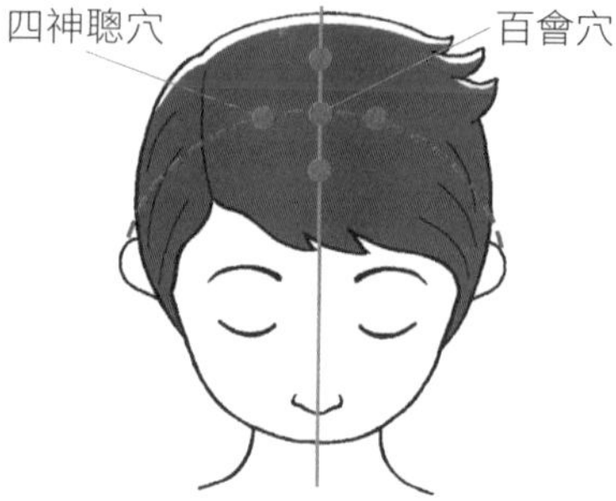

百會穴

位於頭頂正中，
有醒腦開竅的作用。

四神聰穴

百會穴前後左右各一寸（大拇指寬的距離）之處，共四個穴位。為經外奇穴，主要配合百會穴開竅益智、健腦醒神。

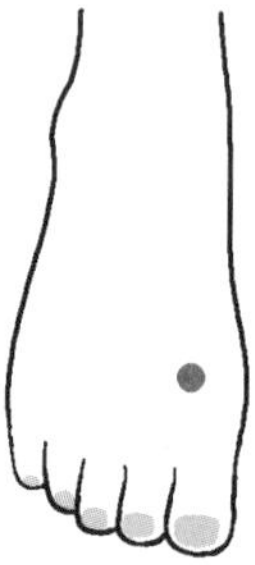

太衝穴

位於腳背，第一趾骨與第二趾骨連接部位稍前凹陷處，拇趾縫往上一寸。

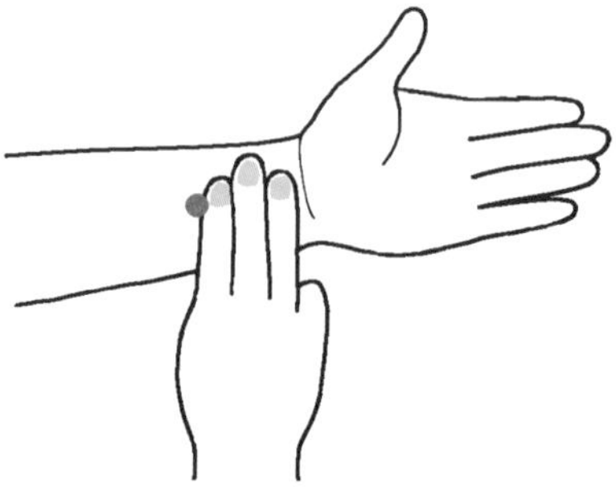

內關穴

位於掌後第一橫紋正中直上二寸（三指寬距離）、兩筋之間。

三、生活調養宜忌

○飲食

1 **補充鎂元素**：身體內缺鎂可能造成神經元異常興奮，引發焦慮；反之，多補充鎂可以達到鬆弛神經、放鬆身體的作用。含鎂食物包括：黑巧克力、酪梨、堅果類、全穀類、魚類、深綠色蔬菜、豆類和香蕉等，這些食物都能發揮寧心安神的作用。

2 **多吃全麥食物**：多吃燕麥、藜麥和全麥麵包等全穀物，因碳水化合物能幫助大腦分泌血清素，讓人感受快樂。

3 **補充 Omega-3**：Omega-3 脂肪酸又稱「天然百憂解」，如鯖魚、秋刀魚、鮭魚等，有助改善躁鬱症狀，起到疏肝解鬱作用。

○其他

1 **充足的睡眠**：躁鬱症患者應有充足的睡眠。晚上十一點到凌晨一點，是人體進行大修的時間，此時膽經氣血最旺，這個時間人體最好進入睡眠休息狀態。

2 **享受好天氣**：有些患者會受氣候影響，如在陰天時躁鬱症會加重，因此在天氣好時，應多踏出戶外、曬曬太陽。已有多項研究證實，聽蟲鳴、賞鳥、做森林浴等，能降血壓、改善心血管疾病和調節壓力荷爾蒙皮質醇的分泌，並提升認知能力與注意力。

3 **長期運動找回快樂**：運動時大腦會分泌多巴胺、血清素、腦內啡等多種快樂物質，選擇適合自己的運動，能有效幫助減緩焦慮、抑制躁鬱，並穩定情緒。

4 **練習冥想**：躁鬱症患者應適時使大腦安靜、閉目養神，人在靜養狀態下神經會放鬆、氣血暢通，心靜則神安，呼吸、心率、血壓、體溫也會降低，有助於緩解憂鬱、焦慮症狀。

5 **保持平靜樂觀**：因情緒與內臟有著直接關係，怒氣過盛、暴喜過度、思慮太甚都會傷及脾胃，保持情緒樂觀，使心情平靜，對預防及減輕躁鬱症有很大的幫助。

患者主訴

擔任資訊工程師的李小姐現年四十三歲。看診時主訴三個月前常與同事爭吵，曾突然暈眩半小時，恢復清楚意識後，情緒仍不穩定和易躁動，隨之神智憂鬱、話少、兩目直視無神，不能清楚回答工作和家庭等平時熟悉問題。這些日子以來，持續發生心中煩悶、坐臥不寧、悲傷欲哭、意欲歎氣、頭暈且易頭痛、疲倦無力、失眠等症狀。雖經精神科診療，服用安眠藥和鎮靜劑，亦難以入眠。

李小姐的苔薄白，脈象沉細且弦，大便易乾硬，小便時偏色黃，證候分析為思慮過度，病屬「陰虛臟躁，肝鬱日久」，治療以養陰安神為本、疏調氣鬱為標。

診療建議

開立處方為**柴胡加龍骨牡蠣湯**、**甘麥大棗湯**。另行**針刺療法**，穴位以足三里、三陰交、內關、太衝、神門為主。並囑咐患者做**頭部**、**手足穴位按摩**（做法參考第319至320頁），時飲**合歡解憂安神茶**（做法參考第319頁），於平時儘量衣著輕鬆，引導不宜因小事又動怒肝火，儘量舒暢情志、調整睡眠，注意飲食、忌辛辣油炸之品。

經兩週後複診，李小姐自覺心情較之前輕鬆，心煩、坐臥不寧的情況亦減少，頭暈、胸悶、歎息有所好轉，疲勞感也減輕了，食慾知味，睡眠轉好，口也較不乾，大小便都順暢。繼續原方和針灸，病患的躁鬱症發作次數已減少許多。

醫學解析

甘麥大棗湯出自《金匱要略》，中醫醫聖張仲景云：「婦人臟躁，喜悲傷欲哭，象如神靈所作，數欠伸，甘麥大棗湯主之。」在過往的臨床經驗中，不僅將本方用於女性躁鬱症，也用於男性，對心情憂鬱及思慮過度、不能靜心的許多疾病，都有很好的療效。

而針灸療法旨在透過穴位的刺激，以經絡為途徑，調整全身氣血陰陽的失調。所選穴位中，太衝穴為肝經原穴，具有疏肝理氣的功效；足三里、三陰交穴補益脾胃；內關穴為心包經之絡穴，可寬胸解鬱；神門穴為心經原穴，可寧心安神。諸穴合用可醒腦鎮靜安神，調整全身氣血陰陽失調，達到改善躁鬱症狀的效果。

若對情緒躁鬱、急躁易怒、情緒容易激動的痰火擾神型之躁鬱症，且需長期服用抗焦慮西藥，一週可用二、三帖的中藥藥食調理方：甘草十克、小麥三十克、大棗三十克，以水一千毫升煮開當茶水飲用，但還是須諮詢中醫師，診療患者的脈、舌、色、證的不同，搭配用藥，以輔助躁鬱症情感障礙的心理康復。

記憶力減退

牙齒缺損恐影響記憶力

當年紀增長，大家偶爾會出現記性差的情況，遇到熟人叫不出名字、提起筆卻忘記要寫什麼等，人們常自嘲此現象為「老糊塗」而不以為意，忽略自身狀況可能已經發展成疾病。在記憶力快速減退的中老年人中，只有不到一成是自然衰退，大多是因疾病所致，其中神經系統、心血管系統及內分泌系統的疾病與記憶力最為有關。除此之外，過度焦慮、心理壓力過大、睡眠不足、缺乏運動、菸酒過量等，也會影響記憶力減退。

記憶力減退可能是失智症的早期症狀，但記憶力減退者未必患有失智症。六十歲以上的老年人，尤其是有失智症家族史的人，或者失智症的高危險群，如吸菸、酗酒，或心腦血管疾病者，出現記憶力減退時應主動到醫院就診。

有個特別的現象是老年人牙齒缺損與記憶力減退有關。在教育、年齡、疾病史等其他因素全部相似的情況下，缺牙的人記憶力比牙齒健全的人差，可能的原因為咀嚼能力降低使海馬迴提前衰老，從而使激素分泌失調，使人的精神緊張得不到緩解，短期記憶力被破壞導致衰退。中醫所謂：「腎主骨，齒為骨之餘。」從中醫觀點來看，牙齒、腦髓（記憶力）與體內的腎中精氣有關，腎中精氣充足，則牙齒長得牢，記憶力減退慢，因此，老年人需保護牙齒、固護腎氣。

中醫《靈樞・天年》篇說：「五十歲，肝氣始衰，肝葉始薄，膽汁始減，目始不明。六十歲，心氣始衰，苦悲憂，血氣懈惰，故好臥。七十歲，脾氣虛，皮膚枯。八十歲，肺氣虛，魄離，故言善誤。九十歲，腎氣焦，四臟經絡空虛。」說明肝臟功能的衰減對其他臟腑有很大影響，引文中明確指出，五臟衰老自肝開始，自律神經對應中醫經絡中的肝經，記性差、健忘、精神狀況等都與肝氣疏泄相關，因此在記憶力減退的辨證治療上，除了固腎外，多會選用調肝、養肝的藥物。

中醫藥治療本症已有數千年的歷史，針對記憶力減退主題出現了許多臨床運用的名方，如：枕中丹、讀書丸、開心散等。

另外，人們經常口耳相傳銀杏對記憶力有幫助，事實上銀杏富含銀杏雙黃酮，是屬於活血藥物，對於是因肥胖、血管硬化而造成記憶力減退的血瘀證型體質或許有用，但對現代人因工作忙碌、晚睡、體力透支而造成記憶力減退的陰虛陽亢型，應該幫助不大。

記憶力減退的常見證型

(1) 心脾兩虛型

症狀 失眠多夢，頭暈，心跳感覺明顯，身體疲憊，精神不佳，注意力不集中，食慾不振，臉色發黃，全身瘦削。舌質淡、苔薄白，脈細弱。

治則 **補脾培土，養心安神。**

(2) 陰虛火旺型

症狀 以男性為多見，頭暈耳鳴，心跳感覺明顯，胸悶，口乾，失眠多夢，甚至整晚睡不著，腰膝痠軟無力，男生會有性功能障礙，手腳掌發燙，注意力不集中，心煩且精神不佳，小便顏色深黃，大便乾硬。舌紅少津，脈細數。

治則 **滋陰降火，安神定志。**

(3) 肝胃不和型

症狀 疲倦且全身無力，臉色蒼白，頭暈眼花，失眠多夢，注意力不集中，並伴有腸胃脹氣、長期消化不良、噁心打嗝、食慾不佳、全身消瘦，有些患者會出現長期大便水狀不成形等。舌質淡、苔膩，脈滑數。

治則 **健脾和中，消導理氣。**

羅醫師的調理養生之方

一、中醫內服法

●健腦益智茶

材料 遠志、熟地黃、菟絲子、五味子各十二克，石菖蒲、川芎各九克，合歡皮十五克

做法 將材料加水一千毫升，浸泡兩小時後用大火煮開，依個人加紅糖或蜂蜜適量，即可飲用。

使用須知

○上述一包藥可用同樣水量再回煮一次。一日一包，一週約服用一至三包，當日未服用完的可放於冰箱冷藏。適合長期少量服用。

○前述介紹的三種證型皆可選用。

功效 本方原記載於明代名醫王肯堂《證治準繩》，加減為此藥茶。遠志、石菖蒲、五味子可開心通九竅，熟地、菟絲子滋肝補腎，川芎、合歡皮活血安神，全方能起到活化腦細胞、開心益智、寧心安神的調理作用。

增強記憶力的黨參

中醫認為，記憶力不佳有個基本原因是氣血不充足，心失去營養，導致心管理思維記憶的能力下降。這類患者常伴有易疲倦、食慾不振、排便不成形、聲音微弱、臉色黃、頭暈心悸等症狀。像這樣的人服用桔梗科的黨參應該是有益的。現代醫學研究證實，黨參對中樞神經系統有調節作用，能夠延長睡眠時間，並可提高學習記憶功能。簡單作法如食用黨參粥，將米洗淨後稍微浸泡，然後將黨參洗淨和米一同熬粥，吃的時候隨個人口味加入冰糖即可。

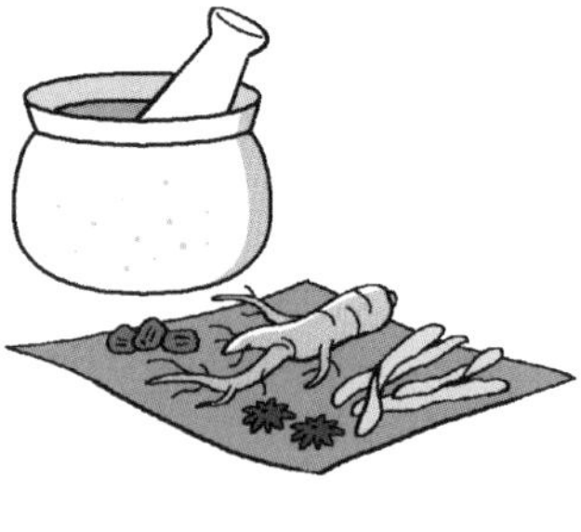

二、健腦養生功

進行單側肢體練習可以避免大腦左右半球發展不均與增進協調工作的能力，緩解單側用腦過度所引發的身心疲勞狀態。操作動作如下：

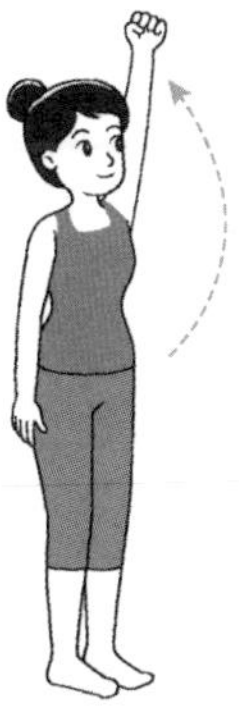

1 採站姿。左手緊緊握拳，左腕用力，屈臂慢慢上舉，直到手臂完全伸直，再慢慢彎曲上舉的手臂，回到原來的姿勢。重複十次。

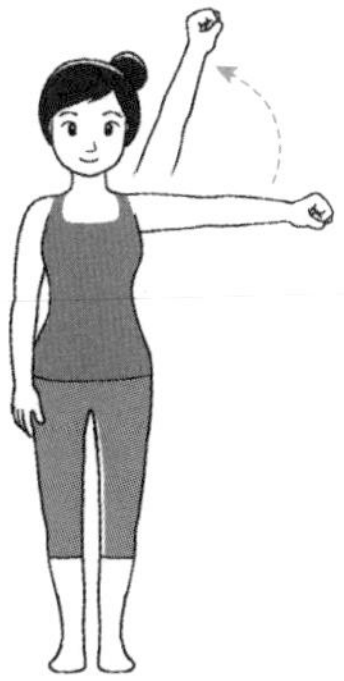

2 採站姿。左臂向左側平舉再向上舉，注意頭不要動，然後再以相反順序將左臂平舉再回到原位。重複十次。

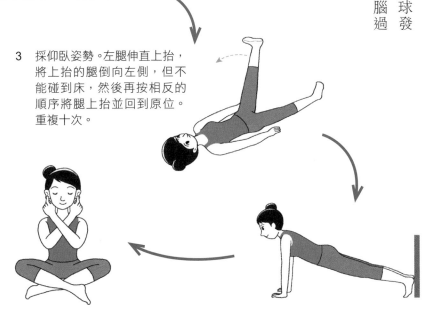

3 採仰臥姿勢。左腿伸直上抬，將上抬的腿倒向左側，但不能碰到床，然後再按相反的順序將腿上抬並回到原位。重複十次。

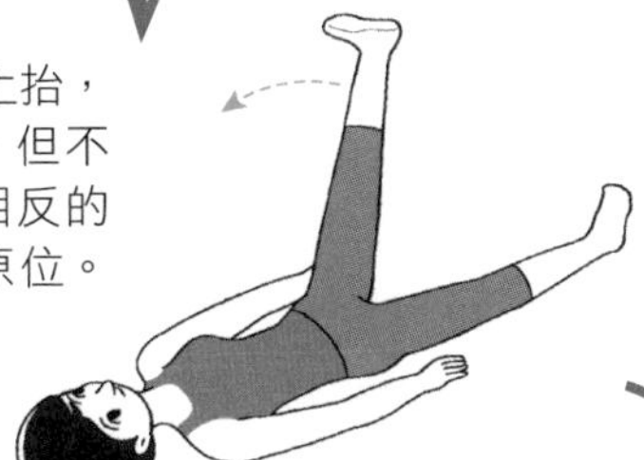

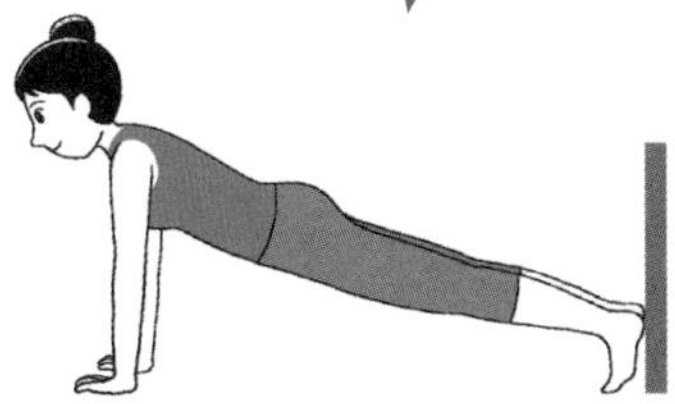

4 採俯臥姿勢。將雙手放在兩側肩前，腳尖抵床，用兩手和腳尖支撐身體，做伏地挺身。重複十次。

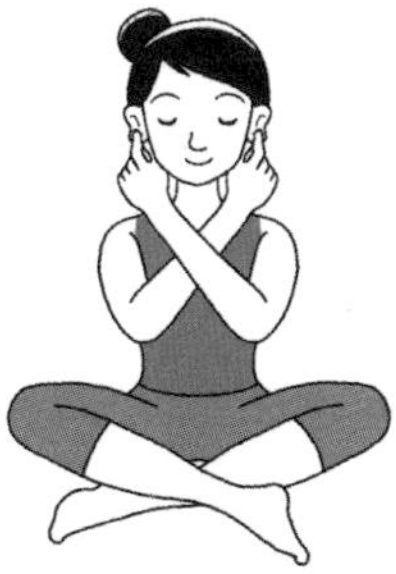

5 採坐姿。閉上雙眼，兩手交叉，用拇指和食指夾住對側的耳朵，注意拇指在後、食指在前。然後自上向下來回輕輕捏揉耳朵，約十分鐘。按照步驟 1 ～ 5 做完左側，再以同樣步驟做右側。

三、生活調養宜忌

○飲食

1 **多吃含膽鹼的食物**：記憶力減退的人，大腦中的神經傳導物質「乙醯膽鹼」的含量明顯減少，多吃魚、瘦肉、雞蛋（特別是蛋黃）等含有豐富膽鹼的食物，可以有效改善記憶力。

2 **適量喝茶**：有研究對紅茶和綠茶進行試驗後發現，喝茶能預防因衰老引起的記憶力減退現象和阿茲海默症。茶葉中的化學成分能阻止乙醯膽鹼的流失，從而有助於記憶力的保持。

3 **多食鹼性食物**：鹼性食品中富含鈣、鈉、鉀、鎂，是人體腦部活動必要的元素。豆腐、豌豆、芹菜、蓮藕、牛奶、白菜、蘿蔔、葡萄等屬鹼性食物，缺乏時會直接影響腦和神經功能，引起記憶力衰退。

4 **補充卵磷脂**：卵磷脂能延緩腦細胞老化，並且有護肝、降血脂、預防中風等作用。蛋黃、深海魚類、豆製品等便是很好的卵磷脂補充來源。

5 **多吃含有豐富維生素和礦物質的食物**：這類食物可以延緩記憶力減退的速度。患者如果從日常飲食中無法攝取足夠的量，建議可以適當補充專為老年人設計的維生素或礦物質補充劑。

6 **多吃高抗氧化食物**：高纖、高抗氧化的「地中海型飲食」，著重在全穀物、豆類、堅果和蔬果攝取，有助於增強記憶力。

7 **遠離菸酒、三高（高油、高鹽、高糖）**：這些東西都是心血管疾病危險因子，會導致記憶力下降。

○其他

1 **勤用大腦**：俗話說「大腦越用越靈」，透過讀書看報、寫文章、繪畫、下棋等用腦活動，可以提高記憶和思考能力，幫助保持大腦靈活。

2 **多做運動**：如適當步行、練太極拳、打球等運動，能促進大腦血液循環，緩解記憶力衰退。

3 **參加團體活動**：與他人進行討論和交流可以提高大腦的反應力，如參加社區和老年大學的團體活動。

陳女士在一家大型私人企業擔任主管。近一年來，感覺記憶力嚴重下降，一開始只是丟三落四，如將手機、鑰匙落在家裡，之後甚至發展到忘記客戶姓名，或開會時忘記帶重要資料等等，時間一長，深感現狀已影響到工作和生活。門診時，診斷她的記憶力減退是典型的神經衰弱症狀。因此建議調整工作壓力，睡眠儘量充足，並加強運動，如過一段時間症狀仍不緩解，就要服用藥物進行治療。之後根據陳女士自訴失眠、心煩、頭暈、耳鳴、嘴破、大便乾，舌質鮮紅、舌苔厚膩，且脈象細數，辨證屬「心腎陰血虛少，熱擾心神，神失所養之症」。因此，治療宜補心腎、滋陰清熱、養血安神、虛則補之。

開立處方為**天王補心丹**、**柴胡桂枝龍骨牡蠣湯**。同時採用**腹針治療**：引氣歸元（中脘、下脘、氣海、關元）、左上風濕點、梁門、大橫、氣穴（雙側）。再於耳穴（心、脾、神門、內分泌、枕穴）用**王不留行籽耳穴貼壓**，左右交替，兩日一次。另囑咐服用**健腦益智茶**（做法參考第326頁）和勤做**健腦養生功**（做法參考第327頁）。治療一兩個月後，陳女士的記憶力明顯增強，失眠情形減輕，精神亦好轉。

像陳女士這樣因記憶力減退來就醫的患者為數不少，其中很大一部分都屬神經衰弱者。腹針治療神經衰弱的處方，引氣歸元含有「以後天養先天」之意，有調脾胃、補肝腎之效。另《靈樞・口問篇》云：「耳者，宗脈之聚也。」說明耳與全身經絡、五臟六腑有密切聯繫，根據中醫辨證選穴，配合王不留行耳穴貼壓治療，簡便易行、療效甚佳。

失智症

腎虛、脾虛、心虛導致衰老

常聽大家說，要多做腦部運動預防老了會得阿茲海默症，但阿茲海默症其實只是失智症的一種。依臺灣失智症協會調查結果，及內政部人口統計資料，臺灣六十五歲以上老人約十八%有輕微認知障礙，失智症約佔八%，而確診失智症老年人的平均生存期為七至十二年。因此，失智症被列為繼心血管病、腦血管病和癌症之後，危及老人壽命的第四大殺手。

導致失智症的原因有三種：

1 由腦部神經細胞受到破壞導致的退化性因素。
2 腦中風或慢性腦血管病變導致的血管性因素。
3 腦部疾病、營養失調、新陳代謝異常、酗酒等導致的其他因素。

中醫對失智症認識的歷史可以追溯到兩千多年前，《黃帝內經》和《傷寒雜病論》都曾提及失智症的核心症狀「善忘」或「喜忘」等。中醫傳統理論認為：「心主神明」、「頭者，精明之府」，可見心與大腦功能有很大關係。明代李時珍《本草綱目》中也有「腦為元神之府」，以及清代王清任：「靈機記性不在心，在腦」之說。綜合上面論述，中醫普遍認為失智症的原因，多由腎虛、脾虛、心虛而導致衰老所引起。

目前還沒有任何藥物可以治癒失智症，但透過治療可以延緩病情惡化。根據統計，在臺灣失智症患者尋求中西醫合併治療的比例高達四成，而衛福部推動中醫社區（含預防醫學）有成，由中醫師教授民眾「醫學八段錦」、「調氣和神法」等中醫養生運動，配合西醫的復健、藥物治療，能有效減緩失智症患者的認知退化、精神症狀，延緩失能的情況。亦有研究顯示，僅接受西醫治療的患者，比同時接受中西醫治療的患者，因為嚴重的失能而需住進安養中心的比率高約一成。

失智症的常見證型

(1) 肝腎陰虧型

症狀 行動較遲緩，雙眼無神，形體瘦弱，沉默寡言，記憶力減退，詞不達意，衣著起居皆需要他人料理。指甲蒼白，舌質偏紅、舌苔薄白，脈象弱。

治則 **補益肝腎，填精益髓。**

(2) 氣滯血瘀型

症狀 面無表情，健忘，話少，容易迷路，反應遲鈍，容易有恐懼感或妄想幻聽。患者多有中風或心臟病史。舌質紫暗有瘀斑、舌苔薄白，脈象澀。

治則 **理氣活血，通竅健腦。**

(3) 陰虛火旺型

症狀 情緒急躁不安，言語混亂，口齒不清，生活常不能自理，雙眼無神，形體瘦弱，伴有失眠及盜汗，臉色泛紅，躁動不安，睡眠驚醒。舌質偏紅，脈象滑。

治則 **滋陰清熱，寧心安神。**

失智症的發展三階段

失智症依照病情的發展，分為三個階段。

第一階段健忘期：記憶力從這時開始明顯下降，會先從近期發生的事情、未來的約定開始遺忘，如剛做過的事，漸漸地連過去的記憶也消失。

第二階段混亂期：除症狀比第一階段加重外，視覺空間辨認障礙有明顯的惡化，常見表現為容易迷路。

第三階段極度失智期：此時期患者進入全面衰退，生活無法自理，還有大小便失禁情況。

羅醫師的調理養生之方

一、中醫內服法

●健腦聰明茶

材料 石菖蒲、茯神、遠志各十五克，黃精、益智仁各十克（亦可各加十克的核桃仁、黑芝麻）

做法 將材料加水一千毫升，以中火煮開成藥茶後，可於白天當茶水飲用。

使用須知

○上述一包藥可用同樣水量再回煮一次。一日一包，一週約服用二至五包。當日未服用完的可放於冰箱冷藏。

○前述介紹的三種證型都可選用。

功效 健腦聰明茶是減緩認知功能障礙的典型方劑。其中，遠志可以減少β類澱粉蛋白（此蛋白質與阿茲海默症的形成有關）的生成，而黃精、石菖蒲和茯神具有抑制β類澱粉蛋白質毒性，發揮神經保護的作用，為益智抗老佳品。

另研究顯示，益智仁對神經生長因數有明顯的增強作用，可有效對抗神經元的早衰和老年失智的發生。核桃仁所含的脂肪非常適合大腦的需求，其中富含的磷，對腦神經有良好的營養作用，是構成腦磷脂的重要成分之一。黑芝麻自古便是滋補肝腎、填精健腦食品，它所含的蛋白質、氨基酸、卵磷脂、磷鐵鈣等礦物質及維生素A、D、E，均為營養大腦、對抗大腦老化不可缺少的物質。

二、穴道按摩法

● 按揉頭頂部、後部和兩側

選取風池、太陽、百會、神庭穴，使用中指或食指指腹按壓穴位，力度逐漸增加，先按一分鐘再揉二分鐘，一天約兩次（早餐後和入睡前），使人感到放鬆，如果出現情緒激動或疲勞等情況應停止按摩。

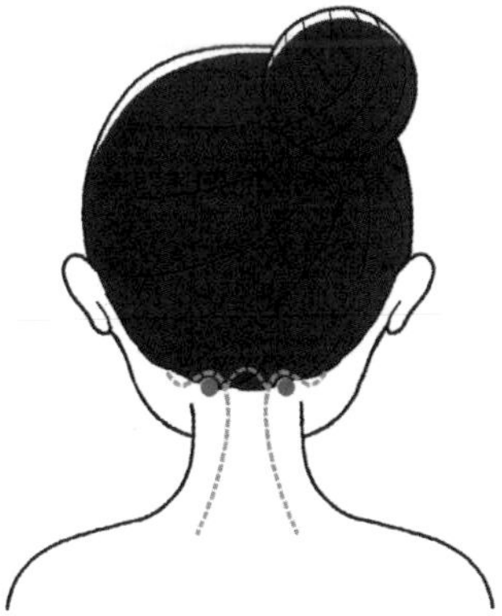

風池穴

位於後頸部枕骨之下，髮際線直上約一寸（大拇指寬的距離）的位置，也就是兩側斜方肌與胸鎖乳突肌間的凹陷處。可緩解頭痛、眩暈、耳鳴及感冒等症狀。

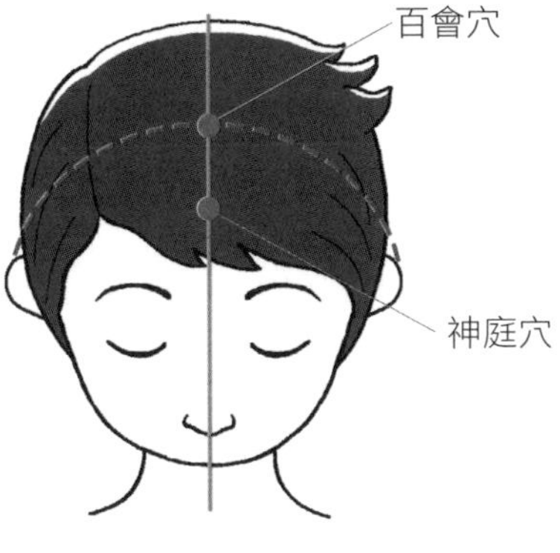

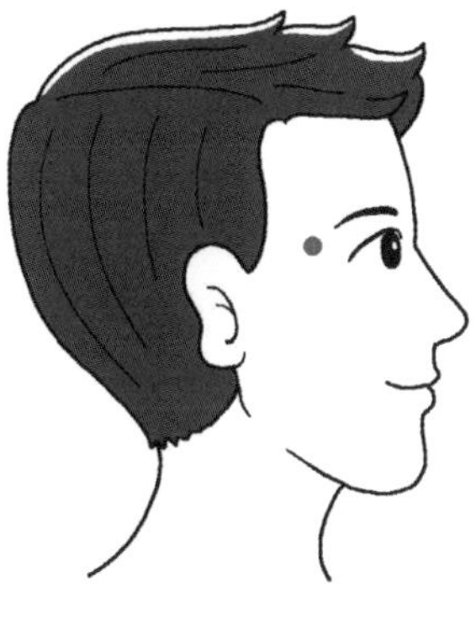

百會穴

位於在兩耳尖直上交會至頭頂處。為人體經絡上重要的穴道之一，具有安神定志、緩解頭暈失眠、醒腦開竅等作用。

神庭穴

在髮際線正中央直上零點五寸（約一小指指幅寬）。可緩解失眠、記憶力減退、頭痛等。

太陽穴

位於前額兩側眼睛旁邊的凹陷處。頭部重要的穴位，能夠緩解疲勞、振奮精神、保持注意力集中。

●掐腳背太衝穴

按壓太衝穴可提高大腦的空間位置感知能力，延緩老年失智。做法是以拇指掐太衝穴，力道微重，以感覺輕微疼痛為佳，每次三分鐘，之後換邊，每日兩次。

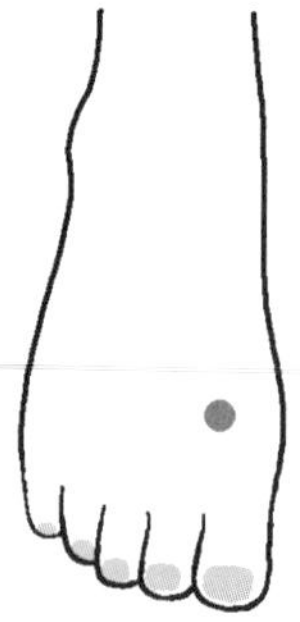

太衝穴

足部第一、二趾骨接合部前凹陷處。

●耳穴按摩

研究指出，耳穴貼豆對老年失智症患者有積極影響，可提升臨床治療效果，提升患者的生活品質。取腎、肝、心、枕等相關耳穴，以探棒壓定耳穴，力量均勻，酒精消毒後於有壓痛感的反應點上貼王不留行籽膠布。並以食指與大拇指按壓所貼穴位，每次兩分鐘，以患者感覺疼痛、麻木、痠脹為宜，每日三次（晨起、午餐前、入睡前）。三天換一次膠布，兩耳輪流交替進行。

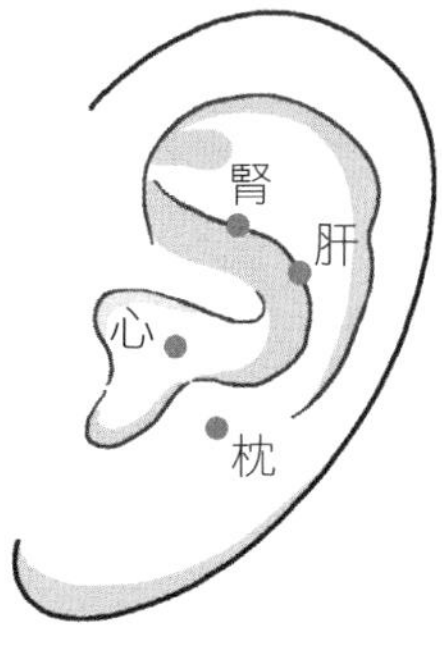

三、生活調養宜忌

1 **多吃好飲食**：研究證實，攝取較少的紅肉、內臟或高脂乳製品，攝取較多的橄欖油、堅果類、魚類、薑黃、番茄、十字花科蔬菜，較不易患失智症。這些食物對心血管有益、能預防腦中風，且營養成分如不飽和脂肪酸Omega-3、抗氧化劑和葉酸，可以對腦部產生保護作用。

2 **做手指運動**：因為腦部控管手指運動的區域範圍，相對於控管其他器官的區域大，因此，多鍛鍊手部會使大腦反應更加迅速、靈敏。建議可以唱歌、下棋、織毛衣、使用電腦等，有事沒事就活動手指。

3 **充足的陽光**：充足的光線可以維持生理時鐘的規律性，減少時間的錯亂感。建議若情況允許，每天出門曬太陽，或打開窗戶讓光線照進室內。

4 **規律運動**：運動能改善血液循環、使人精神愉悅，有助於維持思考能力和記憶功能，儘量每天安排足夠的外出活動時間，如散步、慢跑、騎單車等，適度的消耗、保持健康活力，有助於夜晚順利入睡。

5 **減少讓晚上睡不著的活動**：飯後不午睡，若有午覺習慣也應控制在一個小時內，以免晚上睡不著，導致日夜顛倒。午後不食用咖啡、茶、巧克力等含有咖啡因的飲品或食物。

6 **理性飲酒**：應該儘量避免飲酒，甚至是完全杜絕，因酒精可能使患者對於時間、空間更加混亂，衍生後續問題。

7 **多動腦**：讀書看報能活躍大腦思維、豐富知識，延緩大腦的衰退。或是做其他能刺激大腦的事，避免大腦功能下降或者萎縮。

8 **常與人聊天**：有醫學研究指出，老年人多說話能刺激大腦，對抗腦神經退化和衰老、增強記憶力有益處。因此，廣交朋友、在交流中接觸新事物，對失智症的延緩有很大的幫助。

9 **多關心家人**：因為本病發病緩慢，不易引起他人注意，所以對家中老年人應多關照，發現有早期症狀就及時治療。

患者主訴

現年七十一歲的陳女士，被診斷出患有失智症已四年。根據家人敍述，陳女士平時容易恍神，和家人少對談，記憶力幾乎完全消失，不能正確計算數字，甚至閱讀書寫能力喪失，常在路上走失，回不了家，所以家人將她的姓名、電話都寫在衣服上。

對陳女士望診時發現，她的神情冷漠，說話很小聲，構音吃力困難，眼神完全無焦點。家人也提到她平時食慾不佳，走路時腳步緩慢不穩，嗜睡，性格孤獨。陳女士的舌質偏淡、舌體稍胖大、舌苔薄白，脈象緩。辨證為「肝腎不足，髓海虧虛」，宜補益肝腎、填精養神。

診療建議

我為陳女士開立的處方為**左歸丸**、**杞菊地黃丸**。同時做**頭皮針針刺**和**艾草溫灸**，隔天交替使用，選穴如四神聰、百會、人中、內關、三陰交、風池、風府等穴。並幫患者進行**穴位敷貼**，分別於大椎、神門、足三里、三陰交共四穴，以達到升陽益氣、調理脾胃、培元固本的功效。

另外，囑咐家屬回家後，常幫陳女士做**按摩全頭部**（做法參考第333頁）和**掐腳背太衝**

穴的穴位刺激（做法參考第334頁），適當刺激頭部和四肢神經血管循環。平時也可以煮**健腦聰明茶**（做法參考第332頁）當茶飲用。

陳女士經四、五個月的中醫藥調養，以及家屬全力協助和陪伴陳女士進行認知功能鍛鍊，已漸漸看出成效，陳女士有時能簡單對話、時而微笑、肢體動作稍微協調，家人攙扶起身已沒那麼費力，心智和肌力退化似乎沒那麼嚴重了。持續中西醫結合治療。

醫學解析

大腦的額葉、顳葉、枕葉和海馬區正是老年失智患者大腦萎縮的地方，這些部位控制著人的感情和記憶。當針刺手或腳上的穴位時，額葉、顳葉和枕葉就會起反應，也就是說，針刺這些穴位能夠啟動這部位的腦細胞活性。

中醫艾灸和穴位按壓等手法，對預防和延緩失智也有一定作用，可常操作使用。溫灸時，將艾條一端點燃，懸於百會穴（頭頂正中）上端，距離約二、三公分，每次十分鐘，每日一次。艾灸百會穴有醒腦開竅的功效，可增強記憶力，提高大腦靈敏度，預防保健、遠離老年失智風險。

貳之六

帶來痠痛僵硬困擾的骨科疾病

五十肩、下背痛、關節炎、骨質疏鬆等症，
是中老年人常見且易發的問題。
中醫學理論云，「腎主骨，生髓」，
因此，腎精腎氣充足則筋骨強健。
復健時須搭配體能鍛鍊、肌力訓練，
綜合治療，才能達到更好的療效。

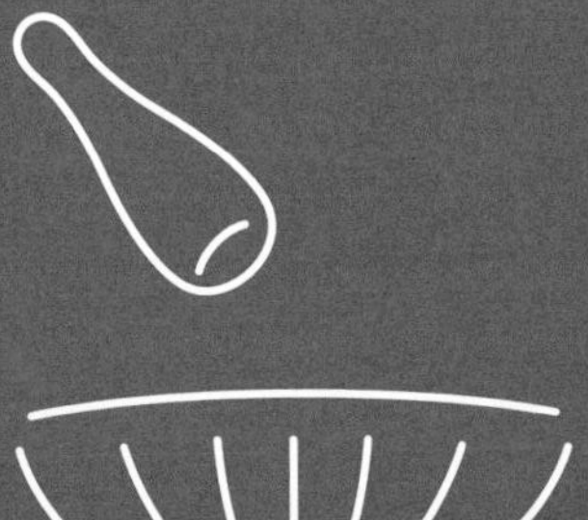

五十肩

內體虛加上外勞傷而引發

五十肩在醫學上的全名為「沾黏性肩關節囊炎」，過去多發於五十歲左右的人，遂而得名，近年由於工作習慣改變，患病年齡有下降的趨勢。此病以女性為多見，症狀為患者的手臂往四面八方進行環狀動作時均有所「受限」，以致洗臉、洗頭、穿衣、抓背等日常生活均受影響，出現明顯的「扛肩」現象，疼痛劇烈時感覺像被刀割，且不適感會蔓延至頸肩及前臂、手指麻木。

肩關節是人體全身活動範圍最大的關節，其穩定性大部分靠關節周圍的肌肉、肌腱和韌帶的力量來維持，但這些部位本身會隨年齡增長、經年累月的使用而發生磨損、退化，或因外傷如肩關節脫位、鎖骨骨折，導致日常活動難以進行。

五十肩患者的病程發展以疼痛開始，且疼痛劇烈至服用止痛藥也不能完全止痛；後期關節病變組織發生廣泛黏連，雖疼痛可減輕，但活動障礙逐漸加重。此病於X光攝影多無異常，有時可見骨質疏鬆、肩胛骨上部的肌腱鈣化，於關節鏡檢查時可見關節腔變化，肩關節與肋骨之間可能有黏連。

在中醫學觀點中，五十肩又稱「肩凝症」、「凍結肩」、「漏肩風」等。本病內因為年老體虛，加上外因肩頸部過度勞傷，受到風寒濕邪侵襲，血不榮筋導致此病。《諸病源候論》中也提到：「此由體虛腠理開，風邪在於筋故也。」可見體虛是本病的重要成因。

五十肩的常見證型

(1) 營衛不和型

症狀 肩部及背部特別沉重痠痛，屈伸不利、活動受限，全身痠軟、肩部怕冷，不能負重，吃東西感覺無味。苔薄白或白膩，脈象浮。

治則 通陽解表，舒絡止痛。

(2) 寒濕內侵型

症狀 肩膀疼痛蔓延至背部且感覺麻木，頸部肌肉緊繃不可側轉，不太能負重，手腳偏冷，伴有偶爾頭痛，身體沉重疲倦，熱敷可舒緩症狀。大便稀軟，小便次數多。舌淡苔白濕潤，脈象弦。

治則 祛寒除濕，溫通陽氣。

(3) 痰瘀交阻型

症狀 肩膀疼痛蔓延至背部且感沉重麻木，痛處固定、夜晚痛感加重，伴有胸悶噁心、食慾不振。舌苔薄膩，舌質紫暗或有瘀斑，脈象澀。

治則 活血行瘀，化痰通絡。

羅醫師的調理養生之方

一、中醫內服法

●五十肩活化湯

材料 黃耆、秦艽各十五克，川芎、當歸、蒼朮、薑黃各十克，羌活、桂枝、白芷各六克

做法 材料加水一千毫升，以中火煮開成藥茶後，可於白天當茶水飲用。

使用須知

○上述一包藥可用同樣水量再回煮一次。一日一包，一週約服用二至五包。當日未服用完的可放於冰箱冷藏。

○以上介紹的三種證型皆可選用。

功效 此方可祛風散寒、化濕破瘀、利竅止痛。方中的秦艽、羌活、薑黃可祛風散寒；蒼朮、白芷散寒除濕；當歸、川芎活血化瘀，根據氣行血行，配黃耆、佐桂枝，疏通血脈。

二、中醫外治法

●中藥熱敷法

使用具有活血止痛、溫經散寒之效的中藥材配方，熱敷肩膀，可緩解肩凝症引起的肌腱黏連、關節僵硬等。

材料 伸筋草三十克，透骨草、海風藤各二十五克，蘇木、桂枝、羌活、川芎、桑寄生各十五克，艾葉、防己、生薑各二十克，防風、紅花各十二克

做法 將材料加水一千毫升，以中火煮開後，將藥渣濾出，待藥液降溫至三十八至四十度後，以毛巾沾藥液來熱敷患部，同時肩部做緩和的伸展運動，一日一至兩回。

功效 伸筋草、透骨草、海風藤、防風、紅花能活血止痛，蘇木、桂枝、羌活、川芎、防己能祛風通絡，桑寄生、艾葉、生薑疏經活血、溫經散寒，全方能緩急止痛、舒緩僵硬。

三、穴道按摩法

按摩肩前穴（身體正面）、肩井穴、肩髎穴、肩貞穴（身體背面），有助於緩解五十肩。需要注意五十肩會伴有肩膀較易怕冷的情形，因此建議按摩前先用熱毛巾敷蓋於肩頸部。

此四穴皆為左右對稱，共八穴。按摩時使用拇指、食指握住肩部前後，可用指掐、揉、按來刺激，每個穴位按摩約三至五分鐘，力道適中，以有輕微痠脹感為宜。

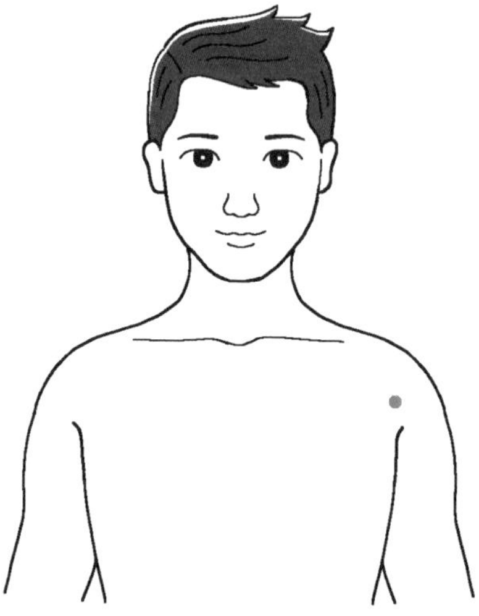

肩前穴

正坐垂臂，位於肩膀前面腋下直上大肉凹陷處。

肩井穴

位於肩部最高點，在肩部及頸部的中間、斜方肌上緣。

肩髎穴

位於肩膀骨頭的最高處肩峰下，將手臂橫向上抬時，在肩關節會有一個凹陷處就是穴位所在。

肩貞穴

位於肩關節後下方，從腋下橫向皮膚皺褶處往上移動一拇指寬的位置。

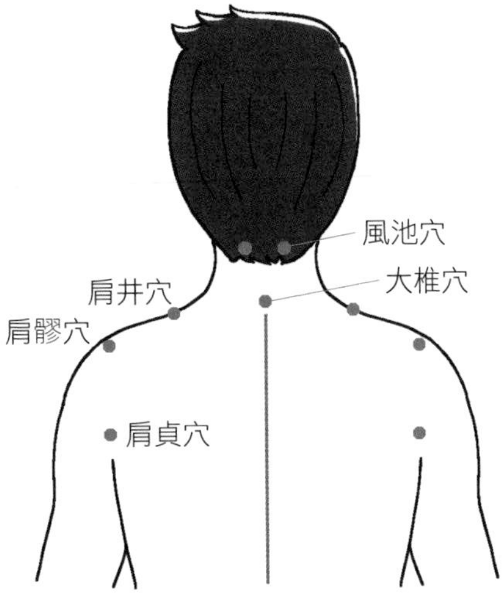

四、生活調養宜忌

○肩關節運動

五十肩治療重視所謂「醫三分練七分」，復健能有效幫助康復，患者應當視情況多做肩關節運動，預防關節萎縮、黏連，建議施作前先對肩膀進行熱敷。

- **肩胛運動**：肩胛骨位於後背，有事沒事可以上下、前後動一動。
- **鐘擺運動**：上身微彎、雙腿成弓箭步，患側手臂自然垂下，做前後、左右繞圓擺動。
- **爬牆運動**：雙腳與肩同寬站立，面向牆壁，用手指向上做爬動的動作，逐漸抬高手臂，同時身體逐漸往牆面靠近，至極限為止。
- **後伸下蹲運動**：患者背對站於桌前或椅背，雙手向後扶於桌邊或椅背，反覆做下蹲運動。
- **摸耳運動**：將患側手臂抬起，向後通過後腦杓，摸向對側耳朵，剛開始如摸不到耳朵沒關係，慢慢嘗試多次，就能摸到耳朵。

● **對側牽拉運動**：

①以健康側（如右手掌）拉動患病側（如左手肘），往臉頰慢慢牽拉、舉高再放下。

②用健側手掌從背後將患側手往身體後側慢慢牽拉至對側肩胛骨。

③擦背運動：患側手在下，健側手在上，拿毛巾向上拉，就像洗澡時用毛巾搓背，使患側儘量舉高，再慢慢放下。

● **抬肩內收運動**：以健側手掌握住患側手肘，從胸前逐漸向健側牽拉內收患肢，反覆數次。

● **手掌搭肩運動**：患者站立或正坐在椅子上，用健側手扶患側肘部，慢慢讓患肢手掌搭到健側肩部，再以健肢手輕輕敲擊患肢肘部多下，反覆做二至三次。

為防範肩部僵化，運動須持之以恒，每種動作每天做二至三次，每次做十至十五分鐘。運動時速度應放慢，不可操之過急，以不痛為主，將動作做確實，才可恢復正常的生活。

○ 痛點按摩

用健側拇指及其餘手指揉捏、拍打患側肩關節前後、上臂肌肉，由上至下再由下至上來回兩分鐘，在局部痛點處可以加強點按，還可以邊按摩邊轉動手肘，進行多角度揉捏。

○ 居家護理

1 休息、熱敷、保暖：患者應避免提重物，並多做肩頸部熱敷，平時多注意局部保暖，少穿露肩的衣服，以免引起疼痛。

2 睡覺時若要側睡，要儘量讓患側在上避免壓迫，挑顆適合的枕頭對改善不適有幫助。

3 飲食以清淡為主，避免生冷、烤炸、肥膩、菸酒或是以下食物，如：香蕉、鳳梨、竹筍、花生米，因有些食物會讓體內的鈣質降低，或是消耗體內的維生素造成神經、肌肉的協調失衡，引發患處的疼痛或惡化。

4 多吃含鈣量高如牛奶、雞蛋、黑木耳、羊肉、黑芝麻、當歸等調理氣血、舒筋活絡的食物。

5 保持愉快的心情，戒躁戒怒，使身體陽氣宣洩，自我調適疼痛而引起的心理沮喪感。

中醫治療五十肩的其他特色療法

除了上述居家可用的簡易方法，另外介紹在中醫院診所常見治療五十肩的方法，如下：

針灸

選用的穴位有肩井、肩髃、肩前、肩貞、大椎、曲池、外關、腕骨等穴位。選用一至一點五寸針灸針，刺入穴位，留針二十至三十分鐘。每日一次。兩週為一療程。

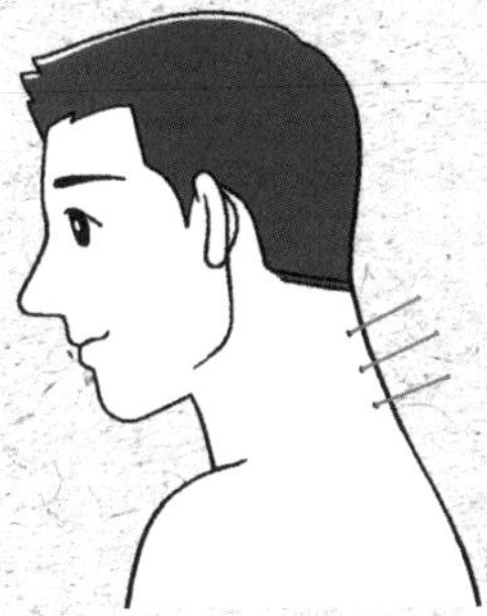

刮痧

選用的經絡有手臂外側的肺經、大腸經。刮痧時，應在施術部位多多塗抹潤滑油如凡士林，減少刮時對皮膚的損傷，有活血化瘀、疏通經絡的作用，每週可刮一到兩次。

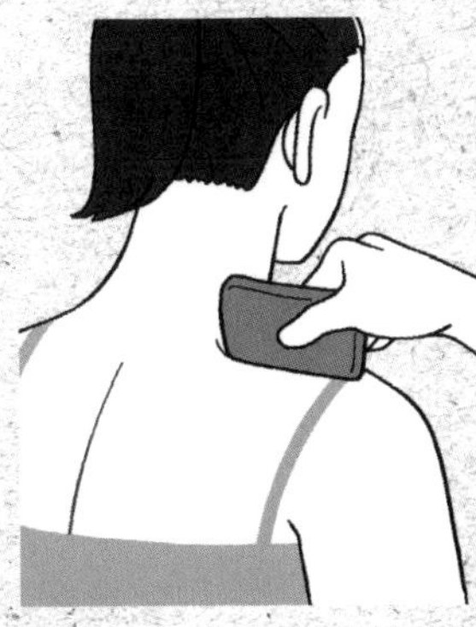

拔罐

拔罐工具有多種，中醫院所一般多使用真空罐，可以觀察罐內皮膚充血、瘀血。常選用的穴位有肩井、肩髃、肩前、肩貞、天宗等穴位。每次選兩個穴，交替使用。

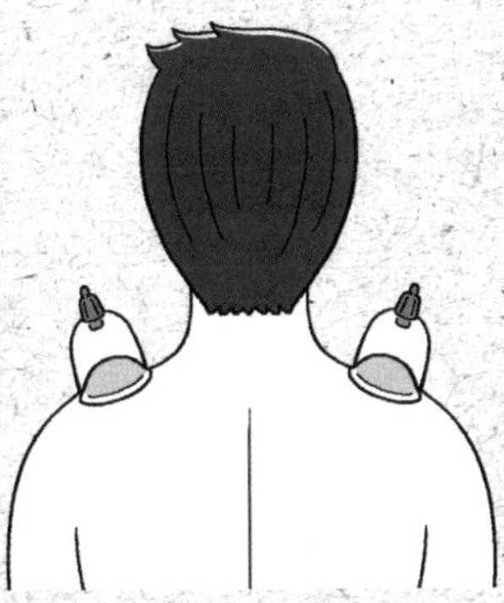

患者主訴

五十九歲的楊先生，右肩部疼痛餘十年、活動受限。手臂不能上抬至肩，右上肢往所有角度拉伸都受到限制，而且肩部發涼僵硬，刮風下雨時加重，清晨穿衣困難。每至淩晨四、五點即發生針刺樣疼痛，不能入睡。

問診時患者陳述無既往外傷史。建議於骨科照X光片再拿來輔助診察，結果顯示肋骨和肩部大結節邊緣粗糙硬化，大小結節海棉狀骨質萎縮疏鬆，身體檢查局部皮膚無紅腫，輕壓疼痛，右臂不能上舉。初步診斷為五十肩。辨證為「風寒外襲，久病體虛」。

診療建議

請患者服中藥**蠲痺湯**、二**朮湯**，並配合**微創圓針治療**。另囑咐在家煎煮**五十肩活化湯**（做法參考第341頁）當茶水飲用，並且勤做**肩關節運動**（做法參考第343至344頁）。

經第一個療程約十四天後，患者肩關節疼痛明顯減輕，患肢稍能外展、前屈、上舉，用手能摸到健側耳垂，但後伸內旋手背只能觸及健側褲腰帶稍上方。第二個療程後肩關節疼痛基本消失，患肢更可外展、前屈、上舉，用手能摸到頭頂部，但後伸內旋手背還不能觸及健側肩胛骨下角。第三個療程後肩關節疼痛多已消失，上肢外展、前屈、上舉更是自如，用手能在頭後摸到健側耳朵，後伸內旋手背能觸及健側肩胛骨下角，算是接近痊癒。再經數個療程治療，十餘年疼痛改善許多，手臂活動也較之前靈活，早晨可以順利穿脫衣服。

醫學解析

微創圓針療法是將針刺療法的「圓針」和針尖斜面的「扁針」結合起來，透過微創圓針針尖薄切面，能夠將長久痠痛而產生沾黏的筋膜、肌肉或韌帶等軟組織結構，做輕微的穴道刺激，改善微循環障礙。同時刺激局部末梢神經，使血液和淋巴循環加快、加速炎性物質的吸收，從而恢復病變部位的組織結構的平衡。再加之針的刺激，疏通經絡、活血通氣、平衡陰陽，達到「通則不痛」的作用。

關於五十肩之療法研究，另值得一提的經驗是我過去有機會在臺灣大學附設醫院復健部，從事冰凍肩症候群針刺實證療效評估的中西醫融合計畫執行：針對五十肩症候群之智慧型復健（以科學融合針刺治療與機器人輔助科技），在中醫經絡理論的指導下，以電針治療和徒手復健相結合，並使用慣性測量單元（Inertial Measurement Unit，IMU）測量肩部活動角度，結果發現結合電針和復健手法後，真電針組的外展主動運動角度有明顯的增加，對科學驗證中西醫融合治療冰凍肩症候群有臨床積極價值。

肩頸疼痛

肩頸部勞損常引發疼痛

肩頸疼痛的醫學全名為「肩頸部肌筋膜疼痛症候群」，症狀為肩頸僵硬及疼痛，並有壓痛點（用手揉壓可發現一個或數個壓痛明顯處），緩解方式以改變不良姿勢及適當活動局部肌肉為主。

肩頸疼痛常見的病因有以下幾種：

勞損：長期處於固定姿勢，如長時間低頭工作，易發生頸椎病變。

頭頸部外傷：因頸椎骨質增生、頸椎椎間盤突出、椎管內軟組織病變等，使頸椎處於狹窄臨界狀態，後再遇外傷誘發肩頸疼痛症狀的產生。

不良姿勢：如躺在床上看電視，或在車上坐著睡覺，長期枕頭高低不符合頸部生理曲線。

慢性感染：主要是咽喉炎，其次為齲齒、牙周炎、中耳炎等，這些部位的炎症刺激頸部軟組織或透過淋巴系統引起肩頸部軟組織病變、疼痛。

風寒濕因素：外界環境的風寒濕因素如頸部長期對著冷氣出風口，會降低身體對疼痛的耐受力，可使肌肉痙攣、小血管收縮、淋巴回流減慢、軟組織血液循環障礙等。

肩頸疼痛在中醫學中屬於「痹證」範疇。中醫認為，隨著年齡漸長，身體的氣血虧虛，骨質日漸疏鬆，加上日常生活中肩頸部活動勞損，風寒濕邪乘虛而入，以致病變且肩頸疼痛。中醫治療肩頸疼痛以溫補肝腎、養血益精為主，祛風勝濕、活血通絡為輔。主要方式為針灸，臨床上會利用針灸的鎮痛效果再視情況使用電針或針加上艾粒（針上灸）加強，以疏通經絡、氣血，若疼痛狀況較輕者，則輔以推拿等非侵入性療法。

肩頸疼痛的常見證型

(1)風寒阻絡型

症狀 肩頸不舒服且疼痛蔓延至手臂，轉頭低頭等身體姿勢改變時易肩頸痠痛，且容易手指麻木無力，怕風怕冷。舌苔薄白，脈象弦。

治則 祛風散寒，通經止痛。

(2)痰濕瘀阻型

症狀 肩頸轉動不易、角度受限，病情因活動加重，伴有眩暈嘔吐、失眠、食慾不振、腹脹，疲倦無力。舌苔白膩，脈象滑。

治則 去痰化濕，疏經通絡。

(3)肝腎虧虛型

症狀 扭轉脖子會無力或疼痛，有時突然眩暈、跌倒，四肢發麻、手臂無力抬舉，伴有耳鳴、眼睛乾澀、腰膝痠軟、心悸、健忘。舌質紅，脈象細。

治則 滋肝補腎，強筋通絡。

羅醫師的調理養生之方

一、中醫內服法

●肩頸痛中藥茶

材料 葛根二十克，黃耆、炒白芍、桑枝、甘草各十克

做法 將全部材料加水一千毫升，以中火煮開成藥茶後，可於白天當茶水飲用。

使用須知

○上述一包藥可用同樣水量再回煮一次。一日一包，一週約服用二至五包。當日未服用完的可放於冰箱冷藏。

○前述介紹的三種證型都可選用。

功效 黃耆、葛根、白芍可補氣生津、緩肝止痛，桑枝、甘草疏經通絡，以上諸藥合用可以緩解肩頸部肌肉屈伸、側彎、旋轉所造成的疼痛。

二、中醫外治法

●中藥枕

材料 茯苓、山藥、狗脊、黃耆、當歸、川芎、紅花、葛根、丹參、獨活、防風、延胡索、白芷各三十克

使用方法 將中藥材一同裝入枕套中，枕套內加條毛巾平鋪，較平整好睡，當作枕頭使用。每次使用後，應將藥枕放入塑膠袋中包好，以防藥味揮發。一般來說，每個藥枕可持續使用二週的時間。

注意事項 注意藥枕的厚度約為一個拳頭，躺下時須避免後頸部懸空。內容物的中藥材可以隨著頸椎幅度、睡覺姿勢改變，能減少睡眠造成的落枕。

功效 以上藥材藥味多偏辛、溫，具有行氣發散和緩急止痛的作用。

三、穴道按摩法

●按摩肩井穴

肩井穴主要用於治療上背部周圍的病症。肩井穴位於肩外側緣和大椎穴（第七頸椎棘突下凹陷處，即低頭時頸後突出的椎骨下方位置）的中間點，按揉時先以一手食指壓於中指上，揉按對側穴位五分鐘，然後換手按摩另一側，力道以穴位局部出現痠脹感為佳，每日兩次。

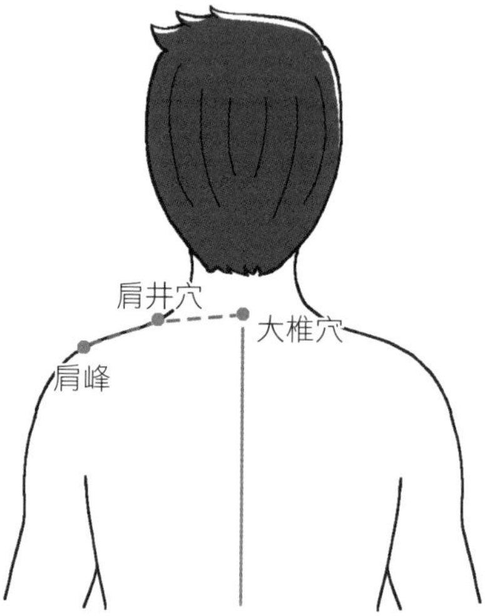

按摩風池穴

風池穴主要用於緩解頭部周圍的病症，如頸痛、頭痛、耳鳴等。風池穴位於頭後髮際線枕骨下兩側凹陷處，按摩時以雙手大拇指指腹揉按穴位，按一分鐘休息五秒，持續三分鐘，力道偏大以局部有痠脹感為佳，每日兩次。

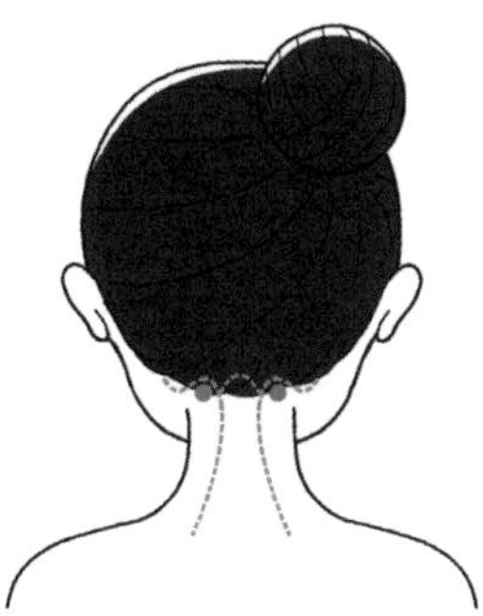

扶陽罐的調理

扶陽罐是綜合「溫罐」、「溫灸」的一種中醫治療方法。肩頸疼痛是經絡不通、氣血循環不暢的表現，透過扶陽罐對督脈、膀胱經、膽經、大腸經、小腸經和胃經上的穴位，進行全面的疏通和調整，可以放鬆肌肉緊繃、改善血液循環、增強新陳代謝，達到平衡內分泌、消除肩頸肌肉硬節、緩解痙攣、止痛效果，還能調整人體免疫系統的功能。

刮痧

刮痧仍屬於民俗調理行為，讀者可以在家自行操作，緩解肩頸痠痛。

操作方法

1 選用光滑的硬器具或刮痧板，並配合食用油、精油、橄欖油等。

2 刮痧前先清潔皮膚，並在患部熱敷十分鐘。

3 沿著肩部上方往兩側肩膀刮痧，從風池穴向肩井穴，再從大椎穴向肩峰方向，並在穴道處重點加強，力度由輕到重，並保持一定的按壓度，動作緩、慢慢出痧不強迫刺激，注意不能刮破皮以免感染。

4 操作結束後須清潔皮膚，並再次熱敷十分鐘，刮痧後二至四小時勿洗冷水澡，做好保暖工作，視情況可於一至三天後再施作一次。

四、生活調養宜忌

○伸展運動

●旋頸

站立或正坐，上半身放鬆，將頭部固定，脖子微向前伸直，感覺頸部拉伸到最大限度時，停留五秒鐘，然後慢慢向左旋轉到最大限度，此時右側頸部肌肉會有拉扯感，一樣停留五秒鐘，接著慢慢回到原來位置，停留五秒，換方向後比照同樣步驟操作，最後做頸部的前屈和後伸動作。注意所有動作都要緩慢進行、不要過快，整個過程重複五遍。

●繞肩

放鬆肩部肌肉，保持頭部固定，將雙肩聳起，雙手平舉，向前繞圈五次，再向後繞圈五次，反覆進行五遍。

●「甩手擺臂拉伸」復建操

此復健操建議至少持續練習大約一個月、一天兩次，可以很有效的緩解肩頸僵硬及疼痛。

①**橫向擺手**：兩腳打開與肩同寬，兩手掌心、十指相扣，將兩手臂伸直於胸前，然後將兩手臂橫向平行往身體後方擺動，伸展約四十五度固定五秒，依據個人肩關節的活動極限做最大的拉伸後，將手臂恢復自然垂下，重複此步驟做五十次。

②**右前橫向抬手**：右腳向前跨一步，雙腳直立不彎曲，手臂自然垂下，手心向後，然後將兩手臂上舉，由前往頭兩側的後上方，用力拉伸至極限固定五秒，然後回到原處手放下休息三秒鐘，重複此步驟做五十次。

③**左前橫向抬手**：和上述動作相同，除腳部改為左腳在前，重複做五十次。

以上動作完成後可以再按摩風池穴做收尾。注意動作不需一開始就做到每組五十次，可以循序漸進地增加，每個動作都儘量做到最大的拉伸，才可能達到對肩頸部肌肉放鬆產生幫助。

○調整工作姿勢

現代人因工作關係，必須長時間坐在電腦桌面前，導致許多文明病的出現，注意以下幾點工作習慣，能改善肩頸痠痛的困擾：

1 長時間使用電腦時，每小時要休息五到十分鐘，若不能站起來走動或大幅度活動，可以在座位上轉轉脖子和手腕，以緩解僵硬的肌肉。

2 坐姿要正確，使用可以調節高度的椅子，大腿與腰、大腿與小腿都應保持直角；手臂彎曲弧度控制在九十度上下，手腕和前臂應呈一條直線。

3 適當地把電腦的文字或圖像放大，避免眼睛、手部的疲勞。

4 將螢幕高度調整為可以平視或比視線略低，不要仰頭注視電腦，讓血液循環通暢，減少肩頸疲勞。

5 保持桌面淨空，讓鍵盤正對自己，鍵盤高度應與肘部等高或稍低，讓手腕可以適當伸展，舒緩肩膀壓力。

6 適當的使用手臂支撐架，不要讓手臂懸空，幫助放鬆肩膀的肌肉。

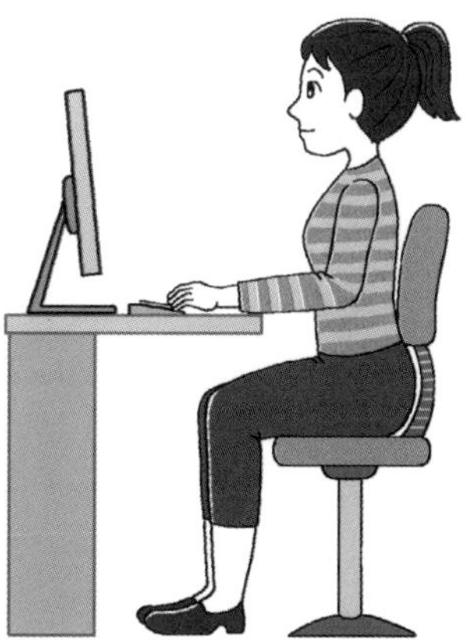

○飲食

容易肩頸痠痛的人要注意忌食辛辣刺激、生冷油膩及不易消化的食物，建議飲食優質蛋白，適量飲用無糖豆漿及牛奶，適量補充電解質，以穩定肌肉電位張力。

○保暖

注意肩頸患側的保暖，避免冷氣、風寒，天冷時多穿著披肩、高領衣物，適時的將頭部向肩頸兩側做輕度放鬆運動，舒緩頸部緊張感。

陳先生今年五十三歲，根據本人的主訴，近一年多來肩頸部位疼痛反覆發作，在受涼、勞累之後疼痛就明顯加重。觀察患者的舌質淡、苔白膩、脈象滑，判斷其肩頸疼痛是由於「寒凝氣滯，陽氣虛弱」所致，治療應溫陽散寒、助陽補氣。

開立處方為**葛根湯**、**二朮湯**。並用**微創圓針療法**：請患者採適當體位，選一到六點進針，用切、割、挑、剝等手法。怕針時則用中藥敷貼，主要貼敷穴位為頸夾脊穴、風府穴、大椎穴、風池穴。另請陳先生在家服用**肩頸痛中藥茶**（做法參考第349頁）和自製**中藥枕**（做法參考第350頁）。此外，也於門診時指導同住家人協助拔罐的調理。

微創圓針療法是傳統針灸學與現代解剖醫學的融合，結合了針灸的「圓針」和針尖的「扁斜面」。微創圓針適應症的疼痛，多數是各種因素使肌肉、韌帶、筋膜產生黏連、結疤、攣縮，生物動態力失去平衡、牽拉、卡壓而致的疼痛。治療原理為鬆解黏連、疤痕，分開卡壓韌帶，恢復原有的平衡狀態，疼痛才從根本上治癒。本法見效迅速，且副作用少，是中醫治療學領域的一次突破。

下背痛

腎的精氣充足則筋骨強健

下背痛是指下部腰椎、腰骶或腰髂區發生疼痛，常伴有坐骨神經痛，使疼痛感會蔓延至臀部。因為會引發下背痛的疾病很多，所以在診斷與治療上均有相當的難度，常見的原因有以下幾種：

肌肉或韌帶挫傷：是下背痛的主要原因，常見表現為下背部僵直、堅硬和肌肉緊繃。即使靜臥休息後，疼痛大多也不會緩解反而加劇。

椎間盤病變：椎間盤壓迫到鄰近的神經，引起下背和下肢疼痛，患部會有痠麻、無力感。嚴重者在打噴嚏等腹部用力活動時，疼痛會加劇。

意外傷害：如摔跤、滑倒、提重物、運動傷害和工作職業傷害等。

脊椎退行性變化：如骨折、骨質疏鬆，或脊椎周圍發炎、感染、腫瘤等。

腹腔內臟臟器的疾病：如腎臟疾病、卵巢或子宮異常等。

中醫認為「腎之合骨也」、「腎主骨，生髓」、「腎藏精，精生髓，髓養骨，骨生髓，聚髓為腦」。《素問．痿論》云：「腎氣虛，則腰脊不舉，骨枯而髓減，發為骨痿。」可見腎與骨有密切關係。《內經》的「腎主骨」學說，也說明腎藏的腎精可以生化骨髓，骨髓可以滋養骨骼。因此中醫治療下背痛會以補腎為主，腎精腎氣充足則筋骨強健。臨床上常採用針刺治療（施行前須至西醫x光檢查，排除骨折、內出血等緊急症狀），選用經絡為膀胱經、督脈與膽經，取穴為腎俞穴、大腸俞、腰陽關穴、委中穴、環跳穴等，可改善下背痛引起的功能障礙、降低背痛程度。

下背痛的常見證型

(1) 寒濕下背痛型

症狀 腰部會有冷痛感，且轉側不易，狀況會持續惡化，躺臥也不會減輕，遇陰雨天加重。舌苔白，脈象沉。

治則 散寒祛濕，溫經通絡。

(2) 濕熱下背痛型

症狀 腰部疼痛伴有灼熱感，天氣熱或雨天疼痛加重，但適量活動後症狀可減輕，小便深黃帶茶褐色。舌苔黃膩，脈象滑。

治則 清熱利濕，舒筋止痛。

(3) 瘀血下背痛型

症狀 腰部疼痛如刺，痛處固定，症狀於夜晚會加重，輕微者俯仰困難，嚴重者不能轉側。舌質紫暗或有瘀斑，脈象澀。

治則 活血化瘀，理氣止痛。

羅醫師的調理養生之方

一、中醫內服法

●寄生杜仲舒筋茶

材料 桑寄生、杜仲、炒白芍、茯苓、當歸、肉蓯蓉、川芎、秦艽、防風各十克，甘草六克

做法 將材料加水一千毫升，以中火煮開，可於白天代茶水飲用。

使用須知

○上述一包藥可用同樣水量再回煮一次。一日一包，一週約服用二至五包。當日未服用完的可放於冰箱冷藏。

○前述介紹的三種證型都可選用。

功效 中醫治療下背痛強調補虛化瘀，此藥茶可以散風除濕、氣血雙補。因桑寄生跟杜仲能補肝腎壯腰膝；當歸、川芎、白芍養血活血；茯苓可以健脾；甘草調和諸藥，全方具有鎮痛消炎、改善血液微循環、止痹痛、益肝腎的功效。

二、穴道按摩法

凡是落枕、急性腰扭傷的疼痛，絕大多數患者的壓痛點多在患側承山穴，透過刺激這些反應點，患部的疼痛可明顯緩解，功能活動明顯改善，且隨著患部疼痛的減輕及功能活動的改善，承山穴的壓痛感亦減輕。

位置 承山穴位於小腿後側，大肉下凹陷處，墊腳尖產生的人字型紋路頂點。

做法 坐在椅子或床上，雙膝微彎，以兩手拇指按壓、揉捏小腿後側的承山穴，每日一至三次，每次三至五分鐘。注意頭不前傾，以免暈眩。

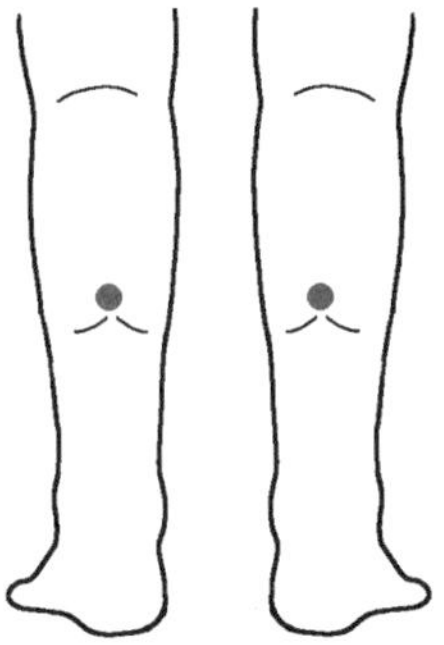

三、生活調養宜忌

日常生活中應注意各種動作的姿勢、體態，避免不正確的姿勢或持續同一個動作過久，以免造成部分肌肉負擔過重、疲勞，導致下背痛的產生。除了每週三次透過有氧運動（如游泳、快走、騎單車、慢跑）鍛鍊全身穩定肌群外，若養成規律的鍛鍊腰部習慣，還可以加強下背肌肉的性能。另外，於運動前後做能增加柔軟度的伸展體操，可以很好的預防與舒緩下背痛。

○運動

●伸展肌力強化練習和核心肌群訓練

伸展運動可以增加肌肉及韌帶的柔軟度，使脊椎能有較大活動度，減少扭傷等問題，並配合腹部核心訓練，提高腰背部肌肉的力量來穩定脊椎，能增加肌肉的耐力和平衡能力。

建議伸展前先做微暖身運動或熱敷，練習動作緩、力度從輕開始漸漸加重，保持規律的呼吸，避免過度的伸展造成肌肉韌帶傷害。

以下有多種方法，患者可挑選較易操作的進行訓練：

①半蹲固定：採站立姿勢，雙腳和肩同寬，兩手叉腰，雙腿彎曲下蹲至半蹲位，持續二至五分鐘，過程中上身儘量保持直立，以上量力而為不勉強。

②跪趴伸展：患者呈跪趴姿勢，雙手與肩同寬，將左側的單手、右側的單腳同時向前和向後伸直，以無痛感為度，保持五秒鐘後緩緩放下，換另外一側，兩側都做完為一組。

③側橋拱立：患者先往左側臥，利用左前臂將身體撐起，左肘彎曲九十度並保持髖、肩、膝位於一條直線，腹肌收縮並維持十至二十秒後換另一側，量力而為不勉強。

④仰臥擺腿：患者平躺並展開手臂，雙腳彎曲並使大腿、軀幹呈九十度或更小的夾角，雙腿先向右側擺，膝關節應盡可能與腹部靠近，維持十秒後換往另一側。

●抱膝而坐左右擺腿

這個姿勢可以將腰部、脊背自然拉伸從而緩解疼痛，改善腰椎功能。

方法 後背部靠牆而坐，將兩腳拇趾相互重疊，屈膝抱腿而坐。兩腿緩慢同時向左、向右擺動各約十到二十下。另外可以交換踩踩左右腳的拇趾，若用手指按壓腳拇趾效果會更好，達到舒展足部三陰三陽經絡作用。

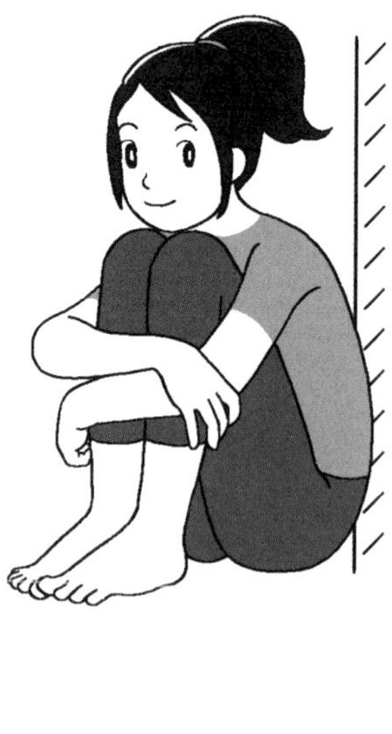

○日常護理

1 **利用補助工具**：下背痛最常見的輔助工具便是束腰帶，它可以幫助支撐身體，減少脊椎的負擔，有保護及復健的效果。

2 **擅用腿部肌群**：腿打直或挺直背部舉物很容易造成下背受傷，彎曲的膝蓋則可以幫助減輕腰部的負擔，因此需要搬重物或撿東西時，最好適時的蹲下，使腿部肌肉代替背部肌肉用力。另外，應儘量將物體靠近身體，以「重物不過腰、輕物不過肩」為準則，用兩手抬起。

3 **左右對稱動作**：一般人的生活習慣動作多偏重於慣用手，以致身體肌群會有不平衡現象，下背肌群尤為明顯，所以建議大家有時可刻意地使用非慣用手，訓練肌群的左右對稱。

4 **留意日常坐姿**：因現代人工作習慣改變，上班族久坐導致下背痛的比率越來越高，因此，如需久坐應以適宜的靠墊支撐下背，儘量挑選高背、坐下去不會旋轉或滑動的座椅，並注意膝蓋略比臀部高一些為最適宜角度。

5 **調整開車姿勢**：會駕車的朋友都知道，長途駕駛常因姿勢不良導致隔天容易全身痠痛，上車時應注意駕駛座儘量向前移，使膝蓋略高於臀部，椅子可以適當地加個硬椅背，並於每三十到六十分鐘休息一次。

6 **良好睡眠與情緒**：下背痛患者以側睡為宜，若要仰睡時最好在膝下墊個抱枕，注意床墊平坦，睡覺時手不要伸過頭部，起床的時候應先彎曲膝蓋，再以手臂支撐上半身慢慢起身。

7 **注意環境溫度**：寒冷刺激會造成腰、腿部疼痛加重，需注意保暖，防止風寒濕等刺激，避免負重，變化姿勢時動作要緩，不要大幅度彎腰和旋轉。

8 **飲食**：依不同的證型建議可以多吃以下幾種食物，幫助緩解下背痛。瘀血型以活血化瘀為主，飲食可選用金針、黑木耳等；寒濕型以祛寒除濕，溫經通絡為主，飲食可選桂圓、生薑、紅棗等。另外，所有患者平日可選擇能幫助強筋健骨的食材，如羊筋、牛筋、黑豆等，還可搭配杜仲煮成藥膳湯。

患者主訴

五十四歲的李女士長期下背部疼痛，近三個月來自覺腰部疼痛逐漸加重，疼痛感雖無延伸至下肢，但彎腰活動受限，活動時痛感更明顯。過去做骨密度檢查發現有骨質疏鬆，且平日愛翹二郎腿，容易彎腰駝背。

診察患者時，看她精神疲乏、面色蒼白，且行走不便，以手撐腰走路，檢查發現腰部第三到四腰椎棘突局部壓痛，腰肌緊繃，轉側及彎腰受限。其他方面的話，飲食正常，小便微黃，夜尿頻多，大便通暢。舌淡紅苔白膩，脈象弦。另外，西醫骨科檢查腰椎X光片顯示第三到四腰椎骨質增生；尿常規檢查正常。判斷證屬腎虛濕邪留戀，阻滯腰部經脈，氣血運行不暢，發為下背痛，治療須以補腎化濕通絡之法。

診療建議

採用**微創圓針治療**：請患者俯臥，腰部墊一薄枕，使腰部保持後凸位。根據病人主訴疼痛部位，左手置於疼痛觸發點上方，仔細感受其肌肉結構異常狀態，如條索狀物、細小結節，甚至是局部微小肌張力變化等來引導右手進針方位。選擇疼痛局部的棘上韌帶、棘間韌帶、橫突間韌帶和豎脊肌以及壓痛點等作為微創圓針治療點。

開立處方為**獨活寄生湯**、**桂枝茯苓丸**，並請患者再加以**龜鹿二仙膠**同藥粉服用。此外，建議患者居家常做**核心肌群訓練**和**抱膝而坐左右擺腿**（做法參考第357至358頁）作為輔助治療，並服用**寄生杜仲舒筋茶**（做法參考第356頁）。若再發生急性下背肌肉扭傷，提醒多**按摩承山穴**（做法參考第357頁）。兩週後複診時，李女士的下背部疼痛大減，彎腰活動自如許多，且步態正常，轉身也較不疼痛。

醫學解析

龜鹿二仙膠是理想的強健骨質之品，此藥處方出自於《張氏醫通》卷十三：「督任俱虛，精血不足。」《惠直堂方》則云：「大補精髓，益氣養神。」龜鹿二仙膠是由龜板、鹿角、黨參、枸杞組成，功能為溫腎益精，補氣養血。主治久病腎虛、腰痠膝軟、精血不足等，能改善患者腰痛、頭昏耳鳴、疲倦無力等症狀，對於腎虛腰痛患者特別有效。

下背痛疼痛部位常集中在第三腰椎橫突尖部、第十二肋下緣、第四和五腰椎棘突旁（骶棘肌附著處）、腰三角處和髂骨脊上緣，疼痛點往往是肌肉的起止點，筋膜相對比較集中處，感覺神經多經此穿出。微創圓針療法透過扁針簡單的鬆解、剝離、劃切等手法，將治療時間縮短，過程中不會有劇烈疼痛，僅有類似針灸的脹、麻和痠等感覺，操作簡便，且造成的創傷極小。

腰椎間盤突出症

治療須補腎、活血、通絡

現代人因為工作繁忙，常久坐或久站，以致下背痛頻繁發生，約略有八成成年人都曾有下背痛的經驗。而近九成五下背痛患者，經過數日的休息、治療後便可得到改善，但還有五%無法藉由適當休養跟物理治療得到治癒，而確診為腰椎間盤突出症，部分患者甚至有手術的需求。

人的脊椎是由多個節段椎體構成，椎體與椎體之間有一個由纖維軟骨環和髓核組成的盤狀結構叫做「椎間盤」，其可承擔上、下椎體之間的壓力，具有緩衝作用，保持椎體之間的移動距離。若過度使用、外力撞擊、用力過猛或突然改變角度，就會造成椎間盤突出，且椎間盤突出還會衍生腰臀下肢疼痛。

腰椎間盤突出的根本原因是長期不合理的姿勢，因此需要長期彎腰負重的勞動者，或是坐辦公室的上班族，需要特別注意工作的姿勢及力量。尤其是年紀超過四十歲，身體開始退化以後，打噴嚏、便秘、居家環境過於濕冷等都有可能誘發此病。患者需要進行復健以防止關節肌肉萎縮，避免關節沾黏和骨質疏鬆，以增強腰背肌的力量鍛鍊，和合宜的關節活動為首要任務。

中醫理論上，腰椎間盤突出症屬「腎虛」與「血瘀」。「腰為腎之府」，腎虛表現為腰痛；血瘀表現為局部急性疼痛。元代巢元方《諸病源候論》對此病有全面的論述，曰：「凡腰痛病有五：一曰少陰，少陰腎也，十月萬物陽氣傷，是以腰痛。二曰風痹，風寒著腰，是以痛。三曰腎虛，役用傷腎，是以痛。四曰腎腰，墜墮傷氣者，故令腰痛不能俯仰。」

可見腰椎間盤突出症的病因是肝腎不足、氣血兩虛，再加上風寒濕邪入侵、反覆過勞或跌打損傷。中醫治療以「補腎、活血、通絡、止痛」為主，方法有推拿、針灸、藥物敷貼等，常用經絡為膀胱經與督脈。而西醫治療法為服藥休息、手術。患者在進行任何治療之前都必須經過X光影像學檢查，確認是否有腰椎結構的異常。

腰椎間盤突出症的常見證型

(1) 風寒濕阻絡型

症狀 腰部冷痛，遇寒冷或陰雨天加重，保暖痛處會感到舒緩，身體容易疲倦乏力，四肢冰冷，食慾不振，腹脹。舌淡胖大、苔白膩而潤，脈象緊。

治則 **祛風散寒，補腎強腰。**

(2) 氣滯血瘀型

症狀 因腰部扭挫傷引起，痛處範圍較小，會脹痛或痛如錐刺，疼痛感較其他證型嚴重，臉色、唇舌黯淡。舌質偏暗有瘀斑，脈象澀。

治則 **活血化瘀，通絡止痛。**

(3) 肝腎虧虛型

症狀 腰部痠軟疼痛，按揉後得以緩解，膝腿無力，喜好臥躺，有時伴有耳鳴。偏陽虛者：手腳冰冷、乏力、舌淡、脈沉細。偏陰虛者：心煩失眠、口乾舌燥、手腳心熱、舌紅少苔、脈象細。

治則 **滋肝補腎，強筋壯骨。**

羅醫師的調理養生之方

一、中醫外治法

●寒濕型腰痛處方——熱敷

此方具有祛風除濕、溫經通絡的功能。

材料 防風、附子、透骨草、牛膝、白芥子、木瓜、紅花、桂枝、羌活、乾薑、歸尾、獨活各十克

做法 取等量一比一的醋與水，淹過藥材後開中小火熬成濃稠狀，用熱毛巾沾藥液，熱敷十至十五分鐘；再將藥渣絞碎一起裝入布袋內，每次使用時加醋三十毫升，攪拌均勻後微波加熱，敷於患處十至十五分鐘。

使用須知

○注意避免溫度過高而燙傷。

○每次敷完需妥善保存，可重複使用，建議每日使用三次，至加醋不再有藥材氣味即可丟棄。

●氣滯血瘀型腰痛處方——藥洗推按

此方以活血化瘀為主，用藥水薰洗患部可有效減輕筋膜炎和肌肉勞損的炎症反應。建議可以在中醫師指導下進行加減方調整。

材料 獨活、秦艽、防風、艾葉、透骨草、蘇木、赤芍、威靈仙、烏梅、木瓜各九克，米酒一瓶

做法 將上述藥材加水一千毫升，開大火煮成藥液，待降溫至四十度左右，加米酒三十至五十毫升混合，趁熱以毛巾沾藥液，輕柔推按患處十至十五分鐘。藥洗可裝瓶冷藏，再使用時，加水加熱後再酌量加十到二十毫升米酒。

二、生活調養宜忌

○飲食

1 因為身體不適，活動量容易減少，此時更要節制食量，以免因肥胖而加重腰痛。

2 為了補腎壯腰，可吃點核桃、栗子、芝麻、烏骨雞、鴨肉等，但要注意吃太多會攝入過量油脂。另外，多吃冬瓜、紅豆、薏仁、綠豆可清熱除濕、止痛；川七、韭菜可用少量食醋和米酒調味以活血化瘀、強筋壯骨。

○居家護理

1 臥床可以減輕體重、肌力等對椎間盤的壓力，因此患者平日應多平躺。而在急性發作期必須選擇硬板床，非必要時不要坐起，才可以讓身體修復。

2 避免咳嗽、打噴嚏、用力大便，因為這些動作會使腹壓增加，加重椎間盤的疼痛。

3 在症狀緩解期可以穿著護腰進行輕微活動，坐姿或臥床時多做仰臥抬腿、大腿彎曲、側翻等腰部鍛鍊運動，鍛鍊背肌，直至完全好起來才能取下護腰。

4 因患者須長期臥床，應注意床鋪整體環境清潔、平坦，睡覺時腰部下方可加軟墊以避免腰部整晚受壓迫。

○預防方法

1 平常要注意工作姿勢，並適時休息，避免長期做反覆單調的動作讓脊椎承受過大壓力。

2 長時間彎腰或長期坐辦公桌的人，腰椎間盤突出症的發病率高，應每隔一段時間調整一下姿勢或座椅和桌面的角度，如果情況允許最好站起來活動身體，降低肌肉疲勞。

3 腰背肌肉對腰椎有維持和保護作用，所以要適度鍛鍊，適度運動如：游泳、重訓、仰臥起坐。

4 多做「健背操」：身體俯臥，將頭、腳和手臂都同時儘量往上抬高，一起一落為一組，每次做約三十組，每天做一到兩次。

5 最好戒菸禁酒，因為大量喝酒可能引起骨質疏鬆，吸菸會加重腰痛。

6 避免穿高跟鞋、皮鞋等較硬的鞋，除了傷腳也傷腰。

陳先生五十多歲，門診時自訴幾個月前某一天他在菜市場彎腰拎菜籃時，腰部突然疼痛，以為只是肌肉痠痛，休息幾天就會好，沒想到兩週後腰痛不但沒有減輕，還出現了左下肢灼熱感、疼痛和麻木，到醫院檢查發現是腰椎間盤突出症，並被醫生要求住院治療。陳先生對手術猶豫不決。三個多月來的症狀在勞累後或氣候變化時感覺明顯，行走困難，又趕緊到某教學醫院治療，醫生建議他做「L5～S1椎間盤置換術」，因懼怕手術還是沒有開刀，後來改以復健為主，有時改看中醫。

門診檢查腰椎壓痛呈陽性反應，左腿伸直抬高呈陽性反應。舌質淡苔白膩，脈象細，證屬「寒濕腰痛」，治療應補腎溫經、通絡止痛。因此開立處方為**獨活寄生湯**、**濟生腎氣丸**；並針對腰腿附近穴位配用**微創圓針療法**。當天症狀即緩解許多，之後持續治療約兩個月，就不再覺得劇痛而影響生活工作了。

此方是選用活血止痛方藥，改善腰椎部位的血液循環，緩解神經血管受壓迫造成的疼痛。中醫學認為「肝主筋，腎主骨」，中老年人由於肝腎兩虧、氣血不足導致骨質疏鬆、筋骨失養、關節萎縮、腰膝乏力，加上職業因素，或體重長期對關節的損傷等，造成腰椎骨質增生以及椎管狹窄，所以中老年人以腰椎間盤突出症、慢性勞損及肌筋膜炎患者居多。本方適用於脊背腰腿部麻木、疼痛、甚至肌肉痿軟無力、不能久站久坐者，臨床因患者個人體質病情不同，故選方加減有些許不同，請專業中醫師視狀況臨症治療。

退化性膝關節炎

膝痛應活血化瘀、通絡止痛

我們偶爾會在蹲下或站起時聽到膝蓋發出喀喀聲，要注意這很有可能是退化性關節炎的前兆。造成退化性關節炎的原因有很多，主要是由身體老化或其他關節疾病導致的退化性病理變化，然而此病會造成關節周圍軟組織的發炎、破壞，反覆之下導致膝關節不斷損傷，甚至造成活動受限。臨床上主要症狀為關節疼痛痠痲、腫脹、僵硬、變形、活動功能障礙等。

此病的治療以復健為主，輔以藥物止痛。通常在情況還樂觀時會要求患者進行體能鍛鍊、肌力強化訓練，特別是股四頭肌的膝關節活動度，以避免症狀惡化，嚴重一點會需要輔助工具來行動，最終也有可能動手術置換人工膝蓋。

退化性關節炎在中醫中屬於「痹證」、「骨痹」、「歷節」、「鶴膝風」範疇。膝蓋痛多由肝腎不足、精血虧虛、慢性勞損及感受風、寒、濕、熱或氣滯血瘀所致。如《素問．痹論》中云：「風寒濕三氣雜至，合而為痹。」《衛生寶鑒》亦記載：「老年腰膝久痛，牽引少腹兩足，不堪步履，奇經之脈，隸於肝腎為多。」許多中醫典籍都明確提出，此病症與肝腎、外在環境有關，治療以活血化瘀、通絡止痛為主，輔以養肝補腎。

在文獻回顧中以實證醫學角度驗證，中醫方劑獨活寄生湯的介入能明顯降低膝關節疼痛；多篇臨床文獻以電針、針上灸或火針應用能更加顯著地改善退化性膝關節炎疼痛指數，說明中西醫結合的可行性。

退化性膝關節炎的常見證型

(1) 氣滯血瘀型

症狀 膝部刺痛、脹痛，關節畸形，夜間症狀加劇，久站久走和上下樓梯時痛感最重，發病較急，多有外傷史。舌質偏淡、舌苔薄黃，脈象澀。

治則 行氣活血止痛。

(2) 風寒濕痹型

症狀 膝部冷痛畏寒，四肢冰冷，天氣冷時症狀明顯加劇，嚴重者膝蓋彎曲不便，但熱敷或外在環境升溫可以稍稍緩解。舌質偏淡、舌苔白滑，脈象沉。

治則 祛風散寒化濕。

(3) 肝腎虧虛型

症狀 膝部痠軟疼痛且反覆發作，長期下來關節變形，不利活動，伴有心煩燥熱，全身無力，頭暈目眩，耳鳴健忘，口乾舌燥，失眠易作夢。中年女性有更年期症候群。舌紅少苔，脈象細。

治則 滋肝補腎強筋。

羅醫師的調理養生之方

一、中醫內服法

● 壯筋健步茶

材料 薏苡仁、伸筋草、懷牛膝、續斷、黃柏各十克，白朮、防己各九克，甘草、生薑各六克，白芍十五克，黃耆十二克

做法 將材料加水一千毫升，以中火煮開成藥茶後，可於白天當茶水飲用。

使用須知

○上述一包藥可用同樣水量再回煮一次。一日一包，一週約服二至五包。當日未服用完的可放於冰箱冷藏。

○前述介紹的三種證型都可選用。

功效 方中的伸筋草、懷牛膝、續斷引血下行；白朮、薏苡仁健脾祛濕；黃柏專祛下焦濕熱。全方清熱利濕、活血通絡，切合此病肝腎虧虛、瘀血內阻、濕熱蘊結的病理機轉。

二、中醫外治法

●中藥熱熨保健

中藥熱熨法操作簡易方便，通過熱力與藥力滲入膝部經絡，具有活血行氣、散寒止痛的功效。

材料 蒼耳子、王不留行籽、吳茱萸、蘇子、白芥子、萊菔子各五十克

做法 將上述材料放入布袋包好，微波加熱至不燙手溫度後，用來推熨患處。

使用須知

○每天二至三次，一次十至二十分鐘熱敷患處。

○推熨時注意力量輕、速度快，隨時移動藥袋避免燙傷。

三、生活調養宜忌

○運動

透過適當運動刺激膝關節，會比純休息不活動還要能延緩病情。像是游泳和散步，能鍛鍊肌肉和韌帶又不會造成過度負重，對患者來說是很好的運動方式。

運動前要做好熱身，並循序漸進的提升運動強度，切勿於一開始就用力過猛，或是動作角度過大。運動前要先確認所有動作姿勢，若有器材也應調整好角度、高度，如騎自行車時，坐墊的高度應為能讓兩腿伸直或稍微彎曲。

以下幾組運動有助於膝關節局部的鍛鍊，緩解筋骨疲勞，在家躺著就可以做。方法如下：

●屈膝鍛鍊

左右腿伸直平躺於偏硬的地方，先將一腿屈膝，保持五秒後緩慢伸直，然後另一腿再做同樣動作，十次為一組，每天三到四組。

● **股四頭肌鍛鍊**

左右腿伸直平躺於偏硬的地板，單腳抬起儘量往身體方向伸直，且膝蓋不能彎曲，維持十五秒後放鬆，以肌肉有發疫為宜，然後換腿做同樣動作，十次為一組，每天三到四組。

● **雙腳踩空鍛鍊**

左右腿伸直平躺於偏硬的地板，先將一腿屈膝，儘量貼近胸部，固定五秒後伸直，換另一腿貼近胸部，最後雙膝呈踩自行車狀，進行下肢鍛鍊，十次為一組，每天三到四組。

○飲食

1 多吃含蛋白質、鈣質、膠原蛋白、異黃酮的食物，可以防止骨質疏鬆、幫助軟骨及關節滑囊滋潤，常見食物如乳製品、豆製品、雞蛋、魚蝦、海帶、黑木耳、動物蹄筋等。

2 適當補充雌激素，可使身體的鈣質代謝更順利，減輕關節炎的症狀。

3 肥胖會加重全身骨關節的負擔，尤其是膝關節，因此要適時的控制體重，避免超重。

○其他

1 蹲下時膝關節的負重是體重的三到六倍，若工作或生活需要長期下蹲，建議改坐小板凳。

2 避免長時間維持固定姿勢，無論坐著或站著都要經常變換角度，防止膝關節過度用力。

3 儘量少穿高跟鞋，若必要也應避免穿著過久，平日應選擇厚底且有彈性的軟底鞋，減少膝關節所受的衝擊力。

4 注意保暖，天冷時血液循環會變差，膝關節疼痛易加重，因此要注意衣著的添加，必要時可戴上護膝避免著涼。

六十五歲的陳女士主訴雙膝關節痠脹疼痛十年，以上下樓有落空感及冬季最為嚴重。診察時雙膝無腫脹畸形，膝關節皮膚溫度低，雙膝沿腿骨緣壓痛明顯，右側較嚴重，屈伸功能受限，常出現關節僵硬現象。另從X光顯示雙膝骨質增生，髕骨邊沿及內外膝眼、內側副韌帶、髕下脂肪墊均壓疼，陳女士之前做斷層掃描也發現，腰椎四、五節骨質疏鬆、骨質增生、椎間盤突出。綜合判斷以上症狀是由於骨骼退化性病變所引起。

我為其開立處方為**獨活寄生湯**、**桂枝茯苓丸**。再以**微創圓針**鬆解膝部沾黏僵硬處：先以常規消毒皮膚，選用扁針與標記點上主要韌帶、肌纖維、血管及神經平行，快速刺入皮膚，待針面到達病灶部位或骨面後做縱行疏通與橫行剝離，出針後貼上膠帶覆蓋進針點。另囑患者服用**壯筋健步茶**（做法參考第368頁），並勤做**膝部鍛鍊**（做法參考第369至370頁）。複診時患者表示，經中藥針灸、推拿多方面治療後，膝部已能自由活動。

微創圓針可剝離、刮除、鬆解組織黏連，對關節周圍的筋膜、韌帶、纖維組織進行鬆解，消除高張應力點，緩解疼痛。微創圓針療法是一種微創針刺，創傷小、不良反應少、恢復快，易被患者所接受，是中醫治療中較新的技術。另外，症狀較輕的患者可以採用穴位敷貼治療「膝痹」（膝骨性關節炎），同樣副作用小、不會疼痛、簡單易行的獨特優勢，值得推廣。

骨質疏鬆症

補腎之精氣可營養骨骼

WHO認定「骨質疏鬆症」是流行病學的重大議題，它是全球僅次於冠狀動脈心臟病的重要疾病。骨質疏鬆是人到老年，骨骼衰退、老化和萎縮的現象。醫學統計顯示，我國六十歲以上的老年人，骨質疏鬆症發病率超過五成，若依性別統計來看，四十五歲以上的婦女將近三分之一的人患有此症，並多在停經後症狀越發明顯。

造成骨質疏鬆症的常見原因有以下幾點：

1 內分泌失調。

2 老化所致的性激素分泌減少，特別是停經後婦女更加嚴重。

3 隨著年齡增長，鈣的吸收代謝容易失調，使骨代謝紊亂。

4 營養缺乏或是微量元素攝入不足，如缺乏維生素D。

5 運動與戶外活動不足。

骨質疏鬆症的表現症狀為輕微的腰背痛，但早期往往無任何不適，因此很難引起注意。患者多半等到骨折發生才得知自己罹病，因此若有慢性疼痛、腰痠背痛、行動不便、駝背和身高變矮等情況，應立即就醫診斷。骨質疏鬆的診斷可以依據骨質密度測得的T值（T-score）來判定，病症輕重依序為「骨質缺乏」、「低骨量」、「骨質疏鬆症」。

此症會併發坐骨神經痛及肋間神經痛，疼痛範圍會沿著脊椎呈放射狀蔓延，通常是在夜間與起床、運動、咳嗽等時候感覺較明顯。骨折是骨質疏鬆症最常見且嚴重的併發症，比例有逐年增高的趨勢，其特點是輕微的外力即可導致骨折，多見於椎骨、前臂骨和髖骨，有時可能危及生命。

在中醫學裡，並沒有骨質疏鬆症的對應病名，一般認為屬於「骨痿」範疇。中醫認為，「腎主骨，腎藏精，精生髓，髓藏於骨中。」腎精充足則骨髓生化有源，骨骼得到髓的滋養而堅固有力。治療常用的中藥如淫羊藿，經過研究顯示確實能增加骨質疏鬆患者的骨質密度。

骨質疏鬆症的常見證型

(1) 腎陽虛證

症狀 精神萎靡，腰膝痠軟而且疼痛，全身怕冷、手腳冰冷、後背易發涼，伴有頭暈目眩。舌質淡而胖大、舌邊有齒痕、舌苔白，脈象弱。

治則 溫補腎陽。

(2) 腎陰虛證

症狀 腰膝痠痛，身體會發熱冒汗，口乾、喉嚨乾，臉紅消瘦，伴有眩暈耳鳴，失眠心煩。舌紅、舌苔少，脈象細。

治則 滋腎養陰。

(3) 肝腎不足證

症狀 腰背部、下肢疼痛，腰膝、腳踝痠軟無力，伴有口乾舌燥，心胸煩熱感，眩暈耳鳴，失眠健忘且會冒汗。口乾少津，舌質紅、舌苔少，脈象數。

治則 滋補肝腎。

羅醫師的調理養生之方

一、中醫內服法

●補腎壯骨茶

材料 何首烏、杜仲、枸杞、茯苓、續斷、補骨脂、懷牛膝各十克

做法 將材料加水一千毫升，以中火煮開成藥茶後，可於白天當茶水飲用。

使用須知

○上述一包藥可用同樣水量再回煮一次。一日一包，一週約服用二至五包。當日未服用完的可放於冰箱冷藏。

○上述介紹的三種證型皆可選用。

功效 續斷、補骨脂、懷牛膝可以補腎陽、壯骨強筋；何首烏、杜仲、枸杞、茯苓健脾益腎。此外，據現代藥理研究，續斷、補骨脂可增加成骨細胞的增生、活化。全方有補腎陽、滋腎陰、強筋壯骨的功效。

二、生活調養宜忌

防治骨質疏鬆並不是老年人才需要注意的要事，應該要從小做起，因人在二十至三十歲時，身體會達到骨量貯存的巔峰，體內的骨鈣存量最大，所以，年輕時若忽視運動、飲食不均衡，會導致身體達不到理想的存鈣量，老了就有骨質疏鬆的可能。

1 **補充鈣質**：骨質疏鬆症的高危險群應隨時注意自身骨骼狀況，適時補鈣。高危險群者包含：四十歲以前就停經的婦女、六十五歲以上、體重過輕、有抽菸酗酒史、平日愛喝咖啡及碳酸飲料、有內分泌疾病、身體有各種慢性病、有脆性骨折家族史等。

2 **攝取足夠的蛋白質、維生素C跟D**：有助於預防骨質疏鬆症。常見食物如雞蛋、奶製品、海

鮮、肉、豆製品、蔬果，還可以適當吃一些藥膳，如黃耆蒸雞等。

3 **少飲用咖啡、茶等刺激性飲品**：以免鈣質明顯流失。

4 **注意主食平衡**：以五穀雜糧為主，米、麵為輔。

5 **多曬太陽，常做運動**：運動在防治骨質疏鬆症中尤為重要，有利於增加骨質含量的運動有慢跑、爬山、游泳等，選在室外運動多曬太陽，產生人體所需的維生素D。運動時要注意自身的耐受度，以運動中微微出汗、不產生疲勞、神清氣爽為宜。

6 **避免過度補鈣**：有些人會為了補鈣而吃很多補品又燉藥膳湯，但過猶不及，經常食用可能會引起高尿酸等問題。

7 **留意過酸的飲食**：如檸檬、橘子、醋等，酸性體質會造成骨質疏鬆，保持身體的弱鹼性則可以有效預防和治療鈣的流失。以下食物屬於鹼性，可以適當多吃：海藻類、南瓜子、杏仁、腰果、芝麻、核桃。

8 **尋求專業指示**：可在西醫指示下口服維生素D和補充鈣劑，停經後的婦女也可在指導下補充雌激素；或是尋求中醫選服補腎壯骨的中藥，如獨活寄生丸、六味地黃丸等來改善骨質疏鬆，防止駝背的發生。

9 **重視居家安全**：例如在浴室加裝止滑墊，走廊不堆放雜物以及改善照明等。無論家裡是否有老小，都應避免環境造成跌倒等意外。

10 **定期檢查**：因骨質疏鬆症的早期發展並無任何外顯症狀，病人常於骨折後才發現患病，若已步入中年，應定期接受骨密度測試檢查，及早發現並預防。

患者主訴

五十六歲的陳先生來門診時，自訴無誘因而腰背痛已持續了兩個月，平時多有腰膝痠痛、腳跟疼痛無力等症狀，自認為年老體衰所致，因此未檢查服藥。

另提到半年前曾因不小心跌倒而發生左側腕部骨折，當時醫師診斷為骨質疏鬆性骨折，經復健三、四個月後，左手腕功能大致康復但時而痠痛，腰背膝蓋也都會時而發生疼痛，甚至到難以忍受的程度。測量骨密度顯示：腰椎、大腿骨頸骨密度小於負三。患者腰背痛，結合X光片提示骨骼變化的特徵，西醫診斷為原發性骨質疏鬆症，且陳舊性腕骨骨折。

陳先生還有夜間多汗、頭暈耳鳴、手心發熱、左手腕關節活動不利等症狀。大便乾燥，舌質紅、苔少有裂紋，脈象弦細。中醫診斷為骨痿，辨證為「肝腎不足型」，遂以滋補肝腎、強筋壯骨為治療原則。

診療建議

針對陳先生的治療，開立處方為**龜鹿二仙膠**、**獨活寄生湯**；另施予**溫灸**，做法為請患者取俯臥姿勢，取腎俞穴（位於第二腰椎棘突下兩側各旁開一點五寸），用艾條點燃一端，靠近腎俞穴薰灸（一般距皮膚約三公分），病人會有溫熱舒適感，持續固定不動，灸至皮膚稍微紅暈即可，一般約十五至三十分鐘。並請患者回家後多服用**補腎壯骨茶**（做法參考第374頁）以強化筋骨修復。

前後約治療三個月，陳先生腰背痛改善七、八成，仍持續保養因骨質疏鬆所造成的胸腰背痛和左腕部舊傷疼痛，而後平日生活作息、工作、運動不再受影響。

醫學解析

龜鹿二仙膠根據藥理分析具有增強骨質形成率和礦化沉積率的作用，是強筋健骨、補髓的常用藥方。

艾灸選擇腎俞穴，可以益腎納氣、填精補髓、強腰健脊，此穴為腎臟之氣輸注之處，研究證實可改善原發性骨質疏鬆症患者的關節、肌肉、韌帶功能。艾灸療法有溫經散寒、疏通經絡、活血祛痹、補虛助陽、防病保健的功效，與目前臨床防治此病的其他治療法相比，費用低且不太有副作用，具有許多優勢。

在治療這類患者的駝背、腰痛時，除採用上述治療方法外，還可以給患者佩戴矯正駝背的背架護具，不僅可解除腰背肌痙攣以止痛，還可使患者有安全保護感。

青少年轉骨長高

骨骼發育與腎精充盈密切相關

「轉骨」指的是青春期的發育，女生的長高期較早，通常為十至十四歲；男生為十二至十六歲。一般而言，在第二性徵開始發育之前的半年左右，是中醫學上轉骨的好時機，此時若好好調養，女生一年可以長五到七公分，直至初經來潮前後，才會開始明顯下降為平均每年長二至五公分，但若錯過也不要過分著急，男孩的骨齡低於十七歲，女孩骨齡低於十五歲，都還有成長空間。

若家長要幫助孩子轉骨長高，春天是黃金季節。數據顯示，青少年在三到五月的身高增加總數值，是九到十一月的二至三倍，因春天陽光照射增多，加上合宜的環境，戶外活動增加，使人體新陳代謝旺盛，促進了骨骼生長。

青春期的孩子若長期有以下會影響身高發展的症狀，可以就醫檢查並治療，例如性器官發育不良、矮小身材、月經失調、情緒焦躁起伏大、易頭暈頭痛、失眠、食慾不振、青春痘嚴重、肥胖。

此外，孩童的身高與父母的身高有顯著的關係，雖然至今沒有一個有效的方法藉由父母的身高去預估孩童未來的身高，但有一評估公式可以提供家長參考。身高平均值計算公式為：女生標準身高＝（父身高加母身高減十二）除以二後正負五至六之間公分。男生標準身高＝（父身高加母身高加十二）除以二之後正負七公分。

家長要注意，「轉骨方」進補時機不宜過早，以免適得其反。轉骨的目的是強化體質、肌肉、骨骼，而不在於盲目的長高。現代人飲食多元、營養豐富，以及高熱量少纖維的速食、每日的含糖飲料手搖杯文化，加上環境荷爾蒙的刺激，還有家族遺傳等因素，致使「性早熟」出現的機率大幅增加，如男生在九歲前長喉結與變聲，女生八歲前乳房就開始發育，都應就醫檢查。

青少年矮小或發育遲緩者，不論先天稟賦不足者、後天調養不佳、五臟不足、氣血虛弱，一般屬於虛證較多。中醫學認為，骨骼的生長與腎精的滋養有關，腎精充足，骨骼就健壯，因此治療以「健脾補腎」為主，望能扶正固本。此外在調理上要注意先將身體基礎打好，女孩牽涉到經期月事的問題，應先著重調經養血；食慾不振、形體消瘦的孩子則應先從改善腸胃著手。

許多人對於服用中藥是否會造成性早熟有所疑慮，在中醫實證醫學文獻顯示，兒童性早熟、青春期過早或骨齡超前，使用滋陰瀉火的中藥，對延緩發育、減緩骨齡成熟速度是有根據的。

轉骨長高的常見證型

青少年常見三型體質易影響身高發育，如下：

(1)心脾兩虛型（月經不調型）

症狀 不易入睡、淺眠多夢，容易四肢無力，月經量少、延遲或點滴不盡，常見於貧血又思慮過度的少女。舌質偏淡，舌苔偏薄白。

治則 補益心脾，養血安神。

(2)脾胃虛弱型（小兒消瘦型）

症狀 食慾不振，身形纖細瘦弱、比同齡小上一號，容易胃痛、上腹悶脹，臉色蠟黃或蒼白，四肢無力，活動力不足，整個人懶洋洋。舌質通常偏淡，舌邊有齒痕，舌苔濕潤明顯較有濕氣感。

治則 健脾補肺，生肌長肉。

(3)肺氣虛寒型（容易感冒型）

症狀 此型的人通常身材嬌小、瘦弱體虛，過敏、鼻塞鼻脹嚴重，鼻涕成清水狀，容易冒虛汗、臉色蒼白，易受寒感冒。舌質淡紅，舌苔薄白。

治則 補肺散寒，健脾益氣。

羅醫師的調理養生之方

一、中醫內服法

●青少年長高藥膳方

材料 黃耆三十克，炒白朮、茯苓、炒白芍、當歸、川芎、補骨脂、狗脊、肉蓯蓉、續斷、杜仲各十克，山茱萸六克，陳皮五克，炙甘草三克

做法 取上述藥材裝入藥包，以水適量來燉雞湯或燉排骨湯，一週食用一到兩次。

使用須知

○現今人們使用的日常傢俱、容器大多是化工產品，各種環境荷爾蒙使得我們在選擇食物與營養品時需更加謹慎，轉骨方使用時機不宜過早，建議先詢問中醫師根據體質隨證加減。

○中醫對「轉骨」的調理，特別強調「腎氣」與「脾胃」調養，除了上述藥方之外，可以選用四神（芡實、山藥、茯苓、蓮子，或薏苡仁）燉煮排骨或雞湯；而女生更要強調補血滋陰：用八珍湯加何首烏、枸杞、紅棗來燉烏骨雞，強化體質。

○注意服藥期間如遇感冒發熱、胃痛腹瀉等情況均暫停服用，待病癒後再服用。

功效 黃耆、白朮、茯苓、炙甘草能健脾補氣；白芍、當歸、川芎養血活血；補骨脂、狗脊、續斷、杜仲可強筋健骨；肉蓯蓉、山茱萸滋肝補腎。全方能夠利用植物膠質幫助腸胃消化、提高營養的吸收率，青少年服用可強筋壯骨，有輔助身高調理的作用。

二、穴道按摩法

按摩足三里穴、湧泉穴，可以幫助經絡運行，增加全身氣血的營養，有利於骨骼的發育。用拇指按揉兩穴各十五秒，一天可按壓二至五次，需注意操作力道不宜過大。

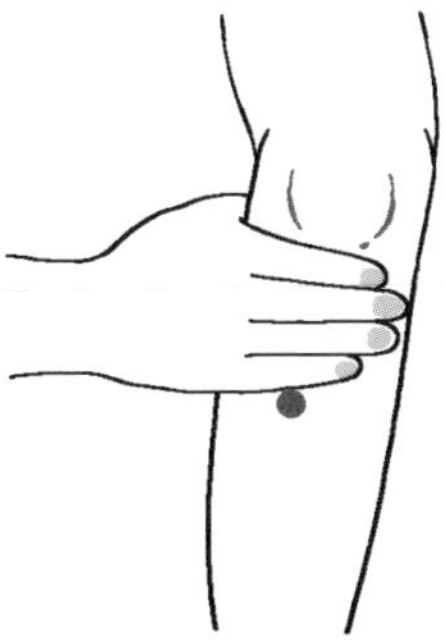

足三里穴

它在小腿前外側，當犢鼻下三寸（四指寬），距脛骨前緣一橫指（中指）。

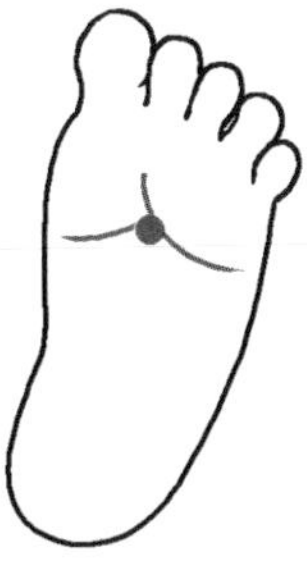

湧泉穴

位在腳底板，拇趾和食趾往下延伸的交會凹陷處，也是腎經的第一個穴道。也可以利用高爾夫球來自我按摩，將球放在地上，用腳踩踏即可。

三、生活調養宜忌

○飲食

幫助孩子長高的首要條件就是營養均衡，以下介紹能補充各種關鍵營養素的食物。日常只要注意飲食以高纖低熱量為主，不挑食、不偏食、不吃過於精緻的食物，通常就不用過於擔心。

營養素	食物
蛋白質	牛奶、瘦肉、魚蝦、雞蛋、花生、豆製品
鋅	小米、豌豆、核桃、蘋果、菠菜、萵苣、牛肉（或直接補充鋅片營養補充品）
銅	豌豆、紅豆、大豆、芝麻、韭菜、菠菜、鴨肉、蝦、豬肉
鐵	栗子、豌豆、綠豆、紅豆、胡蘿蔔、鴨肉、黑木耳
鈣	芝麻、小米、綠豆、魚類、大骨頭湯

若孩子體型較瘦小，父母應採取「定食定量」的方式，養成規律飲食習慣，且要避免孩子飯前吃零食，以免正餐吃不下。

若孩子體型較肥胖，父母應注意孩子的飲食結構，掌握「少鹽、少糖、少油」的飲食原則，避免誘發性早熟。

○運動

運動和鍛鍊是促進長高的必要條件，透過運動加速新陳代謝和血液循環，可以給骨頭輸送更多的營養物質。

父母應多讓孩子到戶外活動，對長高較有幫助的項目是單槓、跳繩、游泳、打籃球和引體向上等。其中，彈跳、打籃球能夠拉伸肌肉和韌帶，刺激骨骼；游泳可以使全身舒展；引體向上則可以拉伸脊椎。但要注意過猶不及，儘量避免長期、過量地做負重運動，會抑制身高發展。

○睡眠

生長激素的分泌高峰主要出現在深度睡眠的時候，因此有「睡得好，長得高」的說法，學齡前幼童每天應睡十到十二小時，開始上學後也應維持每天有八至十小時的睡眠，才可以確保正常的生長。另外，按照生理時鐘，若能在晚上九點時上床睡覺並熟睡，十點前後會是人體生長激素分泌最旺盛的時候。

○充足的陽光

曬太陽可以幫助身體合成維生素D，對骨骼生長有所幫助，日照不足也容易使嬰幼兒患佝僂病，日照長短對孩子身高發育的影響不容小覷。

○愉快的心情

情緒造成的影響不只是心理上的，還有生理上的成長。如果經常被打罵、考試沉重壓力、受驚，孩子精神上受到傷害，會造成內分泌失調、生長激素減少，容易導致發育不良，因此，必須注意孩子的教養狀態，適度管教、快樂長大。

張同學現年國一，身高為一百五十一公分、體重三十五公斤，父母擔心他的發育停滯而來看診。第一次見張同學時，他的身形瘦小、臉色蒼白，怕熱口渴，偏食嚴重，甚至有長期厭食的傾向，但經常吃零食喝飲料，情緒上煩躁易怒，記憶力差，學習成績表現稍差，睡眠也不安穩、容易驚醒。其舌質偏紅、舌苔薄白，脈細滑，診斷證屬「肝腎不足」，治療以「滋補肝腎、強筋壯骨」為主。

開立處方為**六味地黃丸**、**香砂六君子湯**；並**艾灸**背部的身柱穴、神道穴、至陽穴，做法為把艾條點燃後放入灸箱，放在背部灸穴位二十分鐘後取灸箱。每週一次，連續治療四次為一個療程，共治療三個療程。另外，請家長鼓勵張同學進行適當的運動與趣培養，並服用**青少年長高藥膳方**（做法參考第380頁）。經過三個月調理，測得身高一百五十四公分、體重增加二公斤，同時睡眠狀況好轉、食慾增強，且專注力也提高、學習成績也有提升。

以人體背部的督脈和腎經及夾脊穴為主進行艾灸治療，可以達到扶元氣、補腎精、強筋骨的作用。督脈總督一身之陽，是手足三陽之會，具有調節和振奮人體陽氣的作用，其中，身柱穴可健全神經系統，促進精力的恢復；夾脊穴屬經外奇穴，具有活絡督脈之力，調整和振奮人體陽氣的功能。另外可諮詢中醫師，在背部以捏脊療法取代灸療煙味，也是另一種以強化青少年脊椎骨骼發育的輔助替代療法。

特別收錄

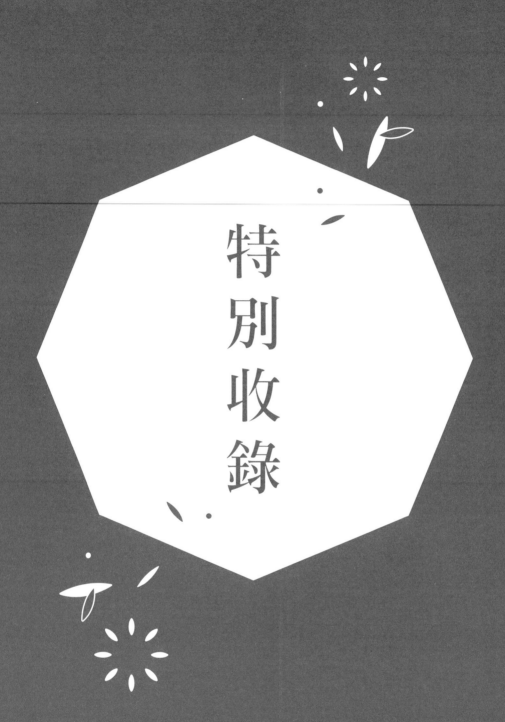

新冠肺炎的中醫治療與後續調養

新型冠狀病毒（COVID-19）因二〇一九年十二月發生在中國武漢的不明原因病毒性肺炎病例而被發現，當地政府第一時間未即時控制，導致此病大規模的傳播到世界各地，至今全球累積約二點一四億病例，至少有四百四十六萬人死亡。

臺灣將其定名為「嚴重特殊傳染性肺炎」，長期以來只有少量境外移入及零星本土案例，與水深火熱的國外相比如同平行世界，然而，看似穩定的疫情在二〇二一年五月頓時失去控制，規模性群聚感染使這一、兩年來的防疫模範生瞬間跌落谷底，臺灣宣佈全面進入第三級防疫警戒，公司、學校、餐廳等紛紛得改變運作模式，經濟、民生皆受到衝擊。

面對被命名為「全球性流行病」且可能成為未來慢性病的新冠肺炎，接下來將介紹目前中醫學對此病症的相關研究，以及針對患者的調養方法。

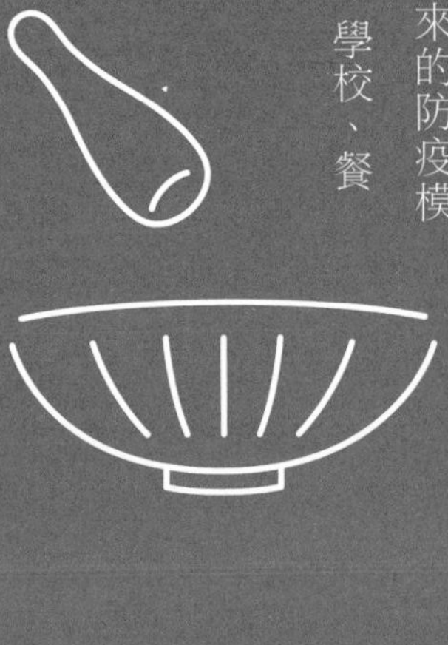

新冠肺炎

以「清冠一號」輔助治療

新型冠狀病毒感染的臨床表現有發熱、無力、乾咳、呼吸困難，有些會有鼻塞、流鼻涕等上呼吸道症狀，嚴重者會有不可逆的肺部纖維化狀況。有句話説「病邪口鼻入」，此病毒傳播途徑主要是經呼吸道飛沫和接觸傳播，無論年齡大小都可能患病，老年及原有疾病史的人感染後病情較重。

目前並沒有治療新冠肺炎的特效藥，因此中西醫治療多仰賴患者自身免疫力，再適時對症用藥輔助，但此病的病勢變化迅速，目前已經有多種變異型肆虐全球，「透邪外出、截斷病勢」「預防性投藥」的積極治療成為了醫學界的共識。從實際病例看來，輕、中度患者占大多數，而且具備潛伏期變長、輕症轉往重症過程漸進等特點，這是濕邪重的典型表現，傳統醫學強調「治未病」的觀念正好可在此發揮優勢。

中醫對於新冠肺炎的分期處方遵循《內經》及《傷寒雜病論》論述「肺開竅於鼻」，鼻子幫助呼吸，呼吸是生命存在的必要條件，肺病導致呼吸失和，氣機升降出入失常，「扶正保肺」便為首要任務。在病程早期可使用祛濕化濁、清熱解毒藥協助消滅病毒；中期的重點是活血化痰、改善症狀，控制病情轉化；後期則需要扶正清熱、益氣養陰。

新型冠狀病毒感染為突發流行性、傳染性疾病，屬於中醫「瘟疫」、「疫病」範疇，依照《內經》所述瘟疫特性「五疫之至，皆相染易，無問大小，病狀相似。」因應快速傳染與急性病情發展的特性，「辨證論治」的方式無法迅速照護大量病患，因此採取「專病專方」模式。

衛福部國家中醫藥研究所和中醫師共同研發中藥複方「清冠一號」經臨床證實有效，由黃芩、魚腥草、北板藍根、栝樓實、荊芥、薄荷、桑葉、厚朴、炙甘草及防風等十種中藥材組成，輔助新冠肺炎現有治療的不足，具有抗病毒的功效，並著重於免疫調節、強化體質，可用於治療新冠肺炎無症狀帶原與初發作症狀者，且非預防保健使用。在中醫介入後，發燒症狀多有緩解，心跳與血壓易趨於穩定。

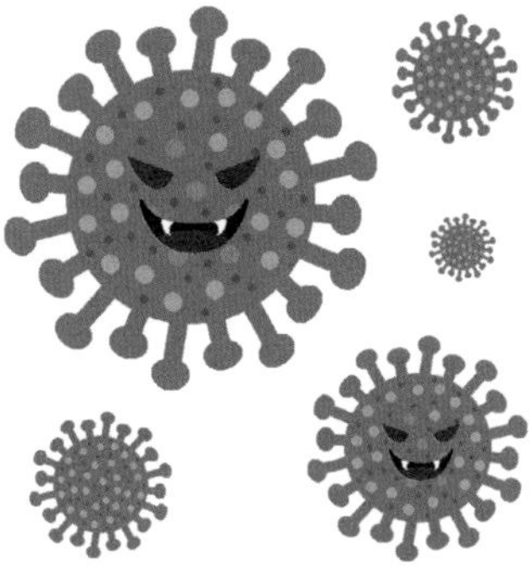

新冠肺炎癒後的常見證型

(1) 肺脾氣虛型

症狀 咳嗽氣短，痰質清稀，疲憊無力，伴有腹脹、消化不良、食慾不振，大便稀如泥狀。舌淡、苔白滑，脈象弱。

治則 補脾益肺。

(2) 肺胃陰虛型

症狀 痰量少且會乾咳，喉嚨痰梗阻感，口乾舌燥，胃悶脹不適、反胃欲嘔、吐胃酸，大便乾。舌紅少苔，脈細數。

治則 滋陰益胃。

(3) 氣陰兩虛型

症狀 痰少且質地黏稠、不易咳出，咳嗽、口乾口渴，低燒多汗，煩躁胸悶，伴有全身乏力、失眠。舌紅苔少，脈虛數。

治則 補氣養陰。

羅醫師的調理養生之方

一、中醫內服法

●免疫調節茶

材料 沙參、麥冬、玉竹、陳皮、黃耆、黨參、茯苓、白朮各五克，金銀花、甘草、紫蘇各三克

做法 將全部材料加水一千毫升，以中火煮開成藥茶後，可於白天當茶水飲用。

使用須知 「免疫調節茶」建議是在確診新冠肺炎初中期後，請由中醫師依據個人病程和體質做加減，而非預防保健使用。應能助患者縮短病程，緩解發燒症狀，穩定心跳與血壓。

功效 此藥膳是由「沙參冬麥湯」進行調整發想，沙參、麥冬、玉竹能生津潤肺；陳皮、茯苓、白朮健脾益胃燥濕；黃耆補氣固表；黨參補中益肺；金銀花清熱解毒；甘草可調和諸藥，全方可益氣養胃、健脾滲濕、理氣化痰。

二、穴道按摩法

新冠肺炎患者多有痰多、氣急、咳喘的問題，按摩以下穴位可以幫助緩解症狀。

●通鼻竅穴位按摩

搓揉鼻根至迎香穴的連線可以緩解鼻塞不適、清熱通鼻竅。

方法 先將兩手手掌摩擦，溫熱雙手，以食指或中指來回輕輕摩擦鼻部，於穴位處可以加強點按，每天早晚各一次，每次約一分鐘，也可以配合泡腳來改善末梢循環，以維持身體抵抗力。

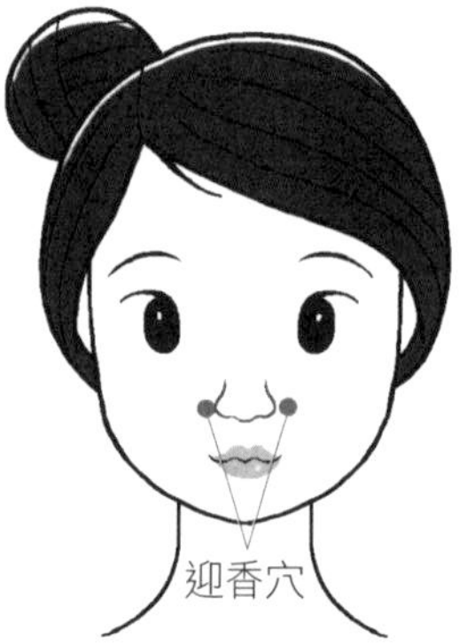

●保肺穴位按摩

太陰肺經位於手臂內側，方向從胸部往手掌共有十一個穴位，屬於肺系（肺臟、氣管、喉嚨），按摩手太陰肺經上的穴位可以止咳、化痰、平喘，每日一次、每次二十分鐘，建議連續按摩一週會見到明顯的效果。

各穴位置

中府穴、雲門穴：雲門穴位於鎖骨靠肩膀側下方的三角凹陷處；中府穴位於雲門穴下方推按一肋骨、約一個大拇指的寬度。

天府穴、俠白穴：天府穴位於腋窩下約四橫指寬的地方；俠白穴位於天府穴再往下約一個大拇指的寬度。

尺澤穴：位於手肘彎曲時，內側皺褶旁的凹陷處。

孔最穴：位於下臂中線中點往手肘一拇指寬的地方。

列缺穴、經渠穴：列缺穴位於兩手虎口相交，在上手食指指尖所指的凹陷處；經渠穴位於列缺穴往手臂內側約一指寬。

太淵穴：位於大拇指根部鼓起骨頭的下端外側的凹陷處。

魚際穴：位於大拇指根部鼓起部分的中點。

少商穴：位於大拇指指甲內側上緣。

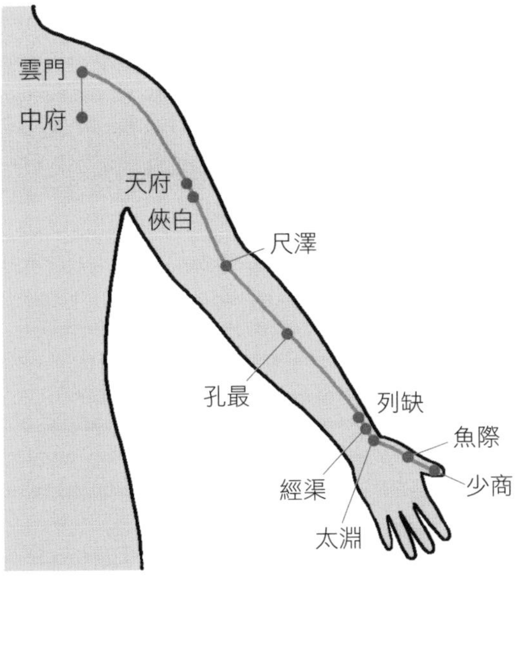

中醫防治新冠肺炎的其他特色療法

除了上述居家可用的簡易方法，另外介紹在中醫院診所常見防治新冠肺炎的方法，如下：

1艾灸穴位

艾灸是藉由燃燒藥草產生溫熱及藥效，具有溫經通絡、行氣活血、祛寒除濕等功效，無病時艾灸可預防保健，補火溫陽、補益正氣，罹患肺炎後可艾灸肺俞、風門、足三里、中脘、關元等穴位，具有止咳、祛痰、平喘、抗過敏、鎮痛等作用。一般民眾在家雖然可自行艾灸，但因其操作難度較高，需準確尋找穴位，且溫度、時間拿捏不好可能造成燙傷問題，建議前往中醫院所交由專業人員操作。

2艾灸薰蒸消毒環境

因艾條為藥草製成，點燃過程中所產生的煙霧，可以作為空氣消毒法的一種，在中醫古籍《備急千金要方》、《艾賦》等就有不少文獻的應用記載，現代藥理研究艾煙對不同傳染病、流行病的致病菌、真菌及病毒都有抑制作用，甚至對多種細菌的滅菌效果優於紫外線，因此可以用於空氣消毒，並可與蒼朮、菖蒲等混合使用。

三、生活調養宜忌

○飲食

1 古代養生學認為「飲食進則穀氣充，穀氣充則血氣盛，血氣盛則筋力強。」不論有沒有患病，都必須飲食均衡、五味調和，少吃生冷、辛辣食物，才可以維持身體健康。

2 新冠肺炎發病時多會出現發燒症狀，導致肺胃陰虛，應多吃些益氣滋陰、調理脾胃的食物，如山藥、百合、紅薯、豆腐、蜂蜜等。

3 若有痰多易咳的症狀，可多吃清熱化痰、行氣解鬱的食物，如白蘿蔔、柚子、蜂蜜、苦瓜、絲瓜等。

4 患者痊癒後，家屬可以幫忙煮銀耳貝母雪梨湯、山藥薏米芡實粥、山藥紅豆粥等，有助於防止復發。

5 患者飲食也可根據證型進行適當的調整。

(1) 氣陰兩虛：氣短、胸悶、痰少者，宜選用如白木耳、蓮藕、水梨等去火養肺的食物。

(2) 風熱犯肺：發熱、痰多、咳嗽者，宜以如肉湯、蛋湯、米粥等流質食物為主。

(3) 痰濕阻肺：咳嗽、咳痰、胸悶氣短者，可食用山藥、茯苓、蓮子等除濕生津、理氣健脾。

○生活起居

1 新型冠狀病毒主要是經由飛沫與接觸傳染，因此要避免人與人的連結，減少不必要移動、出入公共場所，勤洗手、隨時戴口罩才可以有效預防感染。

2 保持室內空氣流通，可自行去中藥行抓一些辛香燥濕的藥材，如艾草、蒼朮、白芷等，製作中藥香囊懸掛。

3 良好的睡眠品質和充足的睡眠時間才能使身體得到適當的休息，降低罹患疾病的機會，注意睡前不要過度使用電子產品，且切忌熬夜。

4 患病後以坐臥休息為主，做好防寒保暖工作。

○情緒

新冠肺炎的隔離期長，中醫理論認為「喜傷心、憂傷肺、恐傷腎、怒傷肝、思傷脾。」患者容易因擔心異樣眼光而出現情志失調的問題，因此除了醫護的幫助外，家屬跟患者都要堅定信心、積極接受治療，才能早日康復，恢復正常生活。

○養生功

因新冠肺炎會損傷到肺功能，多數患者康復期會有明顯的乏力、疲倦、氣短症狀，透過一些有氧運動或居家鍛鍊養生功法，如八段錦、太極拳，可以改善心肺功能、促進新陳代謝、增加血液循環。

「八段錦」注重於呼吸調息，屬於中低強度運動，動作柔緩，經臨床研究可以應用於肺部相關疾病，減輕呼吸困難程度、提高耐力，建議患者每天做兩次，每次半小時。留意每個動作維持三十秒到一分鐘，每個動作開始跟結束時都要恢復成雙腳與肩同寬，雙手自然垂放的姿勢。

八段錦第一式：雙手由內往外畫大圓後，將兩手掌交疊，反手向上舉到最高處並維持拉伸，注意畫圓同時將雙腳打開與肩同寬。

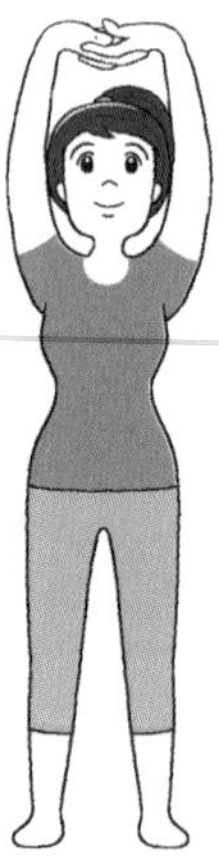

八段錦第二式：將一手舉起彎曲，手肘、手掌平行於肩膀，另一手平舉伸直，掌心朝外，全身如拉弓動作，同時雙腳打開成弓箭步，維持拉伸後，換邊再進行一次，注意將手舉起或放下時動作都要緩慢。

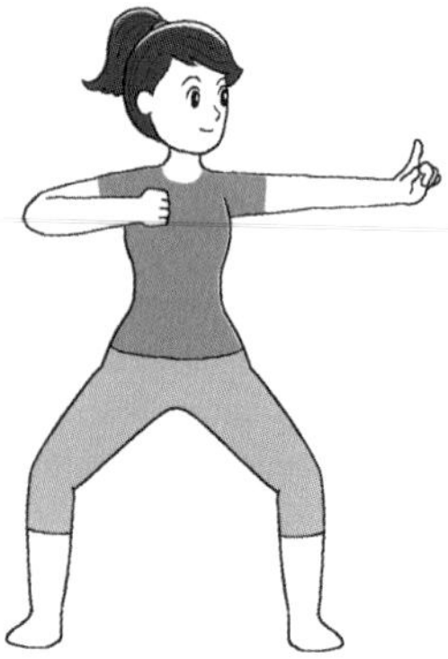

八段錦第三式：雙腳打開與肩同寬，將一手掌心朝上舉起拉伸至最高處，另一手掌心朝下，往下輕輕用力拉伸至最低處，全身重心往舉手側傾斜，維持拉伸後換邊再進行一次。

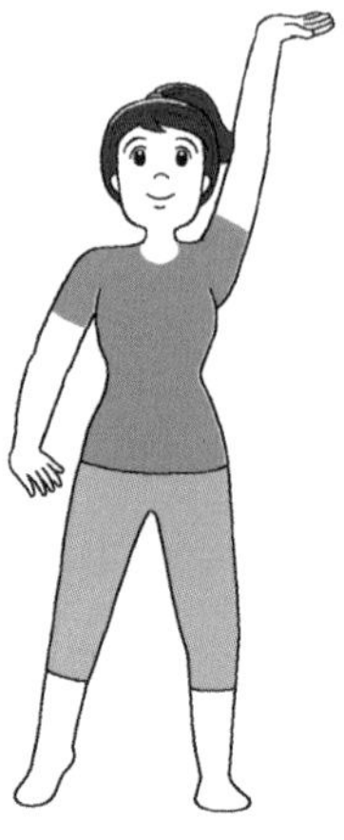

八段錦第四式：雙腳與肩同寬，雙手可自然垂放或微微張開，全身挺直，視線先往身體的右後方看，帶動頭部、頸椎、脊椎一起扭轉，維持數秒後轉回正面，換邊再做一次。

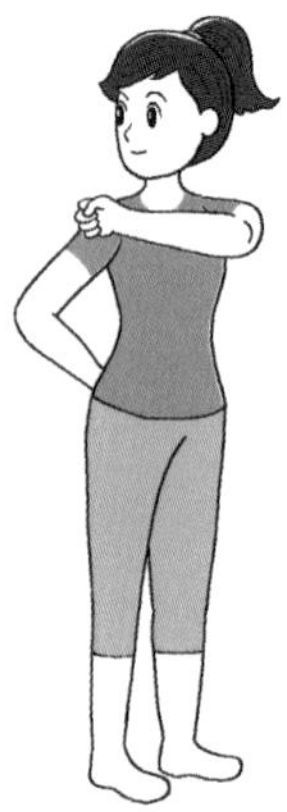

八段錦第五式：雙腳大開，呈微深蹲姿勢，上半身維持一直線，並用頭畫大圓數次，如擺錘般動作。

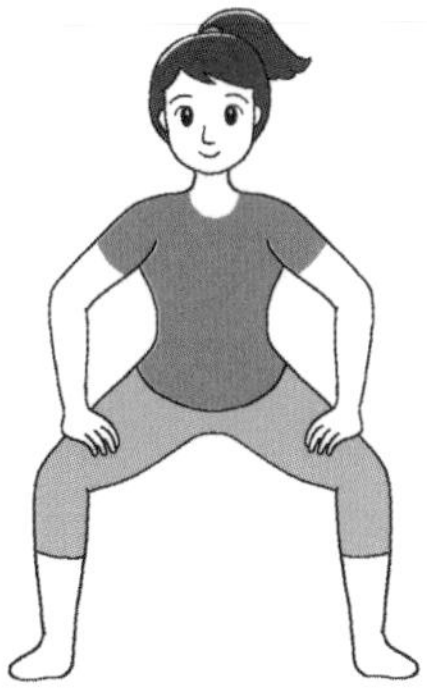

八段錦第六式：雙腳打開與肩同寬，膝蓋呈微彎曲狀，雙手自然從頭、胸、腰一路慢慢往下，並帶動身體下彎，最終雙手落到腳踝位置。

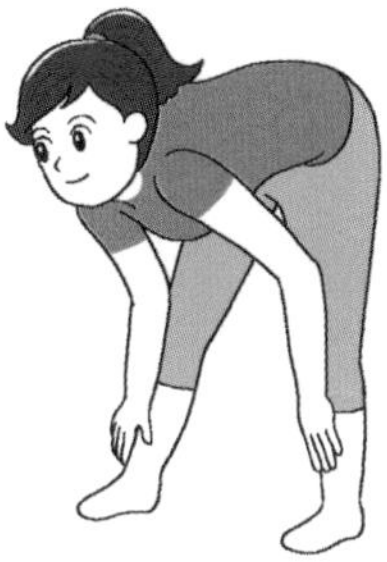

八段錦第七式：雙腳大開，呈微蹲姿勢，上半身挺直，眼睛直視前方，將一手握拳放於腰際旁，另一手將拳頭垂直打出，維持數秒後換邊再做一次。

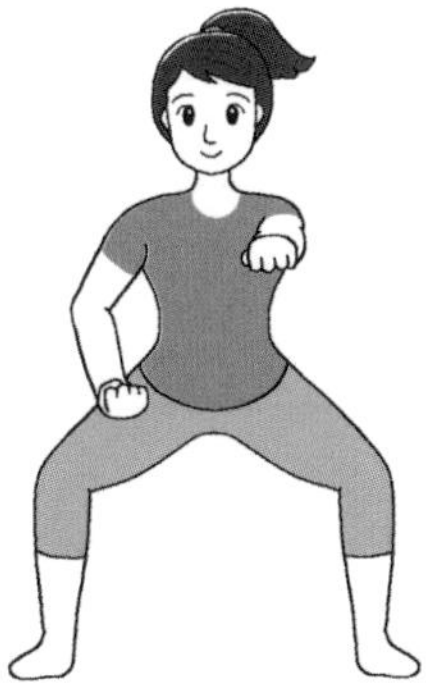

八段錦第八式：雙腳打開與肩同寬，雙手自然垂放，全身挺直，掌心朝下往背後拉伸，同時將雙腳輕輕踮起。

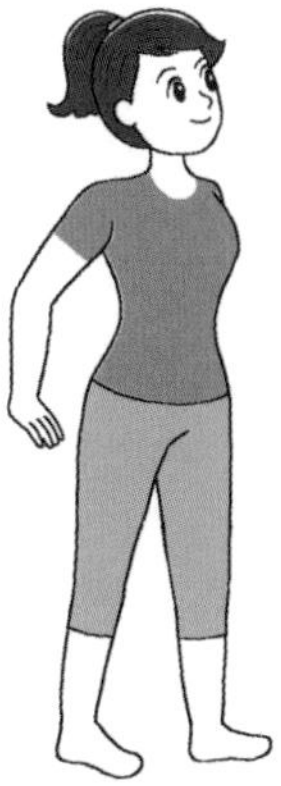

四十四歲的劉小姐因公司群聚感染新冠肺炎，於五月初發病約一週後確診，當下有發燒、咳嗽、呼吸不順、喉嚨痛的症狀，在專責病房隔離養病了幾天後便出院自主健康管理。但後續兩個月多次PCR檢測結果還是陰性陽性反反覆覆，並有失眠、胸悶痛、掉髮的症狀，且確診後情緒焦慮，出現心悸、心律不整的狀況，西醫心電圖檢查為心律不整，目前服用西藥中。於七月初PCR檢驗陽性後，在其他家中醫院拿了五包「清冠一號」，七月底最後一次檢驗結果為陰性，但還是斷斷續續有些症狀，因此於八月初在我院提供義診時視訊看診。

經過進一步詢問劉小姐，查其平時有便秘、噯氣、喉嚨常有異物感的困擾，且因其確診後出現睡眠品質差、多夢、心律不整等症狀，病情綿延反覆。舌紅有裂痕、苔黃尖剝，脈象沉細。中醫診斷為「心氣陰兩虛，痰濁內擾」，因此開立天王補心丹、炙甘草湯、溫膽湯，作為處方用藥，讓其安神助眠、滋陰養血、行氣化痰。

劉小姐服藥一週後回診，自述便秘症狀稍稍緩解，但睡眠中還是容易醒，因此維持天王補心丹、炙甘草湯，繼續調理睡眠、補氣養血，並加開香砂平胃散消食化滞，浙貝母清熱止咳化痰。

新冠肺炎患者的觀察治療期長，長時間的隔離容易造成嚴重的心理壓力，即便出院後也不能掉以輕心，容易症狀反覆，故在恢復期存在不同程度的憂鬱、焦慮、驚恐、易怒情緒，這些心理問題屬於中醫「鬱證」、「驚悸」、「臟躁」等範疇，若患者有舌淡苔薄白、脈象弦的表現，為心神失養證，後續調養可選用溫膽湯、酸棗仁湯等；若為精神憂鬱、心悸膽怯的陰證體質表現，兼有脈象細，為心脾兩虛證，可選用歸脾湯、炙甘草湯加減。

中醫治療情緒問題的方式多樣，主要以健脾補血、養心安神、疏肝理氣為原則，透過食療、針刺、艾灸、藥物、穴位按摩等方式互相協同調節，且無不良反應，在預防和治療新冠肺炎患者康復期的心理調適方面，有一定的參考價值。

附錄

中醫脈象的不同型態

脈象

弱

弱脈是指把脈時感覺脈管細軟而沉，柔弱而滑。常見於氣血不足的虛證。

脈象

細

細脈是指脈管在指下感覺細小如絲。常見於氣血兩虛的病證。

脈象

虛

虛脈是指把脈時感覺脈管無力的脈象。虛脈常見於虛證，多為氣血不足。

脈象

緩

緩脈是指把脈時感覺血流弛緩、脈管鬆軟。多見於濕證或脾胃虛弱。

脈象

遲

遲脈是指把脈者每一次呼和吸之間，被把脈者的脈跳動不足四次，即每分鐘脈搏數在六十次以下。遲脈多見於寒證。

脈象

沉

沉脈是指把脈時感覺脈管的脈位低沉，輕按不得明顯脈象，須重按始得的脈象。多為臟腑虛弱。

脈象

浮

浮脈是指脈管在指下感覺如浮在水上。多為感冒過敏相關表證。

脈象

數

數脈是指把脈時感覺脈來去急速，脈搏跳動次數快於正常，每分鐘脈搏跳動約九十至一百三十次之間。

脈象

弦

弦脈是指把脈時感覺脈管按之有如琴弦，直挺有張力感。

脈象

緊

緊脈是指脈管如拉緊的繩索，脈勢緊張有力比弦脈更甚。多見於感冒寒實表證，身體疼痛和食積於胃腸中之類的疾病。

脈象

滑

滑脈是指把脈時感覺脈管往來流利，指下感覺圓滑，如圓珠滾盤之態。多見於大腸濕氣重、食物停留、實熱等證。

脈象

澀

澀脈是指把脈時感覺脈管血流阻滯，如刀片刮竹滯澀不滑利。常代表貧血，脈管不飽滿，血流不順暢。

脈象

實

實脈指脈勢有力，長大且堅實，往來流利，如珠走盤。

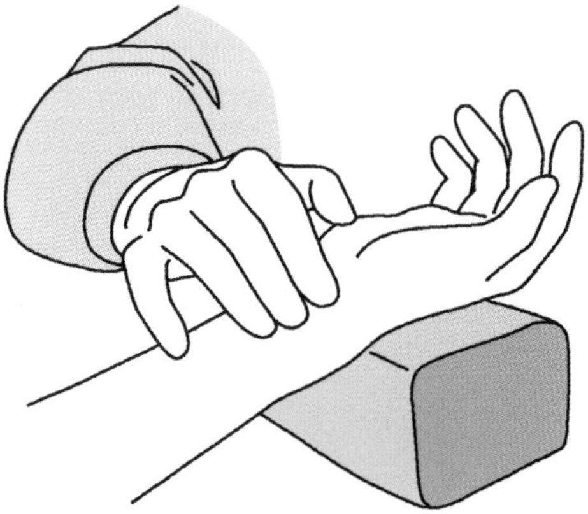

| 附錄 |

以手指幅當作穴位量尺

在按摩穴位時經常會以自己的手來當作查找的輔助工具，中醫所謂的「一寸、二寸、三寸、四寸」都有對應的手指寬度，參考如下。

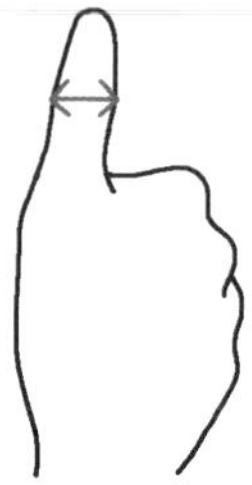

一寸
（一指幅）

大拇指寬度的距離。

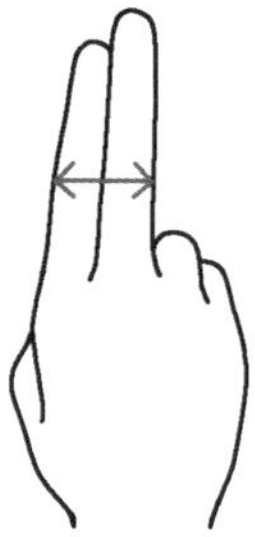

一·五寸
（二指幅）

食指、中指併合的距離。

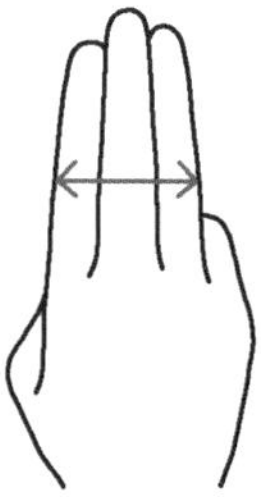

二寸
（三指幅）

從食指、中指到無名指併合的距離。

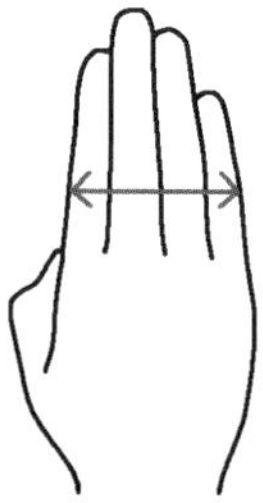

三寸
（四指幅）

從食指、中指、無名指到小指併合的距離。

穴道索引

下表整理本書介紹到的按摩穴道

台灣廣廈國際出版集團 Taiwan Mansion International Group

國家圖書館出版品預行編目（CIP）資料

中醫對症調理居家養生寶典：藥膳食療×外治祕方×穴道按摩，羅明宇博士的30年醫案筆記&日常保健療法 / 羅明宇著. -- 初版. -- 新北市：蘋果屋出版社有限公司, 2021.10
面；　公分.
ISBN 978-986-06689-3-3
1.中醫　2.養生

413.21　　110013412

蘋果屋 APPLE HOUSE

中醫對症調理居家養生寶典

藥膳食療×外治祕方×穴道按摩，羅明宇博士的30年醫案筆記&日常保健療法

作　　者／羅明宇
插　　畫／朱家鈺
編輯中心編輯長／張秀環・**執行編輯**／許秀妃
封面設計／曾詩涵・**內頁排版**／菩薩蠻數位文化有限公司
製版・印刷・裝訂／東豪・弼聖・紘億・秉成

行企研發中心總監／陳冠蒨
媒體公關組／陳柔彣
綜合業務組／何欣穎

發 行 人／江媛珍
法律顧問／第一國際法律事務所 余淑杏律師・北辰著作權事務所 蕭雄淋律師
出　　版／蘋果屋
發　　行／蘋果屋出版社有限公司
地址：新北市235中和區中山路二段359巷7號2樓
電話：（886）2-2225-5777・傳真：（886）2-2225-8052

代理印務・全球總經銷／知遠文化事業有限公司
地址：新北市222深坑區北深路三段155巷25號5樓
電話：（886）2-2664-8800・傳真：（886）2-2664-8801
郵政劃撥／劃撥帳號：18836722
劃撥戶名：知遠文化事業有限公司（※單次購書金額未達1000元，請另付70元郵資。）

■出版日期：2021年10月
ISBN：978-986-06689-3-3